BIOETHICA

16

AF873887

BIOÉTICA *e* TEOLOGIA

As Qualidades de Vida

COORDENAÇÃO DE
António Carneiro Torres Lima
Ramiro Délio Borges de Meneses

IF PRESS

© 2012, Coordenadores e Revisão de António Carneiro Torres Lima, Ramiro Délio Borges de Meneses e José Henrique Silveira de Brito

IF Press srl
Ctr. La Murata, 49 - 03017 Morolo (FR)
info@if-press.com - www.if-press.com

ISBN 978-88-95565-77-4

Prolegómeno

Professor Doutor Daniel dos Santos Pinto Serrão

Pensar bioética

Não vou escrever um prefácio a este livro, mas um prefácio ao tema que ele desenvolve: *Bioética e Teologia.*

Quanto mais investigo as causas do sucesso desta palavra, Bioética, mais sinto a necessidade de tentar compreender o seu significado e de encontrar, nele, a razão do sucesso.

Não, apenas, o significado linguístico, de semântica formal, que joga com a raiz *bios*, acoplada a esse ambíguo termo *ethos*, porque tal análise está mais que feita e não me parece que tenha contribuído muito para a explicação do neologismo. Nem para o seu sucesso. Mas, sim, o significado que cada um, tropeçando no vocábulo e apropriando-se dele, lhe atribui. Para depois o usar no âmbito dessa significância; ou fora dela, porque a palavra é, mesmo para cada um, polissémica no tempo.

Encontro uma analogia com o destino da palavra *existencialismo.*

Não liam Heidegger, porque o não conheciam ou porque era de difícil leitura, mas diziam-se existencialistas. Vulgarizado (e, em certa medida, atraiçoado) Sartre, pelos meios de comunicação social acessíveis ao público, em geral, cresceu o número de existencialistas. Para eles, o existencialismo era pouco mais do que a legitimação de uma vida pessoal, aqui e agora, sem regras, no sexo e fora dele. A palavra existencialismo teve sucesso, foi uma moda e, como todas as modas, acabou. Persiste, e ainda bem, como um sistema filosófico profundo, exigente e complexo. Para especialistas.

Algo semelhante aconteceu com uma outra palavra, *psicanálise*, cunhada por Freud.

Analisar a *psique* era uma via sedutora para os homens e mulheres comuns, mesmo que não soubessem de que análise falava Freud. Fazer psicanálise seria descobrir os segredos da mente, tanto tempo ocultos. Fazer psicanálise, a partir de um sonho bem narrado (confabulado?), era explicar um comportamento, fosse ele normal ou neurótico. Pulularam os psicanalistas, dentro e fora da Medicina psiquiátrica, e esta banalização extinguiu, praticamente, a psicanálise clínica. Mas o sucesso da palavra continua, porque exprime uma ideia "feliz".

Pessoa (Álvaro de Campos) escreveu:

> "Às vezes tenho ideias felizes
> Ideias subitamente felizes, em ideias
> E nas palavras em que naturalmente se despegam..."

Direi que existencialismo e psicanálise são palavras em que se despegam, naturalmente, ideias felizes.

E serem ideias felizes é, para mim, a causa do seu sucesso "popular".

Mas a ideia feliz, "por antífrase - infelice" (Camões), pode tornar-se uma ideia sem futuro, sem coerência significante. Vejo artigos de "psicanálise do existencialismo" e de "fenomenologia da psicanálise", depois do ensaio magistral de P. Ricoeur (Da interpretação: ensaio sobre Freud) rejeitado por Lacan, et pour cause.

Será que Bioética é, afinal, uma palavra que naturalmente despega uma ideia feliz? Penso que sim.

Nos anos sessenta e setenta, os Estados Unidos da América, de onde veio a palavra Bioética, viviam, depois da tragédia colossal, que foi a segunda Guerra Mundial, o traumatismo da guerra do Vietnam, o qual fazia correr, pela América profunda, uma onda de desânimo sobre o sentido da vida humana. Tantas mortes, para nada, afinal, pensavam os jovens em número crescente.

Quando Potter falou de Bioética como uma estratégia de sobrevivência humana e Hellegers como a forma de humanizar os cuidados de saúde, estas duas ideias felizes encontraram a palavra adequada para que se despegassem e fossem acolhidas com entusiasmo, um pouco por toda a parte.

Estamos mal? Estamos em perigo?

A Bioética vai salvar-nos.

A esperança escatológica da salvação é, hoje, como o foi sempre, o impulso ou pulsão principal da intencionalidade prospectiva das nossas decisões. Freud, que quis ser um biólogo da mente, dizia que a pulsão era o ponto de articulação entre o psíquico e o somático; eu digo que a pulsão, como o desejo, é a expressão de uma decisão intencional do eu pessoal, da autoconsciência individual, que tem em conta a experiência vivida, mas sem a ela se submeter de um modo absoluto.

Quando a palavra Bioética deu corpo à esperança de salvação, originou um movimento interior, uma pulsão de aceitação e, até, de agradecimento.

Estamos mal, mas a Bioética vai salvar-nos, pensavam.

Para Potter, a Bioética haveria de ser uma nova disciplina, porque ele, investigador reputado de Bioquímica da cancerização, só confiava na metodologia científica para alcançar resultados.

Para Hellegers, tinha de ser um debate da sociedade — e não apenas dos médicos — sobre como usar as novas tecnologias científicas, para o melhor bem das pessoas, sãs ou doentes.

Nem um nem outro tiveram um sucesso comparável ao da palavra nos meios de comunicação social.

A Bioética não veio a ser, nunca, uma disciplina científica. Ela é, diz-se, uma reflexão transdisciplinar, tributária, em parte, do método de análise fenomenológica, proposto por Merleau-Ponty, seguindo e desenvolvendo Husserl.

Também o debate de sociedade não foi longe e o que temos, hoje, é uma rotina de apoio a decisões dos profissionais de saúde, cristalizada em princípios formais, desligados da realidade concreta da vida dos seres humanos.

O sucesso da palavra está, então, na vaga noção, que as pessoas interiorizaram, de que a Bioética as protegerá. Mesmo não sabendo bem de que riscos carecem de ser protegidas. A Bioética aparece, cada vez mais, associada, para além do campo da Saúde, à Ecologia, à Economia, à Política, às Relações Internacionais, às Religiões,etc.

Para os Autores deste livro, também à Teologia.

Para mim, que sou pouco versado em hermenêutica de palavras, o que faz sentido é falar-se de pensamento bioético e de pensadores bioéticos.

Ou seja, afinal, do exercício da capacidade de pensar sobre a vida e sobre a forma particular como a vida se manifesta no Homem, nos animais e nas plantas.

Esta reflexão é, sempre, uma reflexão pessoal e dá origem ao que chamo uma Bioética de Autor. Tal como acontece com o cinema de Autor, esta Bioética é, por vezes, de compreensão difícil, exigindo muita leitura, muita meditação, muito recurso às fontes.

Perguntei-me, uma vez, se haveria pensamento bioético em Paul Ricoeur e conclui assim: "Paul Ricoeur, interrogando-se sobre o sentido da vida humana no mundo e sobre a força do símbolo para exprimir ou sinalizar a quase indecifrável relação de pertença entre o sujeito e o mundo, está a entrar no terreno da bioética..."(i).

Entre nós, o Psiquiatra Barahona Fernandes "Como um grande humanista dos tempos modernos procura a síntese de todos os saberes sobre o Homem, a Natureza e a Transcendência, pondo ao serviço desta procura uma cultura vastíssima e uma poderosa inteligência reflexiva"(ii).

O seu esforço pela convergência dos saberes sobre o *bios* e sobre o *ethos* dos humanos situa-o ao lado de Potter, como criador de uma Bioética de Autor.

Walter Osswald, cultor, ele também, de uma Bioética de Autor, dá-nos, como Ariadna, um "fio de ética" para que consigamos encontrar a saída deste labirinto de dúvidas e de perigos que é o exercício de viver. E depois de salvos não o iremos abandonar como o pérfido e mal agradecido Teseu fez em Naxos. O seu ensinamento singular estará sempre presente na reflexão bioética de todos nós (iii).

Muitos outros nomes podiam aqui figurar, na lista dos criadores de uma Bioética de Autor, mas não é este o lugar apropriado para o fazer.

Quero apenas deixar aqui consignado que o pensamento bioético não está, nem vai estar, em crise. Ele é o fruto da liberdade essencial do espírito humano, que se exprime por uma actividade intelectual reflexiva e simbolizadora, sobre a Vida, em todas as suas manifestações, e, sobre o Homem, em todas as suas dimensões.

Que esta actividade intelectual terá repercussão em muitos campos do viver concreto dos humanos é, para mim, um dado adquirido.

Mas o pensamento bioético não é subsumível à Teologia, nem a sistemas de pensamento filosóficos, políticos, ecológicos, económicos, jurídicos ou outros.

Dialoga com todos, respeita-os a todos, mas ocupa o espaço que lhe é próprio: o da reflexão racional livre, bem informada e que procura a verdade possível.

Porque não é um poder que se impõe, é apenas um serviço que se oferece.

(i) SERRÃO, Daniel - "Há pensamento bioético em Paul Ricoeur?", in: *A Filosofia de Paul Ricoeur*, (coord. de Fernanda Henriques), Ariadne Editora, Coimbra, 2000.

(ii) *Idem* - "Elogio Académico do Professor Barahona Fernandes", in: *Na Academia das Ciências*, Edição do Autor, Porto, 2010.

(iii) OSSWALD, Walter - *Um Fio de Ética*, Editor Instituto de Investigação e Formação Cardiovascular, Coimbra, 2001.

Introdução

Professor Doutor José Henrique Silveira de Brito

Bioética e Teologia não são dois saberes que se desconheçam mutuamente. Muitos dos temas ligados ao início da vida e ao seu fim, hoje considerados temas de Bioética, foram objecto de reflexão da Teologia, mais precisamente, da Teologia Moral. Alguns dos debates e das soluções defendidas fizeram época. No caso da reflexão católica, sobre temas polémicos, ficou célebre a discussão e solução encontrada para as situações motivadas por partos, que se complicavam e em que, pelo menos à época, se considerava ser impossível salvar o nascituro e a parturiente. A discussão desta problemática foi intensa e não ficou confinada aos meios académicos; deu origem a obras literárias com certa popularidade e até filmes, como foi o caso do romance de Henry Morton Robinson *O Cardeal* (1950)[1], que constitui uma película cinematográfica, com o mesmo título (1963), realizada por Otto Preminger, em que o protagonista, um padre católico, é consultado sobre a decisão a tomar, relativamente a um desses casos dramáticos de partos complicados, em que a parturiente é sua irmã e a posição defendida pela Igreja Católica, à época, era a de salvar o bebé e deixar morrer a mãe.

A Teologia cristã tem produzido, ao longo da sua história, muita reflexão sobre questões que hoje diríamos bioéticas. Se olharmos para a História da Bioética, nos Estados Unidos, verificamos, com toda a evidência, que a Teologia também esteve presente na sua criação e desenvolvimento. Grande parte dos pioneiros da Bioética ou eram teólogos ou vieram da Teologia. Na obra, *The Birth of Bioe-*

[1] Há uma tradução portuguesa de Ana Rita Vieira, publicada pela Livraria Bertrand, 1958.

thics, em que Albert R. Jonsen faz uma história deste saber, há um capítulo em que o autor mostra a importância da Teologia no aparecimento e evolução da Bioética[2]. Devemos reconhecer que a Bioética, na sua evolução, se foi afastando da Teologia, na medida em que, sendo um saber transdisciplinar «que planeia as atitudes que a humanidade deve tomar ao interferir com o nascer, o morrer, a qualidade de vida e a interdependência de todos os seres vivos», procurando decisões «da sociedade sobre as tecnologias que lhe convém», deve ser a «expressão da consciência pública da humanidade»[3]. Não pode, portanto, ficar dependente de um credo religioso, mas deve encontrar soluções, que possam ser aceites por crentes e não crentes. Não pode, portanto, ancorar-se numa Teologia. Mesmo assim, a Teologia não deixou de estar presente e marcar a reflexão bioética. Repare-se, por exemplo, no pensamento de H. Tristram Engelhardt Jr, que, como é sabido, procura elaborar uma Bioética secular na sua obra *The Foundations of Bioethics*[4].

Ao ler este livro, verifica-se que o autor expõe as soluções que considera aceitáveis por uma visão secular da vida, mas não se exime a criticar as soluções, que considera inaceitáveis do seu ponto visto de cristão ortodoxo. Aliás, o autor, para além do livro citado, publicou um outro, cujo título é significativo: *The foundations of Christian Bioethics.* [5] O que impõe as diferenças profundas das propostas apresentadas, nas duas obras, é a antropologia que lhes está subjacente. Na primeira, temos uma concepção de ser humano entendido como o cidadão das sociedades ocidentais pluralistas e laicas, em que, no espaço público, convivem crentes de dispersos credos e não crentes, de modo que as soluções a encontrar devem ser independentes de qualquer credo. Sendo esta a Bioética do espaço público, isto não significa que, ao estudar Bioética, não tenha interesse dar particular atenção à Teologia, mais propriamente à Teologia Moral, até porque o conceito de pessoa no Ocidente tem muito a ver com a tradição

[2] JONSEN, Albert R. - *The Birth of Bioethics*, Oxford University Press, New York/Oxford, 1998. Cf. especialmente o 2º capítulo, 34-64.

[3] ARCHER, Luís - «Fundamentos e Princípios». ARCHER, Luís; BISCAIA, Jorge; OSSWALD, Walter (Coord.) - *Bioética*, Editorial Verbo, Lisboa/São Paulo,1996, 32.

[4] Oxford University Press, Oxford / New York,1986.

[5] Swets & Zeitlinger Publishers, Lisse, Exton, PA, 2000.

judaico-cristão[6] e, como diz Adela Cortina, a Ética, e pela mesma razão a Bioética, deve estar aberta à Teologia[7]. Como muito bem disse Lévinas: «a Europa, são a *Bíblia* e os Gregos, mas é a *Bíblia* também que torna necessários os Gregos».[8] Ora é precisamente isto que o presente livro faz nos seus diversos capítulos.

Os primeiros três capítulos são da autoria de António Carneiro Torres Lima. No primeiro, apresenta a sua concepção antropológica, marcadamente inspirada pela Teologia, o que se torna ainda mais evidente, no segundo texto, ao mostrar que o pensamento bíblico-teológico libertou na humanidade capacidades de amizade e amor, que elevaram esse modo de ser humano a uma dimensão antes insuspeitável. No terceiro texto, o autor trata de uma Bioética global e do contribuo que ela pode encontrar na Teologia. O quarto texto tem como autores Torres Lima e Ramiro Délio Borges de Meneses e trata de um tema fundamental de grande actualidade na Bioética contemporânea: a qualidade de vida e a sua ligação com a dignidade humana. A Teologia aparece,nesta reflexão, quando os autores chamam a atenção para a importância que a dimensão espiritual, religiosa e as crenças pessoais têm no conceito de qualidade de vida.

O quinto capítulo, da autoria de João Alírio Xavier Bezerra, procura ultrapassar a ambiguidade com que o conceito "qualidade de vida" surge na literatura anglo-americana, sendo oposta à sacralidade da vida. Procura mostrar que o conceito de qualidade de vida não se esgota na dimensão material e que são decisivos, para o seu entendimento, o sentido da vida e os valores que orientam o viver de cada um.

O sexto texto, da autoria de Ramiro Délio Borges de Meneses, faz uma leitura da parábola do Bom Samaritano, analisando os diversos níveis da qualidade de vida que nela se encontram expressos. O sétimo texto, de Alberto Hiller e Ramiro Délio Borges de Meneses,

[6] BRITO, José Henrique Silveira de - *A ética e a autonomia da pessoa*, in: NUNES, Rui; RICOU, Miguel; NUNES, Cristina - *Dependências Individuais e Valores Sociais*, Gráfica de Coimbra, Coimbra, 2004, 43-51

[7] CORTINA, Adela - *Ética mínima. Introducción a la filosofia prática.* 4ª ed. Prol. de José Luis L. Aranguren. Editorial Tecnos, Madrid,1994, 231-268, especialmente, 266-268.

[8] «Entretiens Emmanuel Lévinas - François Poirié», in: POIRIÉ, F. - *Emmanuel Lévinas, qui êtes-vous?*, Éditions La Manufacture, Lyon, 1987, 113.

aborda o tema da qualidade de vida na sua relação com a morte e procura chamar a atenção para a vida e o seu sentido, de modo que o seu fim, a morte, não apareça como uma derrota, mas antes como meta a alcançar. Carlos Manuel Costa Gomes e Ramiro Délio Borges de Meneses são autores do oitavo estudo que desenvolve o tema da dignidade humana como dom. O texto procura fazer uma hermenêutica da dignidade humana, reconhecida ao longo da história, como princípio, fim e dom da vida do ser humano lida numa perspectiva cristã. Por último, Maria de Fátima Pinto Ribeiro articula a problemática do envelhecimento humano com a qualidade de vida e a violência nos idosos, tema que hoje origina tanta discussão e alguma controvérsia.

A bioética ponte para a experiência da intersubjectividade: elementos para uma antropologia bioética da amizade e do amor

António Carneiro Torres Lima

1 *Introdução.*

Desde que no ser humano emergiu a autoconsciência, a consciência de si, a consciência sentiente[1] e decisora[2], a humanidade[3], no âmbito da sua humanitude[4], tem a marca radical da experiência da

[1] Este termo "sentiente" vém do particípio presente *sentiens*, *sentientis*, (sentir), do verbo latino *sentire*.

[2] Este enunciado neológico, "consciência sentiente e decisora", pertence ao Professor Doutor DANIEL SERRÃO, Catedrático Jubilado da Faculdade de Medicina da Universidade do Porto. Para a elaboração deste ensaio, foram-nos especialmente úteis as suas originais e profundas reflexões, em textos dispersos, por inúmeras publicações. Para mais pormenores sobre o enunciado neológica, ver: SERRÃO, Daniel - *Archeo*-biologia *e Bioética: um encontro não conflituoso*, in: *Ars interpretandi:Diálogo e Tempo*, Homenagem a Miguel Baptista Pereira (coord. de Anselmo Borges, António Pedro Pita e João Maria André), Fundação Engenheiro António de Almeida, Porto, 2000, 235-264. Na nossa Dissertação de Mestrado em Bioética e Ética Médica, apresentada na Faculdade de Medicina da Universidade do Porto, sob sua orientação, desenvolvemos este tema, com a seguinte designação: "O enigma neuro-psíquico-antropológico", Dissertação, entretanto publicada, a saber: LIMA, António Carneiro Torres - *Bioética e Antropologia*, Colectânea Bioética Hoje ,VIII, Serviço de Bioética e Ética Médica da Faculdade de Medicina da Universidade do Porto, Gráfica de Coimbra, Coimbra, 2004, 146-157. Ver, também, o seu "Prefácio" a esta mesma obra, 15-18.

[3] Termo introduzido em Portugal, *in memoriam*, pelo Professor Doutor Luís Archer.

[4] A "humanitude" que DANIEL SERRÃO reitera, devido à importância do princípio da dignidade da pessoa humana, traduzida não apenas na ideia de defesa,

amizade e do amor, para a qual tem procurado encontrar sentido e descobrir uma justificação. Mas, a amizade permanece uma experiência *sui generis*, uma experiência originária e originante: a humanidade, provada pela amizade, descobre-se como construtora; todos os dias, sobe um andaime e coloca um pouco de argamassa nesse edifício filíaco inter-humano em construção. Umas vezes sublima-a, outras torna-se sujeito activo da sua construção, outras ainda, encara-a como inevitabilidade e vive-a.

Porém, o reconhecimento da experiência da amizade exige, antes de mais, a capacidade de a percebermos aí, onde ela se realiza e onde por ela podemos ser encontrados ou surpreendidos. No mínimo, precisamos de saber olhar, para ver o rosto de quem é amigo, de saber interpretar os traços significantes e significativos, traços alterados que a amizade cifra e marca no rosto da pessoa que amigo é ou se torna. Temos de aprender sempre de novo a lidar com as afinidades electivas e as afecções amistosas e amorosas como uma grande tarefa. A experiência da amizade educa-nos para as tonalidades afectivas inter-humanas, sobre o carácter criterioso de ser e tornar-se amigo, sobre o imaginário pessoal e social, sobre as crenças[5], as idiossincrasias culturais, que orientam o ser humano no mundo da construção das amizades.

A experiência da amizade pode ter, para cada um de nós, um carácter verdadeiramente crucial e estruturante da nossa personalidade. Esta pode ser, na verdade, uma experiência fontal para cada ser humano. Como experiência do inevitável crescer na descoberta e vivência da alteridade, a amizade é, sem dúvida, uma experiência de raiz, não só porque não lhe podemos escapar no nosso descentra-

promoção e protecção do indivíduo como ser humano, mas também na tomada de consciência sentiente e decisora de que todos pertencemos ao género humano, confrontados com o destino comum, que nos obriga a reflectir sobre a amizade, o amor e a definir novas formas de solidariedade humana: SERRÃO, Daniel - *Bioética: a aventura de uma utopia saudável*, Colóquio/Ciência 18 (1996), 59-66; *Idem - Utopie et Bioétique*, in: *Histoire Transnationale de L'Utopie Littéraire et de L'Utopisme* (coordonnée par TROUSSON, Raymond et FORTUNATI, Vita, Honoré Champion Éditeur, Paris, 2008, pp. 1095-1102; Ver desenvolvimentos em recente publicação: *Idem - Procurar a Sabedoria, Partilhar o Conhecimento*, Ed. Cofanor, Porto, 2010.

[5] Cf. ECO, Umberto e MARTINI, Carlo Maria - *Em que Crê Quem não Crê? Um Diálogo sobre a Ética no Fim do Milénio*, trad. de Valentim Marques e António Maia da Rocha, Gráfica de Coimbra, Coimbra, 2000.

mento, mas também porque, na medida em que exista, ela, com a sua presença, condiciona, na sua tonalidade, o campo da nossa experiência mais global. A amizade verdadeira exprime uma orientação distinta a partir do interior, do espaço mais recôndito da nossa própria interioridade. Cada ser humano, em construção, torna-se único pela sua capacidade de ser responsavelmente[6] amigo. Na amizade, não obstante os muros separadores, qualquer coisa nos espera no esperar dos outros, e, não menos, também no ofertar amizade reciprocamente, isto é, ser-em, ser-com e ser-para-os-outros, fazendo pontes para o futuro que, em cada momento filíaco de inter-acção humana, começa sendo, *" hoje, a nossa melhor ponte, para um futuro que não seja a catástrofe da humanidade"*[7].

2 *Rostos da amizade e do amor: a amizade e o amor como experiência marcante.*

A amizade e o amor são expressões, antes de mais, de uma profunda experiência que o ser humano pode fazer. Este é, sem margem para dúvida, um facto evidente. Porém, por vezes, o excesso de luz pode cegar! ... E a experiência pode ter a potencialidade de se transformar em (re)conhecimento, porque é pela experiência que nos damos conta daquilo que acontece, daquilo que, por assim dizer, nos penetra por debaixo da pele, nos corta a respiração, que atinge e marca o mais recôndito do nosso ser e, por vezes, nos faz estremecer, quando em nós estranhamos, quando em nós entranhamos as sentiências da amizade e do amor. Ter uma atitude assertiva, perante a amizade e o amor e dizer que ela se conhece e reconhece como expe-

[6] LAÍN ENTRALGO, Pedro - *Idea del hombre*, Espasa Calpe, Madrid, 1996, 194-195, onde Laín Entralgo mostra como o termo "responsabilidade" procede do verbo latino *respondere*, exprimindo a acção recíproca de *spondere*, "empenhar-se", "obrigar-se", "comprometer-se" ou "prometer"; um e outro vocábulo têm a raiz no grego ("oferecer uma libação" e "sacralizar a acção que a libação sela"; *sponde* era o nome grego da *libatio* latina), donde deriva que, mediante um complexo processo semântico, os romanos tenham chamado *sponsalis* ao pacto matrimonial (*sponsa* é a esposa ou prometida).

[7] SERRÃO, Daniel - *"A Bioética, Ponte para o Futuro"*, *in: A Bioética e o Futuro*, Publicações do II Centenário da Academia de Ciências de Lisboa, Lisboa, 1995, 164.

riência marcante, é constatar o que é óbvio, pois, tal como propomos neste ensaio sobre a Bioética, como ponte para a experiência da "inter- subjectividade", o conhecimento e o reconhecimento, também, podem ser vistos à luz da nossa consciência sentiente e decisora.

O conhecimento e o reconhecimento humanos são conteúdos da consciência sentiente e decisora, mas a experiência da amizade e do amor inaugura, para todo o ser humano, um tipo de conhecimento e de reconhecimento irredutível a outras modalidades de percepção e da configuração do mundo. A experiência da amizade e do amor faz com que o mundo nos apareça transformado na sua totalidade e plenitude. Neste sentido, podemos dizer que a amizade e o amor pertencem ao tipo de experiências cruciais e marcantes do ser humano, pois o binómio sentiente da amizade e do amor, submete-nos a uma *tensão* que, quando não é autodestrutivo, acresce certamente o campo da nossa capacidade sentiente e decisora, amistosa e amorosa.

A amizade e o amor, qualquer que seja a sua origem e qualquer que seja o modo como são, podem ser vivenciados como sentiências, rompendo o ritmo habitual da nossa existência, introduzindo uma linha de *descontinuidade* capaz de lançar novo foco de luz sobre o acontecer existencial. Podemos, por isso, dizer dessa ampliação valencial da sentiência da amizade e do amor: somos o rosto de um tempo comum de vivências, de convivências, porque a amizade e o amor é em nós afectação. É em nós padecimento! É em nós arrebatamento! É em nós exaltação! É em nós glorificação, mas também é em nós revelação![8]... A amizade e o amor obrigam-nos a olhar com olhos de ver para, com olhos de ver o mundo de um modo nunca antes visto, ensaiarmos a nossa capacidade sentiente e decisora para o (re)conhecimento. Por isso, dizemos que a amizade e o amor podem ser veículos de (re)conhecimento, não por efeito da abstracção, mas pela capacidade de nos voltarmos sobre nós próprios, até no nosso ensimesmamento sentiente, entrada dentro de nós próprios, descida à nossa intimidade, "submersão na nossa subjectividade pessoal"[9],

[8] Sobre a noção filosófica de Revelação, pode ver-se: LÉVINAS, Emmanuel - "Amour et révélation", in: AA. VV. - *La Charité Aujourd'Hui*. Éditions S. O. S., Paris, 1981, 133-148.

[9] LAÍN ENTRALGO, Pedro - *Alma, cuerpo, persona*, 2.ª ed., Barcelona, 1998, 161; ver também, BORGES, Anselmo - *Nota de Apresentação*, in: LAÍN ENTRAL-

submetendo-nos ao imperativo da experiência e obrigando-nos a interrogar sobre o próprio sentido, completude e autenticidade da nossa existência[10]. Daí que possamos arriscar ao dizer que não há nada mais pessoal no ser humano, dotado de consciência sentiente e decisora, do que a experiência da amizade e do amor. Mas, não é apenas isso: a amizade e o amor alcançam uma verdadeira dimensão cósmica, pois, nesse binómio sentiente, o singular e o universal co-implicam-se, em aliança inconfundível, como elo forte ou elo vulnerável[11], perfeição para que tende[12] e que está por detrás do fenómeno, que é a vivência sentiente e decisora da própria linguagem. Mas esta relação que se estabelece entre a vivência sentiente e decisora e a própria linguagem permanece um mistério tremendo, e que, inquietando, nos fascina. Consideremos, por exemplo, o muro de si-

GO, Pedro - *Corpo e Alma: Estrutura Dinâmica do Corpo Humano*, trad. de Miguel Serras Pereira, Almedina, Coimbra, 2003, 11.

[10] A este propósito, podemos ler: "O homem tem-se a si mesmo como o vértice da realidade (visível). Mas se fosse isso a realidade, seria demasiado absurda para poder ser inteligível. Se fosse do homem que houvesse de vir a significação realizadora última, ficávamos definitivamente desamparados. Por mais que a história durasse, seria sempre o triunfo do absurdo e da frustração! É verdade que há o amor-dedicação. E a generosidade. O altruísmo. E algumas virtudes mais. Oásis-de-sentido na vastidão agressiva!, do deserto. Mal de nós se faltassem esses 'momentos em que o homem se eleva acima de si mesmo'. Tendendo para o ideal. Antecipando uma amostra da *síntese* última. Porém, quando ocorrem, são apenas isso mesmo: 'momentos'! Compõem, dialecticamente, o 'humano'. Este não pode definir-se ultimamente pela força (*negativa*)! do des-humano": FORMOSINHO, Sebastião J.; BRANCO, J. Oliveira - *O Brotar da Criação. Um Olhar Dinâmico pela Ciência, a Filosofia e a Teologia*, 2ª Edição, Universidade Católica Editora, Lisboa, 1999, 314-315. Os sublinhados são dos próprios autores. Também, Heidegger, em *Sein und Zeit*, salienta a necessidade de vivermos de modo radicalmente humano e autêntico: HEIDEGGER, Martin - *Ser e Tempo*, Parte I, trad. de Marcia Sá Cavalcante Schuback, 14ª ed., Editora Vozes, Petrópolis, 2005, 234-267.

[11] Cf. MASÍA CLAVEL, Juan - *El animal vulnerable*, Universidad Pontificia de Comillas, Madrid, 1997.

[12] Neste sentido vem a propósito uma observação de F. EBNER, tanto mais significativa quanto é ele justamente o original e notável filósofo da relação Tu-eu: "Não se pode amar alguém por aquilo que é realmente, mas por causa da ideia que alicerça essa realidade [Realität]. Pois o homem como homem só existe na ideia — e também, de algum modo, através da ideia — do homem. Na sua realidade [Wirklichkeit] objectiva, ele é animal político, metafísico, mentiroso, insatisfeito, histérico *(sic)*, louco. Ora o amor nunca ama no seu objecto aquilo que este é, mas sim a ideia da perfeição para que tende. É esta que o sustenta e lhe dá um valor próprio". EBNER, F.- *Schriften*, II: *Notizen Tagebücher Lebenserinnerungen*, Kösel, München, 1963, 88.

lêncio que se pode levantar entre aqueles que são amigos ou se amam e aqueles que não são amigos e que não se amam e que, para além do natural sentimento de indiferença, separação, eticamente indolor[13], pode tornar tudo humanamente residual, secante e vazio[14], ou a impotência de cada atitude aparentemente amistosa e amorosa, levianamente oferecida, a vaidade das palavras, que pretendem trazer auxílio amigo, amoroso e que a pessoa traída na amizade e no amor, por vezes, amavelmente tolera ou simplesmente arreda para longe de si[15].

A consciência sentiente e decisora da pessoa desamorizada tem, pois, a capacidade de criar confins intransitados e intransitáveis; estes edificam-se quase inevitavelmente em proporção à densidade da desamorização. Melhor dizendo, se, por um lado, a consciência sentiente e decisora amistosa e amorosa aproxima, por outro, ela pode separar ou afastar. Essa separação ou afastamento torna, não raro, supérfluas as palavras que se referem às sentiências decisoras amistosas e amorosas. O desamor é a vida em processo de redução e a morte[16] é, em cada caso, o seu risco maior. Quem não ama, tende ao si-

[13] Referimo-nos à obra de: LIPOVETSKY, G. - *Le crépuscule du devoir. L'éthique indolore des nouveaux temps démocratiques*, Édition Gallimard, Paris, 1992.

[14] Cf. ROJAS, Henrique - *O Homem Light: Uma Vida Sem Valores*, Gráfica de Coimbra, Coimbra, 1994, 23 - 124.

[15] A este propósito, Maria Teresa Ribeiro, afirma: " Vivemos numa época, (...) em que os valores dominantes são os do individualismo e da independência; do hedonismo, da procura do bem estar físico, psicológico, social..., porque existe o "direito a ser feliz!", do consumo e do prazer, de recompensas imediatas; do evitamento e negação de todas as formas de sofrimento; do disfarce e negação do envelhecimento e da morte — 'todos querem viver muitos anos mas ninguém quer ser velho'; da indiferença, da apatia e do distanciamento; da dificuldade em se comprometer ...uma cultura do vazio. Tão vazio que, por vezes, não alcançando os seus objectivos, a pessoa acaba por desesperar e deseja a morte porque, para ela, passou a ser insuportável viver nestas circunstâncias de vazio existencial. Encontramos, também, muitas pessoas que se comportam como se viver fosse igual a ir a um 'mercado de analgésicos'. Para cada frustração, ao mais pequeno sinal de sofrimento, há-de existir algum analgésico que ajude a atenuar a dor". RIBEIRO, Maria Teresa - *Que sofrimento? Que morte?*, in: *Brotéria*, 160 (2005), 229-251; (cit. 230).

[16] "E Aqueles que, — como enuncia Camões — por obras valerosas/ Se vão da lei da Morte libertando". Jamais poderão ser os mesmos/ Que ao lavarem ainda bébé/ A sua consciência sentiente e decisora desamorosa/ Deixam fluir nas águas que se esgotam/ Torpes sentimentos de indiferença petrificados! — Constatámos nós.

lêncio, ao fechamento, ao ensimesmamento sepulcral e, por vezes, ao grito. Neste sentido, o desamor parece fugir ao discurso[17] e todo o dizer se pode tornar um calar... Pelo contrário, o amor é por natureza expansivo e podendo não se dizer totalmente no discurso, é sempre gerador de *mimesis* comunicativa[18] e expressiva por meio de sinais, de símbolos, de gestos e de atitudes posturais, que o exprimem e consignam, revelando a capacidade, de quem ama, de jogar com os signos amorosos e amistosos sem os destruir.

Mas o desamor que se dá de si, em cada signo, sinal, símbolo ou enunciado, para cada sujeito de enunciação, reproduz-se como tremendo enigma, onde parece que só o entende quem faz a experiência sentiente e decisora de por ele ter sido tocado. Mas, a verdade é que o desamorizado, na sua imperfectibilidade, também não pode deixar de falar ou de enunciar. Pese embora o muro de silêncio, que se pode levantar, quem faz a experiência sentiente e decisiva do desamor não pode deixar de ir à procura da palavra, tornar-se sujeito de enunciação e, de uma forma ou de outra, de a encontrar e de se tornar sujeito pelo discurso ou enunciados reveladores. É que, em cada um de nós, sujeitos sujeitados pela palavra, prisioneiros da liberdade de enunciar o desamor, torna-se uma espécie do desamor universal. Pelo desamor que sinto estabelece-se uma solidariedade entre mim e todos quantos são desamados. Isto pode acontecer não tanto pela via da comunicação individual e directa, mas pelo facto de

Para aceder ao *Canto Primeiro*, ver: CAMÕES, Luís Vaz de - *Os Lusíadas*, Figueirinhas Editora, 3ª Edição organizada por António José Saraiva, Porto, 2006, 55.

[17] A propósito desta tipologia discursiva, JORGE CUNHA afirma: "O discurso, meramente subjectivista, próprio do ambiente pós-moderno que, tendo despedido a evidência metafísica, ficou apenas com o batimento de asas no vazio de uma egolatria sem horizonte": CUNHA, Jorge Teixeira da - *Bioética Breve*, Paulus Editora, Estrada de S. Paulo-Apelação, 2002, 6.

[18] A este propósito, falando da *mimesis* comunicativa, DANIEL SERRÃO sustenta: "Tenho para mim, mas não o posso demonstrar, que o reconhecimento do outro, implícito no exercício da *mimesis* comunicati*va*, é anterior à revelação do eu a si próprio, porque o eu não pode ver-se a si próprio. O mito helénico de Narciso diz isto mesmo: ver-se no espelho da água foi revelar-se a si próprio e esta descoberta foi tão marcadamente estruturante do eu próprio, do "self", que Narciso não quis mais saber dos outros e consumiu-se na autocontemplação". SERRÃO, Daniel - *O Homem entre a Natureza e a Transcendência*, in: *Revista Portuguesa de Ciências Veterinárias*, 95 (533): 4-9, 2000 (Suplemento, 28 (109), 2000), 7-8.

que diante do mistério do desamor cada ser humano, na sua consciência sentiente e decisora, certamente a seu modo, se sente, de alguma forma, posto em causa. É uma verdade insofismável a de que o desamor é apenas de quem o sofre[19], mas diante do desamor irrompe de forma clara a possibilidade mesma do desamor em sua irredutibilidade. O desamor sentiente e decisor universaliza-se no desamor possível, o desamor possível encontra-se no dia-a-dia do desamor sofrido. É neste reenvio constante que a dimensão do desamor se presentifica como dimensão reverberadora e cada degrau a subir ou a escalar no nosso edifício sentiente das alteridades afectivas em construção, ou, em nós edificadas, podem ser uma experiência dolorosa, que, em cada escada, que range, quando a subimos também nos confrange[20]. E a presença do desamor pode tornar-se, também, em nós, imagem familiar sempre longínqua e, contudo, reemergente. A possibilidade do desamor é sempre percebida por nós a partir da nossa consciência sentiente e decisora desamada.

A experiência individual, a partir da consciência sentiente e decisora do desamor, remete-nos para uma espécie de mundividência do desamor, ainda que velada ou implícita. As vivências do desamor podem dar abrigo ou guarida aos desamados individuais e, para eles, de certo modo, procura explicação e enunciação. Com certeza que é através das mediações ideais e sociais que a consciência sentiente e decisora do desamor entra no discurso e se pode tornar enunciação, ou seja, é por via indirecta que a humanidade dissipa o silêncio, que as sentiências do desamor inevitavelmente instalam, onde quer que elas se verifiquem. Mediante os signos, as cifras e as marcas, os ritos e os símbolos, os homens de todos os tempos têm podido dar cxprcssão ao dcsamor c dele alcançaram sempre falar ou enunciar. Em todos os povos, culturas, civilizações, ritos e crenças constituem, de facto, uma tradição oral ou uma semântica, um vocabulário para a expressão da consciência sentiente e decisora do desamor. Disso dão prova as práticas terapêuticas, todas as grandes religiões, a filosofia e, porque não, esta área que estamos a tematizar da Bioética como ponte para a intersubjectividade, elaborando elemen-

[19] Veja-se o importante estudo de VILAR I PLANA, 19 ss.

[20] *Ipsis verbis*: "Confrange tudo o que range". MENÉRES, Maria Alberta - *A Pegada do Yeti*, Circulo de Poesia, Livraria Morais Editora, Lisboa, 1962, 29.

tos para uma Antropologia da amizade e do amor. Desde que o ser humano é humano, a humanidade tem vindo a ser marcada indelevelmente pela experiência sentiente e decisora do desamor e para ela tem procurado encontrar significado e sentido, descobrindo uma justificação. Porém, o desamor permanece uma experiência *sui generis*, uma experiência original e originante. A humanidade, provada pela consciência sentiente e decisora do desamor, descobre-se elaborada por ele e procura respostas responsoriais e responsáveis[21]. Porém, o reconhecimento da consciência sentiente e decisora do desamor exige, em primeiro lugar, a capacidade de perceber onde ele se encontra. No mínimo, temos necessidade de saber olhar para ver o rosto de quem desama, de saber interpretar os signos, os sinais, as cifras, as marcas dos traços alterados, que o desamor desenha no rosto desamado. Temos que aprender de novo a lidar com a consciência sentiente e decisora da amizade, do amor e do desamor! ...

É a nossa consciência sentiente e decisora, da amizade, do amor ou do desamor, que indica as diferenças entre quem sente e amoriza e quem é petrificante e indiferente: as sentiências nobres sublinham, por um lado, a separação e produzem, por outro, corações abertos como vasos comunicantes, na comunidade de comunicação[22]

[21] Os primeiros capítulos do *Génesis* podem ler-se também como um testemunho antropológico e constituem, sem dúvida, uma riqueza sem par. Na história de Caim e Abel, está a história profunda da humanidade na sua humanitude: todos a trazemos connosco como verificamos, por exemplo, na estética da produção literária de STEINBECK, John - *A leste do paraíso*, de 1952, transposto para o cinema por Elia Kazan. Toda a convivência humana, a começar pela família, implica confrontos e desigualdades. Um círculo de atitudes e conflitos que podem sintetizar-se no que se designa por "complexo de Abel" e "complexo de Caim". A mesma realidade antropológica exprime-se nos mitos de *Seth* e *Horus*, no Egipto; de *Rómulo* e *Rémulo*, em Roma e nos de muitos outros povos. É temática que tem interessado à psicanálise. É aceite e amado (pelo pai e pela mãe ou pelos que fazem as suas vezes) aquele que se oferece ou sacrifica. Que oferece não apenas alguma coisa de seu, mas de si mesmo. Esta corrida à preferência pode levar Cains a passarem por Abéis e vice-versa. Uns e outros violentando a sua tendência profunda. [Sobre John Steinbeck, um resumo da sua vida e obra, ver, in: - *Colecção Mil Folhas*, *Guia de Leitura*, Público Comunicação Social, Porto, 2004, 80-81; 99]. Para o tema do mal, pode ler-se: NEVES, Joaquim Carreira das - "*O Drama do Mal do Mundo*", in: *Gênesis: Do Sonho à Esperança da Terra Prometida*, IX Semana Bíblica Nacional, Difusora Bíblica, Lisboa, 1987, 115-130.

[22] A comunidade de comunicação não se circunscreve apenas às pessoas. Este foi um passo enorme para a humanidade que somos. Mas num contexto mais vasto

performativa, na medida em que realizam aquilo que significam. A consciência sentiente e decisora do amor objectiva o sentimento amoroso de quem ama, mas fornece, também, a universalidade do amor como dom[23] e como tarefa. Como dom[24] primeiro de Deus, que nos constitui na nossa identidade[25] de receptividade da diviniza-

temos de reconhecer que todas as outras criaturas — não só os viventes, também as coisas — são credoras do respeito da consciência comunicante. Aliás, esta não será comunicante ou comungante se não respeitar efectivamente a comum condição e inter-relação de tudo. Quer dizer: tudo o que há — pelo facto de ser — é, de pleno direito, credor de um acolhimento dignificante. E, é claro, os devedores só podem ser os sujeitos dotados de consciência. Passos foram dados, sobretudo, na década de setenta, com o criador do neologismo *Bioética* a qual emergiu com um sentido marcadamente ecológico, como designação de uma "Ciência da Sobrevivência", "Ponte para o Futuro" e "Humildade com Responsabilidade", "Bioética Global", da autoria do eminente investigador no "McArdle Laboratory for Cancer Research" da Universidade de Wisconsin, Madison, norte-americano, que propõe um novo saber, uma nova sabedoria, na sua significativa reflexão e obra, a saber: POTTER, Van Rensselaer - " Bioethics, the Science of Survival Perspective", in: *Biology and Medicine*, 14 (1970), 127-153; *Idem - Bioethics. Bridge to the Future*, Prentice- Hall, Englewood Cliffs 1971; *Idem* – "Humility with Responsibility: A Bioethics for Oncologists", in: *Cancer Research*, 35 (1975), 2297-2306; *Idem - Global Bioethics. Building on the Leopold Legacy*, Michigan University Press, East Lansing (Michigan) 1988; *Idem* - "Getting to the Year 3000: can global bioethics overcome evolution's fatal flaw?" in: *Perspectives in Biology and Medicine*, 34 (1990), 89-98; *Idem* - "Global Bioethics: linking genes to ethical behavior", in: Perspectives, in: *Biology and Medicine*, 39 (1995), 118-131. Também para uma proposta de Teologia ecológica, ver, por exemplo: MOLTMANN, Jürgen - *Gott in der Schöpfung*, 3° ed., Chr. Kaiser, München, 1987.

[23] A este propósito, no contexto antropológico e bíblico do Êxodo e da Aliança, ANTÓNIO COUTO afirma: "Mas há que salvaguardar ainda a possibilidade de eu poder recusar a dádiva de mim mesmo, a dádiva pessoal de Deus, a dádiva dos outros e de tudo, ou seja, a possibilidade de eu me poder perder por conta própria (pecado) e de poder morrer por conta própria. Mas há que salvaguardar também sempre a certeza de que Deus me pode perseguir por amor, me pode perdoar por amor, recuperar por amor. Deus não pode não respeitar a minha liberdade e a minha vontade. Pode "forçar-me" apenas por amor! Não pode dizer-se todo de uma vez. Vai-se dizendo também na medida em que recebe do homem espaço para se exprimir. Na verdade, só em Jesus se disse como um todo, porque só dele recebeu toda a latitude": COUTO, António José da Rocha - *O Êxodo e a Aliança: História e teologia*, in: *Humanística e Teologia*, 19 (1998), 275.

[24] Cf.*Ibidem,* 251. Ver, ainda: *Idem - Da cobiça à Aliança. Uma leitura de Gn 4-11*, in: *Igreja e Missão*, 189 (2002), 3-21.

[25] Segundo Manuel Alte da Veiga, "(...) o ser humano é tanto mais perfeito quanto mais souber utilizar o seu poder racional, para obter uma visão cada vez mais integradora e respeitadora das diferentes posições perante a vida, dos conflitos emergentes de situações concretas, pondo em causa princípios orientadores, Isto é,

ção, por graça e por responsabilidade[26] (no sentido etimológico de que devemos responder e não podemos não responder), abrindo-nos ao transcendente e rejeitando a substância da idolatria, que consiste na recondução da existência humana, para dentro do princípio natural, que nos deixaria entregues ao nosso poder como omnipoder, negando a prioridade da ética . Sem o dinamismo da força do dom primeiro não nos resta senão a natureza, a violência das convicções débeis, o indiferentismo, o fanatismo, o aniquilamento, a renúncia pela renúncia, a intolerância e o desamor.

De facto, não existe uma consciência sentiente e decisora, para o amor, separada da totalidade da experiência sentiente e decisora. As sentiências do amor têm a nobre tarefa de transmitir a tessitura através da qual os sentimentos amorizadores individuais se intersectam com a própria vivência pessoal e convivência societal. Em cada acto amorizador, dá-se como que a ritualização do amor, o qual pesa sobre todos e cada um dos seres humanos,como um rasto e um lastro de mais alta, longa, forte e heróica[27] intensidade emocional, como uma pacificação inconfundível e, também, como uma herança, que não pode ser eliminada, enquanto dimensão antropológica da amizade e do amor, ponte do futuro e legado para gerações vindouras.

a razão honesta e saudavelmente inquieta sobe ao nível da contemplação, sempre em processo de aperfeiçoamento. È o nível tangente à suprema sabedoria, atenta à realidade conflituosa e às perplexidades da pessoa humana, elaborando, com essa experiência acumulada, uma linha de forte identidade pessoal, tão forte que se alimenta do que parece desconcertante e vai iluminando e motivando o esforço de quantos procuram a Sabedoria e a Sabedoria senta-se à porta de quem a procura desde o amanhecer (Sab 6,13-14)": VEIGA, Manuel Alte da - *Duas Meditações sobre o Valor*, in: *Revista Portuguesa de Filosofia*, 55 (1999), 106-107.

[26] "A responsabilidade bíblica é esta responsabilidade indeclinável pelo outro e ao outro que questiona e inquieta a responsabilidade identitária, exercida no domínio do eu (desejos, projectos, poder, fama, sucesso (...) e seus prolongamentos (filhos, pais, amigos, partidários, fãs...). Neste sentido, a responsabilidade, biblicamente compreendida, não é nem pode ser um produto da história, da cultura ou da natureza, gerada dentro do horizonte humano, mas é um *e-vento* [*e-venire* = vir de fora, do horizonte humano] que provém de fora da história e de fora do mundo, o extra da liberdade boa ou da bondade que interrompe e julga este mundo e esta história". COUTO, António, - *A Bíblia Inquieta e Questiona a Moral*, in: *Ética: Consciência e Verdade*, XXII Semana de Estudos Teológicos 5-9 de Fevereiro de 2001, Faculdade de Teologia da Universidade Católica Portuguesa, Lisboa, 2001, 58-59.

[27] Em conexão com esta ânsia de abertura ilimitada da realidade humana, evocamos o lema olímpico: *citius, altius et fortius*.

3 *Dimensão inter-individual e individualizante da amizade e do amor.*

A amizade e o amor destinam-se não só a serem sentidos, mas também a serem sentiências interpretadas. Nos rostos amigos e a-mantes, aliam-se as experiências subjectivas das sentiências amistosas e amorosas e a objectividade das suas expressões e significações. As expressões da amizade e do amor, como manifestações materiais em que essas sentiências tomam corpo, são múltiplas, multímodas, complexas e, por vezes, escorregadias e por isso serão difíceis de enumerar e de fixar. Elas dependem da génese, do início como começo sentiente, da natureza e da intensidade do binómio sentiente amistoso e amoroso, mas também do contexto idiossincrático interindividual e individualizante, societal e histórico, em que as mesmas se exprimem e verificam. É que na vida de quem é amigo, na vida de quem ama, há sempre um coração aberto com vasos comunicantes.

Porém, a amizade e o amor têm sempre uma semântica, não raras vezes equívoca e ambígua, mediante a qual essas sentiências podem ser decifradas e interpretadas. A objetividade da amizade e do amor corresponde à objectividade do corpo ou da corporeidade[28]. Pedro Laín Entralgo enuncia desta forma: "O meu corpo: eu"[29], "realidade inteira do homem inteiro"[30]. Antes de mais, é na dimensão da nossa corporeidade[31], do nosso corpo que se objectivam as senti-

[28] Em 1984, Laín Entralgo dedicou, a esta temática, uma ampla e profunda reflexão no capítulo terceiro sobre "o corpo humano", com três partes intituladas, respectivamente: "O corpo humano enquanto realidade objectiva", "A experiência íntima do corpo humano" e "Para uma teoria integral do corpo humano", ou seja, três possíveis aproximações, a saber, a científica, a fenomenológica e a metafísica. Para mais pormenores, ver, LAÍN ENTRALGO, Pedro - *Antropologia Médica para clínicos*, Salvat, Barcelona, 1984, 109-140. Ver, também, DIEGO GARCIA - "*Prólogo*", in: LAÍN ENTRALGO, Pedro - *Corpo e Alma: Estrutura Dinâmica do Corpo Humano*, trad. de Miguel Serras Pereira, Almedina, Coimbra, 2003, 27-43.

[29] LAÍN ENTRALGO, Pedro - *Corpo e Alma: Estrutura Dinâmica do Corpo Humano*, trad. de Miguel Serras Pereira, Almedina, Coimbra, 2003, 321-383.

[30] *Ibidem,* 380.

[31] Desenvolvemos este tema, em publicação recente, a saber: LIMA, António Carneiro Torres - *Olhar a corporeidade: da natureza à archeo-biologia, pela bioética teológica — I*, in: *Brotéria*, 167 (2008), 151-180; *Idem - Olhar a corporeidade: da natureza à archeo-biologia, pela bioética teológica — II*, in: *Brotéria*, 168 (2008), 291-304.

ências da amizade e do amor. Hodiernamente, mais do que nos tempos de antanho, as sentiências amistosas e amorosas têm, na sua complexidade, uma objectividade clínico-científica e os fantasmas corpóreos, o plexo de fluxo sentiente amistoso e amoroso com eles conectados, não são separáveis do saber dos profissionais, que prestam cuidados de saúde humanizados, de excelência, radicados "na pessoa única, o outro que pode reivindicar um clima humano, no intercâmbio do diálogo singular que Duhamel tão firmemente definiu como o encontro entre uma confiança e uma competência"[32] e dos seus corolários imaginários individuais e colectivos.

"De facto, em face de uma medicina que parece ajoelhar-se em adoração frente ao bezerro de ouro da técnica, de uma progressiva deterioração do carácter da relação paciente-profissional de saúde (que deixou de ser bipolar[33] com a intervenção do estado, das seguradoras, das equipas de cuidados), de uma burocratização excessiva, de uma alteração do quadro graças ao consumismo de cuidados) — face a tudo isto, o doente clama por uma maior humanização da saúde" [34]. Portanto, considerando o desenvolvimento biotecnológico e as mutações sociais, que determinam uma nova percepção do exercício da Medicina, que tradicionalmente se exercia no âmbito de uma relação intersubjectiva, entre o médico e o doente e centrando-se no doente, ganha nova dimensão ao passar a responder ao bem-estar geral do mesmo doente actual ou potencial de acordo com a definição de saúde da Organização Mundial da Saúde (OMS), bem como pelas problemáticas comunitárias[35]. Nos tempos actuais, as sentiências da amizade e do amor não podem não passar pela objectividade do

[32] OSSWALD, Walter - *Humanização, ética, solidariedade*, in: *Cadernos de Bioética*, 29 (2002), 15-20; (cit. 16-17).

[33] *Idem* - *Da Bipolarização à Triangulação: A Relação Médico-Doente*, in: *Um fio de ética, (Exercícios e Reflexões)*, 2ª edição revista, Gráfica de Coimbra, Coimbra, 2004, 26-31.

[34] *Idem* - *Humanização, ética, solidariedade*, in: *Cadernos de Bioética*, 29 (2002), 15-20; (cit., p. 16). Ver, também: *Idem* - *Quem Cuida de Quem Cuida*, in: *Bioética e Vulnerabilidade* (coord. de Ana Sofia Carvalho), Edições Almedina, Coimbra, 2008, 267-292.

[35] A este propósito, veja-se, no capítulo primeiro, o ponto 1. 3. *O Conceito de saúde da OMS*, in: LIMA, António Carneiro Torres - *Bioética e Antropologia*, Colectânea Bioética Hoje — VIII, Serviço de Bioética e Ética Médica da Faculdade de Medicina da Universidade do Porto, Gráfica de Coimbra, Coimbra, 2004, 39 ss.

corpo ou da corporeidade e os sentimentos de amistosidade e de amorosidade, que se experienciam não podem senão ser tocados pelas esperanças esperantes, suscitadas pelos triunfos da ciência e da técnica humanizadoras e ao serviço da nossa humanitude[36].

O júbilo, a glória, a alegria, a festa e o regozijo contido, pacientemente vivido na nossa intimidade, ou partilhado sem esperar nada em troca, são os extremos que se tocam e em que oscilam as atitudes virtuosas e comuns, naqueles que descobrem estes percursos sentientes e decisores das alteridades amistosas e amorosas, criadoras

[36] Cf. LUIS MARTÍNEZ, Julio ,S. J. - *De la Ética a la Bioética*, in: *Do Início ao Fim da Vida* (coord. de José Henrique Silveira de Brito), *Acta das Primeiras Jornadas de Bioética*, Funchal, 18 e 19 de Março de 2005, Publicações da Faculdade de Filosofia, Centro de Estudos Filosóficos, Universidade Católica Portuguesa, Braga, 2005, 183 ss. Para tal contribuiu de forma decisiva a reflexão filosófica, anunciando um novo sentido e rumo para o humano e denunciando o carácter desumanizante da técnica: Cf. HEIDEGGER, Martin - *La question de la technique*, in: *Essais et conférence*, Gallimard, Paris, 1958. Num artigo recente, MICHEL RENAUD afirma: "Esta discussão tem a sua pertinência na medida em que leva as formas de humanismo a dialogarem entre si mesmas: não é então a questão do antropocentrismo ou da sua ausência que importa em primeiro lugar na análise dos vários humanismos, mas a busca dos pontos de encontro e de desencontro quando juntos estão confrontados com os mesmos problemas. A maneira de encarar o abortamento, a eutanásia, o princípio da vida humana e pessoal implicam compreensões diferentes do ser humano no mundo. Notemos que estes problemas não põem em causa inovações técnicas, mas escolhas de sociedade apoiadas em *Weltanschauugen* diferentes. Diferentes são os casos de investigação sobre o embrião, da manipulação genética e da clonagem. Ora, interacção dos problemas éticos em desafios, por um lado, meramente éticos e não científicos (o abortamento), e, por outro, científicos e éticos (a manipulação genética) mostra, não que o "humanismo técnico" é humanista por causa da técnica, mas que a técnica deve integrar-se no humanismo, que ela não pode prescindir de uma compreensão mais fundamentada do humanismo. No fim de contas, a técnica — principalmente sob a forma das técnicas ligadas às ciências da vida — longe de contestar a visão humanista do mundo, reenvia o humanismo para a sua própria consciência de si e para a questão da sua fundamentação. Sob a interrogação viva que ela constitui, a técnica obriga o humanismo a aprofundar as raízes da sua auto-interpretação. E é aqui que os caminhos divergem inevitavelmente. Compreende-se então que as respostas dadas às questões lancinantes do presente sejam diferentes. Se se tratasse de uma diferença meramente teórica, as consequências não seriam muito visíveis no plano social. Sob o impacto da técnica, as diferenças de respostas traduzem-se em figuras opostas do "humano" no homem e em modelos de sociedade às vezes profundamente antagonistas. A nossa conclusão permanece deste modo à beira do problema, mas não pode senão reconhecer que a técnica contemporânea volta a dar à filosofia que subjaz ao humanismo um desafio e uma responsabilidade que nem toda a gente está pronta a aceitar". RENAUD, Michel -"Técnica e Humanismo", in: *Revista Portuguesa de Filosofia*, 62 (2006), 207-214; (cit., 214).

de laços, para que cada ser humano possa viver melhor e ser feliz[37]. As variações de tom psíquico, moral e bioético caiem no interior desta oscilação fontal, inerente aos espaços mais recônditos da nossa interioridade. Entre o júbilo, a glória, a festa e o regozijo contido, pacientemente vivido na nossa intimidade, ou partilhado sem esperar nada em troca, inscrevem-se as modalidades da alma de quem é amistoso e amoroso, em nascividade experienciada de ter sido amado para amar: as lágrimas de alegria, o júbilo do coração em festa, a esperança esperante de vida em plenitude, mas também *a* gente feliz com ou sem lágrimas; a gente que pisa o solo, o cultiva e com fadiga come dele todos os dias da sua vida; a gente que é *humus* e em *humus* se tornará; a gente que é nomeada, no feminino, de vitalidade; a gente reenviada ao pomar da várzea para dele cuidar[38]; a gente saudável com seus medos exorcizados, sanados e purificados pelas sentiências amistosas e amorosas, que enchem o espaço inteiro da inteireza do nosso ser; a gente da "lembrança feliz da original humanitude holísta, hoje pulverizada pela ciência e pela tecnologia. Mas esperança que ela ressurja de modo novo na transcendência de um futuro pós--humano" [39].

O que nos é dado como certo é que jamais, ao longo da história, que conta com a vivência individual ou subjectiva, interindividual ou intersubjectiva, grupal das sentiências amistosas e amorosas, como valores civilizacionais, aquele que as vivenciou jamais encontrou sozinho os recursos para vivenciar as próprias sentiências amistosas e amorosas, ainda que, em última análise, tenha sentido e vivido egoisticamente e só tenha morrido[40]. A nossa experiência sentien-

[37] Cf. CUNHA, Duarte da - *A Amizade segundo São Tomás de Aquino*, Principia, Publicações Universitárias e Científicas, Cascais, 2000, 13 ss.

[38] Cf. Gn. 3. 17; 19; 20; 23. Seguimos a "tradução própria" de VAZ, Armindo dos Santos, - *A Visão das Origens em Gêneses 2,4b - 3,24. Coerência Temática e Unidade Literária*, Edições Didaskalia/ Edições Carmelo, Lisboa, 1996, 23.

[39] Para esta perspectiva da "Lembrança da humanitude holísta", ver: ARCHER, Luís - *Da Genética à Bioética*, Colectânea Bioética Hoje — XI, Associação Portuguesa de Bioética, Serviço de Bioética e Ética Médica (FMUP), Gráfica de Coimbra, Coimbra, 2006, 432 ss; (cit., 21).

[40] É sugestivo e significativo o título do livro do psiquiatra, mestre da vida, da lucidez e do amor, a saber: SAMPAIO, Daniel - *Ninguém Morre Sozinho: O adolescente e o suicídio*, 6ª edição, Editorial Caminho, Lisboa, 1991. De facto, todos sabemos que a morte ceifa uma vida, nunca uma relação!

te e decisora do relacionamento interindividual, grupal e societal, pode educar-nos acerca das tonalidades virtuosas e afectivas, electivas, fílícas, sobre os critérios morais e éticos do supremo bem pessoal, social, inerente a uma Antropologia da amizade e do amor, segunda a qual se vive e partilham essas sentiências, plasmadas como imaginário social, sobre as crenças e as visões metafísicas, que servem de leme para levar a bom porto e orientar os seres humanos no mundo sentiente da amizade e do amor. Esta é, na verdade, uma experiência radical da nossa condição humana e está na base de uma concepção de Bioética, ponte para o presente das sentiências amistosas e amorosas, que em cada hoje se partilham e legam às gerações vindouras.

Um dos traços mais dominantes, fascinantes, inquietantes e tremendos das sentiências amistosas e amorosas está no facto de elas naturalmente poderem induzir um sulco de união em torno de quem é envolto em nós e em laços emotivos, volitivos, ternos e, até, por vezes, intermitentemente reflexivos, que podem e devem estruturar e maturar cada ser humano, criado para ser amigo e para amar e, neste sentido, podemos afirmar que fomos criados, o mínimo possível, para nos tornarmos o mais possivelmente criadores[41]. E, nesta medida, é claro que as sentiências da amizade e do amor têm em nós o poder de rasgar horizontes, de esbater ou romper fronteiras.

O círculo das amizades e do amor, enquanto experiência de doação radical, será entrega incondicional e harmoniosa, como experiências do ilimitado, porque a medida da verdadeira amizade e do amor é sermos amigos e amarmos sem limites! Por isso, as sentiências da amistosidade e da amorosidade constituem, também, uma modalidade referida pelos clássicos[42], através da qual se faz a experi-

[41]A este propósito, Michel Renaud, afirma: " (...) Pode-se mesmo acrescentar que é quando se torna responsável pelo próprio destino, quando se torna por assim dizer criador de si mesmo que o ser humano é o mais possível fiel ao seu Criador divino. No fim de contas, é na sua autocriação que o ser humano se descobre como sempre já criado por uma iniciativa divina que o precedeu, o suporta e o espera". RENAUD, Michel - "A Bioética e as Novas Formas de Violência", in: *Revista Portuguesa de Bioética*, 32 (2003), 5-11, (cit. 11).

[42] Como o Pe. ROQUE CABRAL diz: "Depois de, no período pré-socrático, se designar por amizade o princípio cosmológico explicativo da composição e da degradação dos corpos — quer unindo entre si os contrários quer, segundo outros, juntando os semelhantes — o termo passou a ser usado apenas no campo das rela-

ência da própria individualidade e se conhece a individuação como princípio, como tempo e modo do existir, num viver e morrer autenticamente *humano*. A via da amizade e do amor dá a todos e cada um de nós a possibilidade de nos constituirmos integralmente como indivíduos, pelo simples facto de que ninguém é substituível nas próprias sentiências amistosas e amorosas, tal como ninguém o é na morte, como processo de morrer. A consciência sentiente e decisora da amistosidade e amorosidade faz, pois, aparecer com evidência a insubstituibilidade de quem é amigo, de quem é amante e, por isso, é factor essencial na emergência da própria individualidade.

A Antropologia Filosófica[43] ensina-nos — e a Antropologia Bioética da Amizade e do Amor reitera e aprofunda esses mesmos ensinamentos — que do mesmo modo que não se dá conhecimento, sem recurso à experiência, assim também não se dá experiência amistosa e amorosa, que não seja própria, ou seja, em cada caso minha, inerente à consciência sentiente e decisora da amizade e do amor, singularmente vivido, experiencial e pluralmente partilhado. Como também ensina Jacques Derrida: "Viver, por definição, não se aprende — por si mesmo, da vida pela vida. Somente pelo outro e pela morte" [44]. Pelo outro no morrer para si mesmo; pelo outro na abnegação e na entrega; pelo outro no rememorar e agradecer; pelo

ções entre pessoas". CABRAL, Roque, S. J. - *Temas de Ética*, Publicações da Faculdade de Filosofia, Universidade Católica Portuguesa, Braga, 2003, 12.

[43] Para uma fenomenologia do homem, sob as designações de *Homo somaticus*; *Homo vivens*; *Homo sapiens*; *Homo volens*; *Homo loquens*; *Homo culturalis*; *Homo faber*; *Homo ludens* e *Homo religiosus*, ver: MODIN, Battista - *O Homem, Quem é Ele? Elementos de Antropologia Filosófica*, trad. de R. Leal Ferreira e M. A. S. Ferrari, Ed. Paulinas, (7.ª ed.), São Paulo, 1980, 25-247. Ver, também: CORETH, E. - *O Que é o homem? Elementos para uma Antropologia filosófica*, trad. de Maria de Lurdes Stiegeler, Editorial Verbo, Lisboa/S. Paulo, 1992; Para uma abordagem interdisciplinar ao estudo do Homem, em que a Biologia e a Cultura são inseparáveis na história da evolução, bem como servindo-se dos dados genéticos, paleontológicos, históricos e linguísticos para analisar, decompor e reconstruir os muitos aspectos da diversidade, a qual representa a melhor garantia para a sobrevivência da nossa espécie, ver: CAVALLI-SFORZA, Luca e Francesco - *Quem Somos Nós: A História da Diversidade Humana*, trad. de Edite Caetano, Instituto Piaget, Lisboa, 1997. Para o estatuto do humano no seio do reino da natureza, a duas vozes, a de Luc Ferry, filósofo e a de Jean-Didier, Biólogo, veja-se: FERRY, Luc ; VINCENT, Jean-Didier - *O que é o Homem? Sobre os fundamentos da Biologia e da Filosofia*, trad. de Marcelo Corrêa Ribeiro, ASA Editores II, Porto, 2003.

[44] DERRIDA, Jacques - *Spectres de Marx*, Galilée, Paris, 2003, 14.

outro no pensar como carregar, carrear e pesar; pelo outro na identidade subjectiva em que o Eu su-porta outrem: sofre-se no outro, que porta em si fora de si, no seio de uma experiência infinita de não identidade de si; pelo outro na oblação; pelo outro que não me rouba o Eu, instância de mim sujeito, prisioneiro da liberdade de me dizer, livremente sujeitado a aprender finalmente a viver[45]. Mas, para além do Eu, como sendo uma instância do sujeito que se relaciona consigo mesmo[46] e, nessa medida, cada Eu é presença de si a si mesmo, existindo sempre *na* e *pela* relação única, singular, íntima, pessoal, insubstituível, concreta, real e histórica, dotado em si mesmo da sua consistência, define-se, com base num sistema de relações criadoras de *nós* e de *laços* amigos, ternos e amorosos, nem sempre explicáveis na sua integralidade.

Porém, aprendemos, também, que o sujeito humano encontra a sua densidade na justa medida em que se (re)conhece como ponto de fusão de energias, de sentiências amistosas e amorosas e, nessa mesma medida, como instância, como espaço interior sentiente gerador de efeitos. Por isso, podemos dizer que o sujeito humano se (re)conhece e se descobre, ora como instância ou entidade organizada, ora como núcleo, como centro, como instância de agregação. Nessa justa medida, o sujeito humano é necessária e efectivamente organismo e estrutura. Assim, na complexidade de "si mesmo como um outro", em enunciação ricoeuriana[47], ele existe como entidade dinâmica, fortemente coesa, dotado de consciência sentiente e decisora amiga e amorizadora e, neste sentido, muito mais do que uma mera objectividade, o Eu, a instância íntima, recôndita, sentiente e decirora, constitui um centro dinâmico de actividade vital da pessoalidade de cada ser humano. Por conseguinte, com H. Jonas, podemos enunciar: "A vida vivida no corpo próprio inclui a experiência

[45] Cf. *Idem - Aprender Finalmente a Viver, Entrevista com Jean Birnbaum*, trad. de Fernanda Bernardo, Ariadne Editora, Coimbra, 2005, 21 ss.

[46] O Filósofo Sourensen KIERKEGAARD identificou o Eu como sendo uma relação que se relaciona consigo mesma, mas também um centro de actividade como bem demonstra: DESCOMBES, Vincent - *Le complément de sujet: Enquête sur le fait d'agir de soi-même*, Ed. Galimard, Paris, 2004. Ver, também: WHITEHEAD, Alfred North - *A experiência como Actividade*, in: *Simbolismo — o seu Significado e Efeitos*, trad. de Artur Morão, Edições 70, Lisboa, 1987, 18-19.

[47] Cf. RICOUER, Paul - *Soi-même comme un autre*, Éditions du Seuil, Paris, 1990.

da interioridade e da exterioridade unificadas como único domínio da experiência"[48]. Este filósofo sustenta ainda que o problema da vida, e com ele o problema do corpo, da corporeidade, deveria estar no centro, no âmago da Ontologia. O sujeito é, então, aquele ente que sabe de si mesmo através das descrições de si, que lhe são dadas, por si ou por outrem[49]. É, sob a condição corpórea, inclusiva das demais dimensões da vida, que podemos averiguar, compreender e falar da identidade e da unidade do sujeito humano, sempre em construção e a caminho, um caminho e um processo, como aponta E. Nunes[50]. Por isso, reconhecemos que entre a experiência exterior do corpo, como "meu corpo: Eu", na sua dimensão orgânica, carnal[51], que se deixa experimentar e a experiência interior, vital e vitalizadora, subjectiva, como espaço ou instância recôndita da nossa interioridade, existe sempre como forte e dinâmica tensão, sendo quiçá neste ponto que se deve centrar o diálogo dinâmico e profícuo entre as Ciências Cognitivas e a Filosofia[52], como sugerem, em forma de

[48] JONAS, Hans - *The Phenomenology of Life. Towards a Philosophical Biology*, Phoenix, London, 1982, 34.

[49] Para um aprofundamento desta problemática em torno do sujeito, ver: HENRY, Michel - *Philosophie et Subjectivité*, in: JACOB, André (vol. dirigé par) — *Encyclopédie Philosophique Universelle: L'Univers philosophique*, Presses Universitaires de France, Paris, 1988, 46-56.

[50] NUNES, Etelvina Pires Lopes - *Identidade e Pessoalidade: Um Caminho e um Processo*, in: DINIS A. e CURADO J. M. (org.) - *Consciência e Cognição*, Publicações da Faculdade de Filosofia da UCP, Braga, 1993, 97-107. Para aceder à concepção antropológica lévinasiana, em que o homem aparece como um ser em relação, distinto do modo como as filosofias do diálogo propõem a relação humana, afirma: 'Na relação a Outrem emerge uma intriga a três, a saber: 'O eu aproxima-se do infinito, dirigindo-se generosamente para o Tu ainda meu contemporâneo mas que, no Vestígio da Ileidade, se apresenta a partir de uma profundidade de passado, de face, que me aproxima'. Para aprofundar estes aspectos, ver no ponto 2. 'Alguns problemas em aberto. (...). *Que antropologia?*, in: NUNES, Etelvina Pires Lopes - *O Outro e o Rosto. Problemas da Alteridade em Emmanuel Lévinas*, Publicações da Faculdade de Filosofia da UCP, Braga, 1993, 246-252; (cit., 247).

[51] Também no acto físico do amor pode haver um excesso face ao corpo, como podemos ver neste excerto literário: "Depois do coito, a russa disse-lhe com um desprezo infinito: "Possuíste o meu corpo. Mas nunca possuirás a minha alma!": KUNDERA, Milan - *A imortalidade*, trad. de Miguel Serras Pereira, 5ª ed., Lisboa, 2004, 193.

[52] Evocamos o título de um livro, que ecoa em nós, em que um reputado Biólogo, Professor de neurobiologia no Collège de France, Jean-Pierre Changeaux, e um eminente filósofo, Paul Ricoeur, autor de vasta obra publicada e reconhecido internacionalmente, que no domínio das relações da ciência e da ética suscitam a neces-

diálogo, o biólogo Changeux e o filósofo Ricoeur, bem como com a Antropologia da Amizade e do Amor — acrescentamos nós — afirmando a unidade do ser humano, apesar das mudanças, ao longo do tempo (*sum idem sed alter*), das mudanças orgânicas, das possibilidades de experimentação e de experiências variadas, permanece e afirma-se o ser humano como pessoa única, singular, irredutível, irrepetível, real, histórica e meta-histórica, que se vive como sujeito e senhor do seu próprio destino, mas que, ao mesmo tempo, realiza o seu desígnio em comunidade, em abertura e em diálogo consigo mesmo, com os outros e com o Outro[53], também, pelas sentiências da amizade e do amor. Mas, como? Esta unidade de referência, que designámos como "meu corpo-eu", pode ser interpretada de um modo muito particular mediante a experiência da sentiência da amizade e do amor. Se o meu corpo-Eu é um fluxo dinâmico e vital de experiências, cada experiência é atribuível a este meu corpo-Eu; donde se segue que em cada experiência do meu corpo-Eu, este se torna núcleo insubstituível, isto é, cada vez mais si-próprio. Mas, se na experiência sentiente da amizade e do amor somos, de facto, insubstituíveis, é porque as sentiências da amizade e do amor podem ser um prelúdio da dor, do sofrimento e da morte para a vida em plenitude.

Por conseguinte, a rede de relações sentientes da amizade e do amor, que constituem dimensões do sujeito, não são, apenas, o resul-

sidade de uma profunda reflexão entre as ciências biológicas e as ciências humanas; dos ecos desse exercício dialógico fica-nos impressa a atitude de um que puxa o homem para baixo, acentuando a sua dimensão bio-psico-social e a do outro que, reconhecendo essas dimensões do ser humano, puxa o homem para cima, salientando a dimensão intencional da vida teórica, prática, estética, ética, etc, pela via reflexiva, descritiva, interpretativa: CHANGEUX, Jean Pierre, RICOUER, Paul - *Ce qui nous fait penser. La Nature et la Règle.* Odile Jacob, Paris, 1998, 26 ss. Também Isabel Renaud nos ajuda na precisão terminológica, quando afirma: « ... a estética, tal como requer a sua etimologia, reenvia para a *aisthesis*, para a sensação, e ulteriormente para o reino do belo; a psicologia para a ordem da psiquê (*psyche*), da alma, e ulteriormente, para a interioridade da mente; a ética, para o campo do *ethos*, isto é, de uma outra interioridade que está na origem das acções e em geral do agir». RENAUD, Isabel Carmo Rosa - "O corpo vivido. Metamorfoses da imagem", in: *Revista Portuguesa de Bioética*, *Cadernos de Bioética*, Ano XVII/44 N. S. Nº3, (2007), 249-261, (cit., 252).

[53] Nota: o "Outro" que, uma vez entrado em cena, jamais poderá ser colocado num lugar subalterno!

tado de uma justaposição exógena de sequências heterogéneas, mas o corolário da coordenação complexa de forças vitais hierarquizadas. Dominante, contudo, é aqui não uma entidade, mas sim uma relação relacionante: esta proporciona equilíbrios homeostáticos, estabilizando numa determinada forma em cada momento da espacialidade, da temporalidade, vivenciadas na amizade e no amor, ainda que a sua determinação não seja cabal e inteiramente exaustiva. Dizendo de um outro modo, a constituição do sujeito, que é amigo e que ama, é possível graças a uma relação amistosa e amorosa, que, em cada caso, se manifesta e se revela ser dominante.

O sujeito, que é amigo e ama, dotado de consciência sentiente e decisora, para a vivência da amizade e do amor, erige-se como campo relacional ordenado e, assim, como centro de força sentiente da amizade e do amor, pese embora o grau de complexidade constituinte dessas sentiências, mantém uma certa e determinada densidade estável como unidade de referência a si próprio, sentiente amistoso e amoroso, e como entidade diferenciada que o torna distinto e distinguível da realidade, que lhe é relacionalmente concomitante e complementar.

O sujeito que é amigo e ama, alcança a representação de si como feixe de experiências sentientes de amizade e de amor, recolhendo uma certa unidade de fluxo contínuo, amistoso e amoroso plasmado nos seus actos existenciais: a vocação para a sabedoria da amizade e o amor não é um estado, mas um compromisso de vida dinâmico! Assim sendo, pelo que vimos defendendo, nesta perspectiva da Antropologia Bioética da Amizade e do Amor, no momento de definir o sujeito humano, que é amigo e ama, é conveniente não ficarmos apenas pela dimensão de entidade absoluta, nem pela pura e simples consideração do mesmo como pólo egológico[54], como eu

[54] Subscrevemos a advertência de MICHEL RENAUD a propósito da alteridade, bem como a sua alusão à necessidade de pensar o ser humano como *imago Dei* na perspectiva bíblico-teológica, quando afirma: "O *amor sui* da tradição medieval passava pela alteridade do outro no sentido mais rico *do* termo e recusava a *imago sui ipsius* enquanto fim em si; esta afirmação não é senão a recíproca da tese cristã que, na base da metáfora bíblica do Génesis, pensa o ser humano como *imago Dei*". RENAUD, Michel - *O Clone Humano, Pessoa ou não Pessoa?*, in: *Cadernos de Bioética*, 22 (2000), 94. Também, DANIEL SERRÃO constata: "homem nenhum é uma ilha cercada de nada e de silêncio. Todo o ser humano se constrói, no tempo, pela relação estruturante com os outros e com o mundo e pela relação do eu consigo

psicológico, como pessoa ou como corpo. O ser humano é um ser complexo e pluridimensional, por isso todas estas definições são legítimas e constituem, sem margem para dúvida, aproximações plausíveis à compreensão do sujeito humano, mas não são suficientes para explicar o carácter irrepetível e a unicidade do indivíduo humano. O termo Eu — último elemento a que chegamos decompondo um todo — identifica uma unidade de referência a que são aplicáveis um conjunto de funções estáveis e uma família de predicados.

O sujeito, enquanto eu, que é amigo e ama pode ser especificado como um espaço objectivo de experiência amistosa e amorosa, susceptível de descrições finitas, interpretáveis como propriedade de ser sujeito, dotado das sentiências da amizade e do amor. O sujeito, que é amigo e que ama, é, então, aquele ente que sabe de si mesmo, através das descrições de si, que lhe são dadas por si ou por outrem[55]. Trata-se, também, como afirma Jorge Cunha de "dar conta da experiência moral como desejo de reconhecimento da parte do

próprio, neste 'sentimento de si', como Damásio lhe chama e que eu prefiro designar por autoconsciência"; SERRÃO, Daniel - *Prefácio: uma biografia de Corino Andrade*, in: SILVA, Maria Augusta, *Biografia de Corino Andrade: Excelência de uma Vida*, Ed. Fundação Galaxo Smith Kline das Ciências da Saúde, Lisboa, 2002, 9. " Existe — como também afirma Gadamer — uma experiência do tu que, observando o comportamento dos outros homens, detecta elementos típicos, e que graças a esta experiência adquire capacidade de previsão sobre o outro. Isto é o que poderíamos chamar conhecimento das gentes. Compreendemos o outro da mesma maneira que compreendemos qualquer processo típico dentro do nosso campo de experiência, isto é, podemos contar com ele. O seu comportamento serve-nos como meio para os nossos fins, como o faria qualquer outro meio. Moralmente falando, este comportamento até ao tu significa a pura referência a si mesmo e repugna à determinação moral do homem. Por exemplo, é sabido que uma das formas que Kant dá ao imperativo categórico é que jamais se deve usar o outro como meio mas que se deve reconhecer como fim em si mesmo". GADAMER, H. G. - V*erdad y Método. Fundamentos de una hermenêutica filosófica*, trad. da 4. ª ed. alemã por A. A. Aparicio e R. de Agapito, Hermeneia, 7, Sígueme, Salamanca, 1984, 435.

[55] Ver a nota anterior nº. 50, bem como a seguinte afirmação: "A este propósito de os outros homens serem "otro como yo" e "otro que yo" ", LAÍN ENTRALGO sinaliza o seu texto com uma citação de ANTÓNIO MACHADO: "Enseña el Cristo: 'a tu prójimo/ amarás como a ti mismo. / Mas nunca olvides que es otro'". in: - *Idea del hombre*, 51; Sobre "A Ciência do Corpo; A Fenomenologia do Corpo; A Metafísica do Corpo", ver, *Prólogo: O Corpo Humano na Obra de Laín Entralgo*, de GRACIA, Diego, in: LAÍN ENTRALGO, Pedro - *Corpo e Alma: Estrutura Dinâmica do Corpo Humano*, trad. de Miguel Serras Pereira, Livraria Almedina, Coimbra, 2003, 27-43.

sujeito, o qual encontra esse reconhecimento numa reciprocidade de relações que não são apenas as do Eu-Tu, mas incluem o reconhecimento comunitário e social de forma igualmente originária" [56]. Tratase, em suma, do sujeito que é amigo e ama, "na sua unidade e integridade: corpo e alma, coração e consciência, inteligência e vontade" [57]. Esta unidade de referência que dizemos ser eu, é passível de ser "interpretada como um núcleo hierárquico de relações, faz-se por aquilo que é", ou seja Eu, de um modo muito peculiar, mediante a experiência da amizade e do amor. Se o Eu é fluxo de experiência amistosa e amorosa, cada experiência é atribuível a este Eu que é amigo e ama; donde se segue que, em cada experiência, o Eu amoroso e amante se torna cada vez mais insubstituível, ou seja, cada vez mais si-próprio para a amizade e para o amor a partilhar. Mas, se na amizade e no amor somos insubstituíveis, então é porque a amizade e o amor são prelúdio da vida existencialmente partilhada e antecipação de uma dimensão tensional humanamente plenificante para a vida.

A estreita implicação da amizade, do amor e da partilha torna possível aprender verdadeiramente o viver, de que falávamos anteriormente, e, em certo sentido, intercambiáveis: a experiência desse possível diante de cada um de nós, como dimensão tensional, humanamente para a vida em plenitude, são-nos dadas através da nossa consciência sentiente da amizade e do amor. Da morte enquanto processo do morrer para si-mesmo, enquanto tal, não se pode fazer a experiência directa.

Com efeito, embora noutro contexto, Epicuro, de forma aforística, dizia que a morte "não é nada para nós, porque enquanto somos, a morte não existe, e quando a morte é, já não somos" [58]. Porém, esta consideração de Epicuro só é verdadeira se olharmos para a morte e lhe dermos, sob o ponto de vista semântico, um sentido unívoco de exclusão na sua relação alternante com a vida ou pela existência. De facto, o nexo entre a vida e a morte não se experimenta

[56] CUNHA, Jorge Teixeira da - " Questões éticas emergentes. Uma leitura teológico-moral da nossa sociedade actual", in: *Humanística e Teologia*, 13 (1992), 177-193; (cit., 190-191).

[57] IGREJA CATÓLICA - II Concílio do Vaticano, 1963-1965. Constituição Pastoral *Gaudium et Spes*, n. °3, in: *Concílio Ecuménico Vaticano II: Documentos Conciliares e Pontifícios*, 11ª ed., Ed. A. O., Braga, 1987.

[58] Sobre esta área tematizada da filosofia e por nós tratada, ver nota 39.

dessa maneira: a morte é-nos dada por antecipação em cada instante que passa[59] ou na sua dimensão processual de *thanatos* na vida dos homens[60]; no binómio de relação "amor-morte", o segundo termo é-nos dado no viver amistoso e amoroso, que se referencia em cada momento que passa, quer por antecipação, quer por sentiência amorosa e amistosa assumida e realmente partilhada. A experiência do *thanatos* habita o coração da vida no morrer para si-mesmo, como entrega e doação aos outros. A extenuação da vida não se dará apenas quando ela se consuma no tempo, mas dá-se já como toda e qualquer redução das possibilidades expansivas que a própria vida contém, dá-se sempre que elas se curvam e se fecham sobre si próprias.

Porém, a ampliação valencial da nossa capacidade sentiente e decisora, manifestada no relacionamento interpessoal, é já uma expressão da nossa capacidade vital para ser amigo e para amar. Por outras palavras, a experiência do *thanatos*, que habita o coração da vida, no morrer para si mesmo, como oblação ao próximo[61], é reveladora da consciência sentiente e decisora que, em cada momento, se

[59] Cf. BLANCHOT, Maurice - *L'instant de la mort*, Fata Morgana, Saint-Clement-la Rivière, 1994.

[60] Cf. PATRÃO NEVES, Maria do Céu - "O Sentido da morte na vida dos homens", in: *Cadernos de Bio-Ética: Morte e Morrer*, 12 (1996), 7-18.

[61] A este propósito, DANIEL SERRÃO afirma: "Não creio que fosse possível fundamentar melhor a minha tese que é esta: para travar o avanço da ideologia pós-moderna e do seu devastador efeito de erosão social, o único instrumento eficaz é o amor ao outro e a compaixão; que, para Ramiro Borges de Meneses, no seu trabalho académico de comentário à parábola do Bom Samaritano, é "esplancnofânico", num neologismo do autor com que se pretende caracterizar por uma comoção . que nasce nas entranhas, daí a raíz grega *splancnon* (víscera), SERRÃO, Daniel - *A Pessoa Humana com Deficiência, como um Valor*, Conferência Inaugural do Fórum de Enfermagem de Reabilitação, Fórum Cultural de Ermesinde, 30 de Maio de 2006, 9. Texto amavelmente cedido pelo autor a quem agradecemos. Os sublinhados são nossos. Para um resumo da tese de Mestrado referida, ver: MENESES, Ramiro Délio Borges de - "Do Desvalido ao Samaritano: A Humanização em Saúde", in: *Eborensia*, Ano XVIII, nº 36, (2005), 87-101. Ver, também, outros ensaios originais e profundos, a saber: - "O Bom Samaritano; entre a norma e a virtude", in: *Atlântida*, XLVIII, (2003), 161-162; *Idem* - "Humanização Hospitalar: axiologia e ética", in: *Enfermagem Oncológica*, 27 (2003), 43-46; *Idem* - "Do Desvalido ao Samaritano: paradigma de humanização hospitalar", in: *Enfermagem Oncológica*, 33 (2005), 29-37. Tese, entretanto, publicada: *Idem* - *O Desvalido no Caminho: O Bom Samaritano como paradigma da Humanização em Saúde*, Edições Passionistas, Santa Maria da Feira, 2008.

revela e manifesta pela amizade e pelo amor, que se vive e partilha pela comoção, que nasce nas entranhas de quem decide cuidar do outro[62], relação de amor que não seja uma alienação, uma invasão de si pelo outro, um serviço que não é servidão, mas uma relação vital de amizade, de ternura, de doçura, de amor dado e recebido, ou, simplesmente, dado sem retorno.

As sentiências da amizade e do amor induzem na vida um clima de confiança, de generosidade e esperança esperante. Elas vivem-se como uma antecipação da doação, de "livre entrega daquilo que se tem" [63], de livre entrega daquilo que se é, na vida a partilhar, mediante as atitudes, que nas afinidades electivas se erigem ou simplesmente acontecem. Enquanto evento positivo, a amizade e o amor são sentiências do Bom e do Bem, de modo que quando se escolhem, elas são escolhidas apenas como passagem obrigatória sem risco calculado em função de um 'bem maior', do soberano bem[64], do sumo bem[65], por quem deseja ser emocionalmente o ser humano mais sensível de entre os mortais, que faz a experiência intersubjectiva, sentiente e decisora para a sabedoria da amizade e do amor. Por isso, a amizade e o amor podem não ser sempre experiências intersubjectivas, que sempre se escolhem fazer ou não fazer, que se elegem ou se descartam, mas podem ser algo, que nos advém e como tal serem simplesmente suportadas ou, pelo menos, em certas condições, acei-

[62] *Ibidem.*

[63] LAÍN ENTRALGO, Pedro - *A Vida Projectiva: O Projecto*, in: *Corpo e Alma: Estrutura Dinâmica do Corpo Humano*, trad. de Miguel Serras Pereira, Almedina, Coimbra, 2003, 182.

[64] Cf. DERRIDA, Jacques - *Le souverain Bien/ O soberano Bem*, edição bilingue, trad. de Fernanda Bernardo, Palimage Editores, Viseu, 2004.

[65] Escreve Laín: "O bem que o homem espera é sempre o sumo bem; de certo modo, esse homem não continuaria a esperar depois de ter alcançado o bem particular de uma das suas esperanças determinadas. Mas o sumo bem é, por definição, infinito e quem espera é uma pessoa individual e finita. Como poderá então possuir esse bem infinito e total a que a sua esperança aspira? Só isto lhe cabe pensar: que o sumo bem da sua pessoa individual é a participação plenária num Sumo Bem transcendente à realidade humana, a posse plena de tudo o que ele pode ser no seio de um Bem, que é Sumo, porque envolve e fundamenta todo o ser possível. O homem espera por natureza algo que transcende a sua natureza: o natural no homem é abrir-se ao transnatural": LAÍN ENTRALGO, Pedro - *La espera y la esperanza*, 582-583. Ver, também, o ponto 3. *Antropologia da Ressurreição*, in: *Idem - Corpo e Alma: Estrutura Dinâmica do Corpo Humano*, trad. de Miguel Serras Pereira, Almedina, Coimbra, 2003, 372 - 383.

tes. Este sentido das sentiências para a sabedoria da amizade e do amor, enquanto experiências intersubjectivas, está expresso no termo grego simpatia *(sim-pathos)*, o qual, na sua forma originária, denota "sofrer com", dependente das determinações positivas do acontecer amistoso e amoroso electivo, que nos bate à porta nas trocas de experiências e vivências intersubjectivas das sentiências para a sabedoria da amizade e do amor.

Porém, uma característica fundamental da sentiência, para a sabedoria da amizade e do amor, é a reciprocidade do afecto[66], realizando assim uma das mais profundas aspirações da sentiência para a sabedoria da amizade e do amor; afecto predominantemente desinteressado e que pressupõe ou origina certa semelhança ou igualdade entre os amigos, que pode levar a uma maior ou menor comunicação de vida[67]. No momento em que nos batem à porta, se para elas estivermos preparados, as sentiências para a sabedoria da amizade e do amor, reciprocamente partilhadas, obrigam[68]. Enquanto experi-

[66] Para uma visão da educação para os afectos ao longo da vida, veja-se: RENAUD, Isabel - *A educação para os afectos*, in: *Cadernos de Bioética*, 26 (2001), 89-97.

[67] Na abordagem deste tema da "Amizade", ROQUE CABRAL, afirma: "Foi sobretudo a propósito deste último aspecto que diversos autores abordaram o tema da possibilidade e características da amizade entre os homens e Deus. O estrito parentesco entre as temáticas da amizade e do amor explica o reduzido número de obras consagradas expressamente àquela, entre as quais são de mencionar os livros 8 e 9 da *Ética a Nicómaco*, de Aristóteles; o *Laelius aut De Amicitia*, de Cícero; *Confissões*. Liv. 4, caps. 4-13 de S. Agostinho; S Francisco de Sales - *Intodução à vida devota*, 3ª parte, caps. 17-22; R. Eglinger - *Der Bergriff der Freundschaft in der Philosophie. Eine historiche Untersuchung*, 1916; M Serlandes - *Le Livre de l'amitié. Anthologie de pensées sur l'amitié*, Paris, 1922; A-D. Sertillanges - *La philosophie morale de S. Thomas d'Aquin*, ch. X: *L 'amitié*, Paris, 1922; A. Oddone - *L'Amicizia*, Milão, 1931; G. Van Steenberg, « *Amitié* », in: *Dictionnaire de Spiritualité*, I, 500-529, Paris, 1932; L. Dugaz. *L'Amitié antique*, Paris, 2ª ed., 1942; R. Säenz Hayes - *De la amistad en la vida y en los libros*, Buenos Aires, 1944; *De l'Amitié*, de Montainge (Essais, I, cap. 28) e, modernamente, *Teoria y realidad del otro*, Madrid, 1968 e *Sobre la Amistad*, de Pedro Laín Entralgo (Madrid, 1985), porventura a mais completa obra escrita sobre o tema e enriquecida com valiosa bibliografia (pp. 326-334)": CABRAL, Roque (S. J.) - *Temas de Ética*, Publicações da Faculdade de Filosofia, Universidade Católica Portuguesa, Braga, 2003, 12-13.

[68] Encontramos a noção de obrigação, em tom profundamente original e consistentemente elaborado, em: CAPUTO, John D. - *Against Ethics: Contributions to a Poetics of Obligation With Constant Reference to Deconstruction*, Indiana University Press, Bloomington, 1993.

ência radicada nas afinidades electivas[69], as sentiências, para a sabedoria da amistosidade e da amorosidade, exprimem uma orientação singular, individualizante a partir do interior da nossa própria experiência, e, em que a identidade de quem é amigo, de quem ama, é um vínculo! Pois "quando duas pessoas não são duas nem uma só: mas um estado íntimo de reciprocidade, espontâneo, que as surpreende e lhes dá vida. A identidade é um vínculo"[70].

Os seres humanos, dotados de consciência sentiente e decisora, vinculados à amizade e ao amor, "em-cada-caso-sua", alcançam como que tomar a medida de si próprios, pois delas, em cada caso, na sua humanitude não se podem eximir. Os seres humanos, entre si vinculados pela experiência das sentiências para a sabedoria da amizade e do amor, na sua humanitude, descobrem-se necessariamente vinculados a si próprios: o padecer amoroso e amistoso abre as portas da vida à vida, abre-nos inevitavelmente às dimensões iniciáticas do viver amoroso e amistoso, que todos os dias se renova. Na realidade, as sentiências para a sabedoria da amizade e do amor são já uma experiência manifesta e concreta da amizade e do amor partilhado, que dá sentido à vida doada e em que cada um de nós tem como lema: Ser amigo com amizade a valer! Amar e ser amado! Ser feliz e fazer os outros felizes! Aliás, não será precisamente aqui que reside o fascínio de um significativo texto, como o Cântico dos Cânticos[71], onde se descreve uma relação vital de amor, dado e recebido tantas vezes e (re)visitado pelos estetas da recepção e da produção da temática das sentiências para a sabedoria amistosa e amorosa?... Que elas nos possam guindar e abrir à totalidade do Ser, que nos

[69] Para acedermos a esta dimensão das afinidades electivas, basta entrar na magia e fascínio do livro de Raïssa Maritain e deparar com muitas personalidades riquíssimas em amizade que a autora invoca e descreve: Léon Bloy, Charles Péguy, Georges Rouaul, Ernest Psichari, Pierre e Christine Van der Meer, Henri Bergson, P. Humbert Clarissac, Henri Massis, Charles Henrion (o Père Charles), Jean Cocteau e, evidentemente, Jaques Maritian, etc. . Todas estas pessoas foram figuras de grande talento que marcaram definitivamente o panorama cultural da França da primeira metade do século XX. MARITAIN, Raïssa - *Les Grandes Amitiés*, Descalée de Brouwer, Paris, 1944.

[70] Para mais pormenores sobre os vínculos identitativos, ver: SÁ, Eduardo - "A Identidade é um Vínculo", in: *Cadernos de Bio-Ética*, 22 (2000), 17-20.

[71] Usamos a NOVA BÍBLIA DOS CAPUCHINHOS - Difusora Bíblica, Lisboa/Fátima, 1998. Para o "Cântico dos Cânticos", ver, cap. 1-8.

ama tornando-nos amàveis; pois amamos na medida em que nos sentimos amados. Será a totalidade do Ser, que dá sentido, vivifica e plenifica a nossa existência.

4 *O carácter provocatório e probatório da amizade e do amor.*

A experiência da amizade e do amor traz consigo a exigência de uma justificação do sentido da autenticidade, verdade e completude da própria existência. Por conseguinte, a amizade e o amor põem à prova, não tanto e não apenas aquele que é amigo e que ama, mas também, no sentido em que nos provoca, tornando-se motivo de procura de uma justificação total do mundo. Na experiência humana, singular e singularizante da amizade e do amor, cada ser humano cresce — pois crescer é uma força tão grande, que ninguém consegue parar — e amadurece a procura mais radical sobre o ser; na exaltação contida e pacificadora causada pela amizade e pelo amor cresce uma busca metafísica, que dá que pensar e nos faz pensar[72], a qual nos leva a querer saber, afinal, porque é que há antes algo e não antes o nada?[73]. A amizade e o amor são também sentiências de exposição radical pelo risco de fundo do encontro-de-si-mesmo; por outras

[72] Cf. CHANGEUX, Jean Pierre, RICOUER, Paul - *Ce qui nous fait penser. La Nature et la Règle.* Odile Jacob, Paris, 1998.

[73] Sabemos que o acto de fé no Deus pessoal e criador não é, portanto, o resultado de uma demonstração constringente. Quantos crentes, por exemplo, não ficarão surpreendidos ao ler em SÃO TOMÁS DE AQUINO que o conhecimento da fé, na medida em que não é evidente, convive com a dúvida, a opinião, a suspeita: In: *Summa Theologiae,* II - II, q. 2, a. 1*: (...) actus iste qui est credere habere firmam adhesionem ad unam partem, in quo convenit credens cum sciente et intelligente, et tamen eius cogito non est perfecta per manifestam visionem, in quo convenit cum dubitante, suspicante et opinante.* Porém, o crente pode e deve dar razões da sua fé. E mesmo o cientista, que apoiado na crença e em métodos científicos, vai encontrando respostas para as perguntas penúltimas, acabará, na medida em que será permanentemente obrigado a perguntar, por defrontar-se com perguntas últimas, que se referem ao sentido último da realidade e que se encontram na pergunta radical de toda a filosofia, formulada de modo explícito por LEIBNIZ e retomada por HEIDEGGER sobre o binómio 'algo-nada' e respectiva existência ou não, formulada na disjuntiva. Porque é uma obra de maturidade, que culmina num intenso labor filosófico, veja-se: LEIBNIZ, G.W. - *Discurso de Metafísica,* tradução, introdução e notas de Adelino Cardoso, Edições Colibri, Lisboa, 1995. Para a obra de Heidegger, ver a nota 18.

palavras, as sentiências amistosas e amorosas, livres, responsoriais e responsáveis, sejam elas radicadas na liberdade física, enquanto capacidade de agir, enquanto não há obstáculos materiais; sejam elas radicadas na liberdade psicológica, como capacidade de agir por razões pessoais, sem se deixar influenciar; sejam elas radiadas na liberdade moral, enquanto capacidade de agir segundo a consciência, procurando o melhor bem para si mesmo e para os outros, constituindo a circunstância própria e o lugar idóneo, em que se desenvolvem e amadurecem as vivências plesiológicas da misericórdia[74], do gáudio, da paz e do bem. Por isso é que as sentiências para a sabedoria da amizade e do amor constituem para o ser humano uma experiência de excelência. Na verdade, tudo quanto existe, vive e respira, pode ter dentro de si um destino implícito de amistosidade e de amorosidade.

A existência pode ser realmente benevolente, tranquila e benfazeja: tudo aquilo que nela se gera também nela se pode orientar para o Uno, o Belo e o Bem. As sentiências para a sabedoria da amizade e do amor podem trazer à luz o lado mais belo e mais nobre da existência, ou seja, dela revelarem a sua não precariedade ou não finitude de criaturas[75]. A experiência da amizade e do amor, seja ela vivida como *pathos* filíco e / ou agápico pessoal ou como aproximação ao *pathos* filíco ou agápico dos outros, institui uma situação real que nos reconduz às sentiências amistosas e amorosas originais, enquanto actualizam o estado de conforto em razão da própria presença do bem. Entre a amizade, o amor e o bem, nas relações interpes-

[74] Cf. MENESES, Ramiro Délio Borges de - *"Misericórdia": Do Termo ao Conceito na Humanização Plesiológica*, in: *Mayéutica*, 30 (2004), 411- 420. Para nós cristãos, a afirmação da "misericórdia" implica uma mudança de mentalidade e de lógica no nosso relacionamento com Deus. Trata-se de aceitar um "início completamente novo", — como refere António Couto — " 'a partir do zero', em que Deus acarreta com todos os custos", sendo o único fundamento desta nova situação a misericórdia (*hesed*) de Deus, em que se manifesta a falta de lógica, ou melhor, a peculiar lógica do amor. È tudo de tal modo novo, que é até a gratuidade da acção salvadora de Deus que provoca a [nossa] conversão". COUTO, António - *A Aliança do Sinai como núcleo lógico-teológico central do Antigo Testamento*, Tese de Doutoramento apresentada na Faculdade de Teologia, Pontifícia Universidade Urbaniana, Edições Roma/ Valadares, 1990, 207, (cit. nota 737).

[75] Sobre a nossa condição de criaturas, vejam-se especialmente as páginas lúcidas e profundas de BLONDEL, Maurice - *L'action (1983): Essai d'une critique de la vie et d'une science de la pratique*, Presse Universitaires de France, Paris, 1993.

soais e sociais, pode existir uma implicação estrita, já que as sentiências para a sabedoria da amizade e do amor, que, nas nossas afinidades electivas, nos atingem, não são apenas uma Neurobiologia do sentir por causa de alguma coisa, mas de alguém, sendo sobretudo afectação associada à nossa consciência sentiente e decisora progressiva de que o nosso espaço vital está em processo dinâmico de ampliação valencial, de que as nossas possibilidades de viver estão em processo de expansão agápica. As sentiências, para a sabedoria da amistosidade e da amorosidade, ampliam, de facto, as nossas possibilidades e, por isso, desenham como possível a nossa abertura a toda a possibilidade; no fundo, tornam actual a possibilidade mesma do impossível. A experiência da amizade e do amor pode veicular, por antecipação, a experiência harmoniosa, embora tensional, dinâmica nas relações interindividuais e sociais, podendo transformar-se em fonte de bem - estar para a busca e construção do bem da pessoa e do bem comum[76]. A amizade e o amor, portanto, vivem-se em alguém, por alguém, com alguém, mas esse alguém de quem se vive, por quem se vive, com alguém que se vive, incentiva e faz irromper, para além de todos os particularismos, o próprio 'amistar'[77] e o próprio amorizar[78] da amizade e do amor.

A experiência da amizade e do amor é dada, ainda que a títulos diversos e sempre com diverso peso, a cada ser humano. Amizade e amor podem ser uma única e mesma coisa. Por virtude dessa radical realidade, a ninguém deve ser consentido um estado de neutralidade em relação à amizade e ao amor. A amizade e o amor podem acompanhar a vida como uma luz constante. Se a amizade e o amor fazem aparecer a existência sob o signo radiante da exaltação de ânimos, na alegria de viver e partilhar, as próprias sentiências para a sabedoria da amizade e do amor individuais, não deixando de ser vividas como qualquer coisa de absolutamente minhas, ou nossas, podem ser imputadas à própria vida. A amizade e o amor individuais

[76] Cf. RENAUD, Michel - *A tensão entre o bem da pessoa e o bem comum*, in: *Bem da Pessoa Humana e Bem comum: Um Desafio à Bioética*, Edição organizada pelo Centro de Estudos de Bioética, Coimbra, 1998, 9 -16.

[77] Nota: *Amistar* (tornar amigo; reconciliar; do castelhano: amistar [existe em português].

[78] Nota: *Amorizar* (neologismo), forma verbal, com o "sufixo" – izar, ligado à palavra amor, que tem o sentido de: acção, actividade (acção de amar).

aparecem como sendo uma determinação local, não de estado, mas de compromisso de vida dinâmico, da amizade e do amor no mundo, sempre em construção permanente. Esta dimensão universal da amizade e do amor aparece, de modo eminente, nas nossas sentiências amistosas e amorosas, na vivência da dimensão festiva da nossa existência. Esta é a expressão das sentiências amistosas e amorosas, mas também forma socializada da amizade e do amor ou, como afirma Frei Bernardo: "o amor é [pois uma sabedoria], uma arte e uma vivência que, tendo algo em comum, é diferente no modo como se vai concretizando em cada pessoa e ao longo da sua existência concreta" [79]. As sentiências para a sabedoria da amizade e do amor não só podem provocar em nós uma experiência e vivência, mas também variadas nos seus diversos timbres. Estas sentiências variam desde o sentimento vivo, físico, corpóreo, pontual ou intensivo, até ao nível de uma percepção universal, ao espectáculo do mundo como exaltação gloriosa e, nestes sentidos, como anseio e espera esperante de vida em plenitude. Daqui, de novo e sempre, as sentiências para a sabedoria da amizade e do amor: às sentiências para a sabedoria da amizade e do amor vivas correspondem às tonalidades salutares da alma como sentido do pleno e, por isso, plenificantes da nossa existência; como exaltação festiva causada pelo alegrar-se, regozijar-se, exaltarse no viver e partilhar amizade e amor, elas são timbre e fineza do nosso carácter de pessoas saudáveis com os nossos medos exorcizados, sanados e purificados pelas sentiências para a sabedoria, amistosas e amorosas que enchem o espaço inteiro da inteireza do nosso ser, da nossa humanitude solidária, generosa, humilde, sapiente, entendida, aconselhada, forte, caritativa, amiga, amorosa e fraterna. E nada melhor do que a vivência da festa para expressar a admiração e a exclamação sobre o sentido da nossa existência amistosa e amorosa em nome da experiência da nossa vocação para a vida em plenitude.

Por isso, o ser humano vive, pensa, sente, reflecte e festeja: pois quem não pensa como vive, acaba por viver sem pensar! Pois quem não sente e reflecte o que vive, acaba por viver sem sentir e re-

[79] Para mais pormenores, ver: FREI BERNARDO - *II Parte: Vida Partilhada. 30. Amar — uma ciência, uma arte e uma vivência*, in: *Relacionamento Humano e Social*, Edição dos Amigos do Frei Bernardo, Porto, 1980, 197-203; (cit. 202).

flectir![80] Pois quem não se alegra e festeja, acaba por viver triste e acabrunhado! Por isso, o ser humano que vive, pensa, sente, reflecte é amigo, ama e festeja, não pode, por definição, negar o carácter originário e experiencial das sentiências para a sabedoria da amizade e do amor![81]Mas em que consiste verdadeiramente a consciência sentiente e decisora para a sabedoria da amizade e do amor, para lá da pura e simples consumação da Neurologia do sentir[82] humano? A pergunta pela natureza da amizade e do amor pertence à história da civilização e das culturas (episódica, mimética, mítico-oral e simbólica)[83] e obte-

[80] Nota: ao nível da inteligência emocional, trata-se da percepção e controlo das emoções que, na acepção negativa, afloram como sentimento de ódio, vingança, etc. — tratando-se do afloramento da nossa capacidade sentiente de..., capacidade sentiente para..., expressão/verbalização sentiente de...

Como afirma Emmanuel Lévinas: "Aquilo que caracteriza a afectividade é uma dupla "intenção": a alegria, o medo, a tristeza, etc., dirige-se a um objecto que se encontra no mundo, o objecto de alegria, do medo, da tristeza (wovor), mas também a si mesmo, àquele "por quem" (worum) estamos tristes, alegres ou amedrontados. Este retorno sobre si transparece, aliás, na forma reflexa dos verbos que exprimem estados afectivos — regozijar-se, amedrontrar-se, afligir-se". LÉVINAS, E. - *Descobrindo a Existência com Husserl e Heidegger*, trad. de Fernanda Oliveira, 2ª edição, Instituto Piaget, Lisboa, 1997, 92-93. No seu artigo sobre a "Dignidade Humana e Direitos do Homem", in: *Brotéria*, 148 (1999), 150, Michel Renaud, a propósito do lexema "reflexão", afirma: "O pensamento compreende-se a partir de si próprio, em função dele próprio e em vista a ele próprio. Só o pensamento se pode descobrir enquanto tal. Esta reduplicação é exatamente o que a filosofia reconhece como a dimensão "reflexiva" do pensamento. O que a ciência, portanto, não pode compreender é a reflexividade do pensamento. Esta tem com certeza a sua projecção no corpo neuronal, mas o funcionamento neuronal não pode ser declarado "idêntico" à emergência do pensamento sob pena de deixar escapar o que, precisamente, constitui a especificidade do pensamento humano, isto é, a dimensão de reflexividade, a capacidade de reflexão".

[81] Veja-se a este propósito as sábias considerações de: COIMBRA, Leonardo - *A alegria, a dor e a graça. Do amor e da morte*, Revisão e Prefácio de Sant'Anna Dionísio, Tavares Martins, Porto, 1956.

[82] Como afirma António Damásio, "Alegria, tristeza, ciúme e temor — estes e outros sentimentos são a matéria que compõe o nosso quotidiano. Tidos como demasiado privados para que a ciência os pudesse explicar e não essenciais para compreender a cognição, foram amplamente ignorados (...)". Recorrendo à sua investigação inovadora e à sua experiência, com pacientes neurológicos, examina como os sentimentos e as emoções sustentam as maiores criações do espírito humano. Para mais pormenores, ver a sua obra de excelência: *Idem - Ao Encontro de Espinosa. As Emoções Sociais e a Neurologia do Sentir*, Publicações Europa-América, Mem Martins, 2003.

[83] Na peugada de Daniel Serrão, desenvolvemos esta temática no ponto 4. 3. "Um roteiro Sucinto de 'A Consciência Sentiente e Decisora'", in: LIMA, António

ve respostas diversas em relação aos contextos epocais e societais em que se foram inserindo. Existe, então, verdadeiramente a consciência sentiente e decisora para a sabedoria da amizade e do amor? Ou será que, em si mesma, a consciência sentiente e decisora para a sabedoria da amizade e do amor não existe, mas simplesmente corresponde a um erro de posicionamento e, por isso, é consequência da modalidade errada de como nos referimos à existência? Nesse caso, bastaria corrigir o posicionamento assumido em relação ao mundo e desse modo o mundo da consciência sentiente e decisora para a sabedoria da amizade e do amor se transformaria em simples aparência. De facto, esta é uma das considerações clássicas acerca da amizade e do amor, particularmente em algumas culturas orientais e nas filosofias com elas conectadas[84].

Todas as grandes religiões e todas as grandes correntes filosóficas propõem um redirecionamento da experiência sentiente da amizade e do amor. Na sua configuração ontológica, a sentiência da amizade e do amor adquire uma densidade e um peso objectivo, sendo interpretadas como bem. As sentiências, para a sabedoria da amizade e do amor. não são apenas aquilo que traz consigo apazi-

Carneiro Torres - *Bioética e Antropologia*, Colectânea Bioética Hoje — VIII, Serviço de Bioética e Ética Médica da Faculdade de Medicina da Universidade do Porto, Gráfica de Coimbra, Coimbra, 2004, 152-157.

[84] A este propósito, Alfredo Diniz afirma: "Francisco Varela, baseando-se numa respeitável sabedoria oriental, (...), a [sua] argumentação resulta muito enfraquecida ao admitir a possibilidade de 'o outro' ter apenas uma existência mental. Por outro lado, a compaixão, segundo Varela e o budismo em que se inspira, é incondicional, isto é, não depende da reciprocidade da compaixão do outro, nem é um simples meio de obter alguma forma de prazer, por exemplo, pela melhoria da autoestima.

Mas estas ideias podem ser retomadas de forma mais inspiradora e criativa no contexto de uma antropologia paradigmaticamente renovada. Considero, portanto, a análise relacional de Varela simultaneamente interessante, mas também muito insatisfatória, como se verá a seguir, mesmo tendo em conta que ela se baseia numa respeitável tradição de sabedoria oriental. Há, sem dúvida, nesta análise, elementos interessantes sob o ponto de vista das abordagens existencialista e personalista orientais do século XX, de que falarei mais adiante. Mas é a fidelidade à experiência humana, que o próprio Varela proclama, que nos conduz numa direcção que, embora, não contrariando totalmente as suas teses, nos leva mais longe na compreensão do que é o ser humano". Para além desta citação e, para aceder à sua proposta de um paradigma antropológico renovado, ver: DINIZ, Alfredo - "Ética e identidade pessoal na prespectiva das ciências cognitivas", in: *Brotéria*, 156 (2003), 119-140; (cit. 129).

guamento, tranquilidade e serenidade benfazeja, mas, mais radicalmente, as sentiências para a sabedoria da amizade e do amor são expressão do Uno, do Bom e do Belo e podem transformar-se em princípio de União, Bondade e Beleza que, uma vez entrados em cena na nossa vida e existência, jamais poderão ser colocados num lugar subalterno. As raízes das sentiências para a sabedoria da amizade e do amor emergem, pois, por exemplo, no problema do entendimento e na vivência do bem e na objectividade da dimensão positiva da nossa existência, em que se faz o bem cada vez melhor! É assim que as sentiências para a sabedoria da amizade e do amor se manifestam como tempos, modos e voz do Todo, da potência positiva, que afecta o nosso ser, e, como tal, é Bem. Mas, as sentiências para a sabedoria da amizade e do amor podem tornar-se a via régia para um Bem Maior. Se a experiência da sentiência, para a sabedoria da amizade e do amor, tem esta estruturação complexa e é susceptível de modificações, então é emocional e racional pensar, pela via do "amor Inteligente" [85], que cada unidade de amizade e de amor humano, no mesmo momento em que é vivido e partilhado, também é reciprocamente interpretado, dando sentido ao nosso viver quotidiano, que nunca é banal nem insignificante.

Assim, cada um é ou pode tornar-se intérprete das próprias sentiências para a sabedoria da amizade e do amor a partir do conjunto de disposições em que à sua amizade e ao seu amor são dado acontecer ou nas afinidades electivas construir como dom e tarefa a cumprir. Aquilo que parecem ser as sentiências, para a sabedoria da amizade e do amor, imediatas no humano podem vivenciar algo totalmente diferente do que nos é dado de forma mais imediata, ou seja, a sentiência para a sabedoria da amizade e do amor nunca é simples na sua constituição. A sentiência, para a sabedoria da amizade e do amor de cada sujeito, é sempre produto de um conjunto de disposições através das quais o sujeito, que é amigo e que ama, constrói

[85] A este propósito, ENRIQUE ROJAS, afirma: "O amor inteligente tem, na sua sinfonia, três notas básicas: coração, cabeça e espiritualidade; sem esquecer que na vida quotidiana nunca é banal nem insignificante. Deitar-se-á a perder o maior amor, se não se der atenção aos pequenos pormenores que lhe estão na base". Para aprofundar estes aspectos, ver: ROJAS, Henrique - *O Amor Inteligente. Coração e Cabeça: Chaves para Construir um Casal Feliz*, trad. de Margarida Osório Gonçalves, Gráfica de Coimbra, Coimbra, 2000.

o seu ser-no-mundo[86] amistoso e amoroso. A realidade é ou pode ser interpretação[87] e, por isso, também das sentiências para a sabedoria da amizade e do amor se pode dizer: a nossa sentiência para a sabedoria da amizade e do amor é aquilo de que não podemos senão ser intérpretes. A experiência da sentiência resulta, então, inseparável do horizonte interpretativo em que se situam e dentro da qual se desenvolve. Este horizonte corresponde em geral a uma metafísica e coincide com uma visão do mundo, a qual almeja em cada caso ser adequada. As experiências sentientes, para a sabedoria da amizade e do amor, como evento individual e história colectiva, nunca podem fugir ao enquadramento epocal em que são vividas ou (re)visitadas, pesem embora, na nossa atitude ética pessoal, social e global[88], acontecimentos de espacialidade e de temporalidade congruentes[89] e modos de vida configuradores desta visão antropológica para a sabedoria da amizade e do amor.

5 *A amizade, o amor, a dor e o sofrimento na idade da técnica.*

A técnica tem, hodierna e mormente no mundo ocidental, um peso colossal na predisposição geral do campo da experiência. Sob este ângulo de visão, ela determina *in lato sensu* as condições a partir

[86] Sobre as várias formas de apropriação do mundo, ver: LAÍN ENTRALGO, Pedro - *Creer, Esperar, Amar*, Circulo de Lectores, Barcelona/Madrid, 1996, 154 ss. Cabe a Nelson Orringer o mérito de ter chamado a nossa atenção para o facto de nas três primeiras fases da vida e pensamento de Laín Entralgo existirem três temas prioritários, a saber: a análise das dimensões "pística", "elpídica" e " agápica " da existência humana. Para mais pormenores, ver, NELSON ORRINGER, - "Zubiri en la antropologia médica de Laín Entralgo", in: *Actas del IV Seminário de História de la Filosofia Española e Iberoamericana*, Ediciones Universidad de Salamanca, Salamanca, 1990, 473-485.

[87] "É por isso — como afirma Vila-Chã — numa palavra, que (...) na acção interpretativa, podemos encontrar a expressão da nossa própria dignidade ontológica mais elevada". VILA-CHÃ, João J. - *A Palavra, o Texto e a Morte: a abordagem de Hans-Georg Gadamer*, in: *H. - G. Gadamer: Experiência, Linguagem e Interpretação*, Universidade Católica Editora, Lisboa, 2003, 56.

[88] Cf. KÜNG, Hans - *Projecto para uma ética mundial*, trad. de Maria Luísa Cabaços Meliço, Instituto Piaget, Lisboa, 1996.

[89] Para aceder a uma fundamentação do conceito da congruência, ver: WHITEHAD, Alfred North - *Concept of Nature*. At the University Press, Cambridge, 1964, 78, 111, 135-136, 143 e 216.

das quais os seres humanos, na dimensão da sua humanitude, podem experimentar as sentiências amistosas e amorosas.

Não há dúvida que a ciência e a técnica têm na sociedade contemporânea o poder de fazer deslizar o limiar das sentiências amistosas e amorosas nas relações de entre-ajuda até à desumanização, pela aridez, pelo vazio, pela despersonalização, e, por isso, de decidir acerca dos limites de percepção da amizade e do amor vivido, dorido e sofrido. A intenção fundamental, segundo a qual a técnica se constitui, é de domínio. Essa dominância é, de algum modo, o horizonte mítico da técnica, pois ela constitui, em certo sentido, um cenário inclusivo da mundividência, da orientação, da acção e/ ou da omissão. A técnica, como horizonte de compreensão da nossa mundividência, associa a exactidão, a verificabilidade ou falsificabilidade do nosso compreender, à capacidade de posse e de domínio.

A experiência contemporânea da amizade e do amor, no tempo da técnica, pode manifestar-se dentro deste sentido. Por isso, as sentiências da amizade e do amor podem ser, hoje, compreendidas como quaisquer coisas, que podem e devem ser confrontadas enquanto passíveis de serem dominadas. As sentiências da amizade e do amor também podem ser narradas, experienciadas e interpretadas, na medida em que exista uma linguagem capaz de as dizer e de as enunciar. Estas congregam, tornando possível aquilo que antes julgávamos impossível.

Contudo, as sentiências da amizade e do amor também se podem tornar exclusivas ou selectivas pela via das nossas afinidades electivas e, ao excluírem as sentiências da amizade e do amor, nem sempre anulam, antes abrem, por vezes, horizontes novos de possibilidades e de oportunidades.

As amizades e os amores, que são próprios, resultam das nossas afinidades electivas e, com propriedade, podem provocar-se numa experiência de passagem pela morte-para-nós-mesmos e, através desse morrer, para o nosso solipsismo, para o nosso egoísmo, que nos pode enclausurar no nihilismo[90], como modo encriptado de pensar e de viver, podemos descobrir inéditas e surpreendentes capaci-

[90] Ver a abordagem de PANNENBERG, W. - *El filósofo del nihilismo,* in: *Una Historia de la Filosofía desde la Idea de Dios*, trad. de Rafael Fernández de Mururi Duque, 2ª Ed., Ediciones Sígueme, Salamanca, 2002, 356-366.

dades de vida e sentidos para a autenticidade e completude da nossa existência. Mas, como diz a sabedoria popular: "o amor é cego!... " Ou então: "morrer de amores!... ". E se é verdade que as sentiências da amizade e do amor, ora cegam ora matam, também o inverso é veritativo: quando não cegam nem matam, se as soubermos viver, fazem certamente crescer. Pois, crescer é, então, em cada um de nós, uma força vital, amistosa e amorosa, tão grande que ninguém pode parar. Mas, que mais se pode dizer das amizades traídas, dos sonhos desfeitos e dos amores (de)feridos ou matados? No mínimo, que causam dor e sofrimento! Então, a dor inerente às nossas sentiências das amizades traídas e do sonho dos amores desfeitos, a dor lacera o sentido, mas não até ao ponto de o extinguir em nós[91], permanecendo mesmo na crise, pelo menos, aberta a possibilidade de nos interrogarmos sobre o sentido do sentido[92]. A busca de sentido, a que nos podem constranger as sentiências da amizade e do amor traídos, desencadeiam em nós estados de grande intensidade emocional e dizem respeito à autenticidade e completude da nossa existência, mas dizíamos que a busca de sentido consiste na reconstrução de nós mesmos, a partir das possibilidades concretas, na re-articulação do nexo entre o possível e o impossível, hoje-e-já, aqui-e-agora, em mim

[91] A experiência quotidiana do sofrimento, pessoal e alheio, e a observação de muitos factos, que à luz da inteligência emocional se revelam inexplicáveis, bastam para tornar iniludível um problema tão dramático como é a questão do sentido da vida: Cf. JOÃO PAULO II - Carta ap. *Salvifici doloris* (11 de Fevereiro de 1984), 9: *Acta Apostolicae Sedis, (AAS)*,76 (1984), 209-210. E, como constata Vasco Pinto de Magalhães: "Falar de sofrimento é falar da condição humana. É mais do que um problema". MAGALHÃES, Vasco Pinto de, PEREIRA, Henrique Manuel S. - *Pensar a Morte. 8 Palavras*, Edições Tanacitas, Coimbra, 2007, 31.

[92] Voltamos ao apoio do grande e profundo filósofo que trata a problemática existencial do sentido: LÉVINAS, Emmanuel - " *De la signifiance du sens*", in: KEARNEY, Richard, O'LEARY, Stefhen (ed.) - *Heidegger et la question de Dieu*, Grasset, Paris, 1980, 238-247. Mostrando como Lévinas, tanto em *Totalité et Infini* como em *Autremant qu'être ou au-delà de l'essence*, apresenta a concepção de subjectividade, "a passividade mais passiva de toda a passividade". Para mais pormenores, ver, BRITO, José Henrique Silveira de - *De Atenas a Jerusalém. A Subjectividade Passiva em Lévinas*, Universidade Católica Editora, Lisboa, 2002. Para a perspectiva arqueobiológica, "ou seja, uma investigação temporal que descubra no tempo o sentido da vida humana, das suas formas e das suas manifestações — incluindo as do espírito (...)". Para além desta citação, ver, SERRÃO, Daniel - "O Delito do Corpo. Análise de um arqueobiologista", in: *Revista Portuguesa de Psicanálise*, 15 (1996), 17-25; (cit. 17-18).

e comigo. E, na passagem desta dimensão individual da busca de sentido, para a nossa vida e autenticidade da nossa existência, para a dimensão social de busca e vivência concreta do mesmo, poderá dizer-se que ela passa pela ampliação da busca e da afirmação do sentido, contido na vivência como partilha das sentiências da amizade, do amor, da confiança mútua, da fidelidade, da verdade, da confidencialidade, pois para lá de toda a falha, de todo o fracasso, pode abrir-se um novo horizonte de possibilidades, como muito bem vê Michel Renaud ao afirmar: "De facto, existem no mundo inúmeros porta-vozes e testemunhas silenciosas, cuja própria vivência é a melhor garantia de que a existência tem um sentido, vale a pena ser vivida e que a sua radical finitude não impede a possibilidade de uma abertura ao infinito"[93].

Como já salientamos, no ser humano, as sentiências da amizade e do amor são factor de individuação e podemos acrescentar que, também, o tornam único pela vivência e partilha das mesmas. Porém, cada ser humano, traído na vivência da amizade e do amor, fica condoído e como que murado. Mas na dor, não obstante a separação, qualquer coisa nos espera. Logo, na dor esperamos com esperança esperante[94] sempre qualquer coisa dos outros e do Outro, mas nela também podemos oferecer qualquer coisa aos outros e ao Outro.

Mas isso implica que, entre quem sofre, traído pelas sentiências da amistosidade, da amorosidade, e quem não sofre, exista alguma intensidade emocional comum. Na verdade, os sujeitos sujeitados pelas sentiências da amistosidade e da amorosidade põem-se em relação entre si na justa medida em que se integram num horizonte comum de sentido, que os precede e dentro do qual a cada um é dado tomar a palavra e, dessa forma, encontrar palavras comuns,

[93] RENAUD, Michel - *Existência Perde Autenticidade*, in: *Notícias do Milénio*, revista integrante da edição do Grupo Lusomundo, 8 de julho de 1999, 115.

[94] Como afirma LAÌN ENTRALGO: "A necessidade de crer, de esperar e de amar pertence constitutiva e iniludivelmente ao nosso ser, 'somos' as nossas crenças, as nossas esperanças e as nossas dilecções, e contamos com elas, saibamo-lo ou não, na execussão de qualquer dos actos do nosso viver pessoal, o acto de pensar, o de comer ou o de criar uma obra exterior a nós". LAÍN ENTRALGO, Pedro - *La espera y la esperanza: Historia e teoría del esperar humano*, 2ª ed., Revista de Occidente, Madrid, 1957, 280.

encontrar comoção e silêncio, em comum, também, para as sentiências da amizade e do amor traídos, sofridos, condoídos, comocionados e compadecidos. Assim, a dor e o sofrimento, tanto como a amizade e o amor, mostram-nos que pode existir compreensão na separação e proximidade na distância, em ordem à apreensão, para a compreensão das dimensões da amizade, do amor incipiente, florescente ou maduro no relacionamento inter-humano, pessoal e social. A modalidade em que a nossa época se compreende a si mesma confere às sentiências da amizade e do amor traídos e sofridos um significado diferente, dissemelhante em relação àquele que teve noutras épocas e noutras latitudes do mundo, precisamente porque se modificou a cena, resulta agora distinto o sentido das sentiências da amizade e do amor sofridas e traídas. O não editado ou absolutamente novo na civilização contemporânea não é dado pela presença da técnica, mas pelo facto de que a técnica se foi transformando na modalidade dominante, através da qual a realidade pode vir a ser compreendida e interpretada[95].

Na civilização ocidental, o homem sempre manipulou o mundo, mas nem sempre o compreendeu como qualquer coisa de simplesmente manipulável. Destarte, a dor e o sofrimento resultantes das sentiências da amizade e do amor traídos, vividos e sofridos, não podem fugir à modalidade técnica de conceber o mundo das relações pessoais e sociais e, por isso, os termos nos quais em geral e na maioria das vezes se efectua a experiência da dor e do sofrimento[96] de cada sujeito, sujeitado à traição amistosa e amorosa, podendo ser de caris terapêutico altamente tecnicizado, pois, dizer caris terapêutico altamente tecnicizado significa também um dizer racional. A ra-

[95] Para uma interpretação do sentido da técnica, ver: MARCEL, Gabriel - *Les hommes contre l'humain*, Fayard, Paris, 1951. Ver, também, a tese sobre e a "heurística do medo" de JONAS, H. - *Ética, medicina e técnica*, trad. de António Fernando Cascais, Vega Passagens, Lisboa, 1994, 48 ss.

[96] Sobre esta questão da capacidade sentiente humana, Daniel Serrão afirma: "Sabemos muito sobre a substância da dor e muito pouco sobre a sua natureza essencial e o seu lugar na economia do viver humano como sofrimento". SERRÃO, Daniel - *A dor humana e o mistério do sofrimento*, in: *Dor oncológica e unidades de dor*, ed. Unidade de Tratamento da Dor do Hospital Distrital do Fundão, Novembro 1999, 83. Ver, também: FERRAZ GONÇALVES - *Dor oncológica*, in: *Dor e cuidados paliativos* (coord. de J. Luís Portela e Isabel Galriça Neto), Permaneyer Portugal, Lisboa, 1979, 9-21.

cionalidade científico-tecnológica e a racionalidade, como tal, tendem a coincidir, não tanto porque se excluam outras formas de conhecimento, mas porque o conhecimento científico se pode revelar como o conhecimento mais eficaz em relação ao horizonte das expectativas humanas, quase sem espaço para a intelecção, intuição, imaginação, criatividade e memória, para rememorar e vivenciar as cargas emocionais inerentes às sentiências da amizade e do amor, quer sejam elas pertencentes ao nosso passado, quer sejam elas vividas no presente, quer projectadas no futuro, actuais ou potenciais. Seja como for, a verdade é que a racionalidade científico-tecnológica, em geral, e a técnica, em particular, não libertaram o ser humano das sentiências da amistosidade e da amorosiade, doridas e sofridas, por quem se sente traído na partilha e vivência das mesmas. Mas também é verdade que os técnicos de excelência, altamente qualificados, no seu humanizado serviço de terapia das sentiências da dor e do sofrimento humano, muito têm contribuído para a sua extraordinária atenuação. E se a técnica não venceu totalmente a dor humana, inerente a uma multiplicidade e complexidade de sentiências maléficas[97], pelo menos tem ajudado a submeter as forças maléficas através das causas, que as produzem e, também, através da limitação dos efeitos devastadores, que se lhe podem seguir. A técnica — como a-

[97] Também reconhecemos a necessidade de afirmar que a bondade ou maldade do Homem, não é quantificável – como afirma o Cardeal Ratzinger : "porque há uma novidade em cada pessoa e porque, por isso, a História começa, de algum modo de novo em cada nova pessoa". Ver, para além desta citação que se encontra na página 170, o Capítulo III, "No Limiar da Nova Era", in: *O Sal da Terra: O Cristianismo e a Igreja Católica no Limiar do Terceiro Milénio* (Uma entrevista com Peter Seewald), (trad.) Multinova, Lisboa, 1997, 167-212. Para a afirmação da esperança que arranca dos "aspectos negativos da existência", ver: MARCEL, Gabriel - *Homo Viator: Prolégomènes à une Métaphysique de l'Espérance*, Ed. Montaigne, Aubier, 1944, nesta obra, oferece-nos o esboço de uma fenomenologia e de uma metafísica da esperança, como expressão experiencial da pessoa humana – experiência que aparece associada à ideia de "salvação": salvação das "trevas" da doença, da separação, do exílio, da servidão; salvação deste cativeiro que é a existência humana (ver 38, 40, 50). No entanto, é de salientar que a "condição humana" não é só "doença", "separação", "escravidão", "exílio", "servidão", "cativeiro". É também saúde, amor, comunhão, fraternidade, justiça, beleza, liberdade (...), ou seja, progresso humanizador em liberdade que liberta para eternizar. Não só "redimir", "salvar", mas também conservar, eternizar. De novo e com o *Novum* surge a exigência, no horizonte último da existência, do Tu eterno e infinito.

firma Andrew Miller[98] —, aliando a si a força da prevenção e da cura, tem objectivamente limitado os danos e, desse modo, restringe o espaço das sentiências da dor e do sofrimento. Quem é que pode duvidar dos sucessos da técnica ao tornar mais cómoda a vida humana, embora não tenha emancipado o ser humano da experiência das sentiências do mal? Sem dúvida que a técnica contribuiu de forma decisiva para que a terra se tenha tornado cada vez mais habitável e mais cómoda para a vida em geral e para a vida humana em particular. Porém, um dos efeitos mais surpreendentes da técnica é, sem margem para dúvida, o seu poder para alterar hoje o limiar da dor, como nunca antes tinha acontecido[99].

A ampliação valencial do crescido controlo técnico sobre a dor, devido ao vertiginoso e célere desenvolvimento científico, aliado à possibilidade mesma do seu ocultamento, deu lugar a uma espécie de entusiasmo fantasista da remoção total da dor e do sofrimento humano. Desta feita, na sociedade contemporânea, a técnica tem procurado subtrair a dor ao ordinário da vida, e, dessa maneira, permitiu criar a ilusão de que já não existe sofrimento, ou que ele é qualquer coisa de perfeitamente neutralizável a partir do momento em que já não o encontremos no nosso caminho ou mesmo que poeticamente finjamos a dor[100], em cada percurso do nosso fazer caminho, caminhando com atenção poeticamente distraída.

Porém a neutralização da dor não anula a sua existência, sendo necessário a salvação traduzida, por exemplo, na busca de um mundo indolor ou na busca de pleno sentido para a dor e para o sofrimento humano. A busca de sentido, para a dor e o sofrimento humano, passa pela "força de viver" e interiorizar pequenos gestos de mútua confiança, atitudes de generosidade que enobrecem o nosso espírito, cultivar os valores da amizade e de amor, partilhando-os no nosso viver heróico de todos os dias, em que afloram em nós as

[98] MILLER, Andrew - *A dor Industriosa*, Editorial Teorema, Santa Maria da Feira, 1999.

[99] Cf. *Ibidem*.

[100] Evocamos Fernando Pessoa, que diz: "O poeta é um fingidor/. Finge tão completamente/ Que chega a fingir que é dor/ A dor que deveras sente". PESSOA, Fernando - *Autopsicografia*, in: *Obras Completas de Fernando Pessoa, I Poesias*, 17ª Edição, Colecção fundada por Luís Montalvor, Editorial Nova Ática, Lisboa, 2006, 235.

sentiências da dor e do sofrimento. De facto, nesta matéria em análise e reflexão, temos um saber de experiência feito, porque, decerto, tão longe e tão perto de sítios imprevistos e de situações imprevisíveis, fomos assaltados, penetrados por debaixo da pele, sentindo, dessa maneira, o travo amargo da dor e do sofrimento. Mas também é necessário lembrar que a Primavera vem depois do Inverno e que a alegria pode vir depois da cruz! ... Por isso, através do respeito que devemos a nós próprios na integridade do nosso ser, se a eliminação ou atenuação da dor for possível é desejável e nobre, que assim se proceda. Pois, a nobreza de carácter revela-se através da nossa consciência sentiente e decisora, podendo passar por integrar, nas nossas vidas, a dor e o sofrimento que não podemos eliminar ou mesmo atenuar. Mais ainda, agora em tom interrogativo: aceitar o progresso e o desenvolvimento tecnológico[101] não passará por ter consciência dos seus limites, os quais em face de uma medicalização crescente da vida e existência humana, exigem que nos interroguemos sobre as causas que estão na base do isolamento e da solidão, por que passam as pessoas e se a medicação excessiva, desproporcionada e que pode tornar a vida indolor, não estará também ela legitimada pela autoridade de um saber forte, que é a Medicina, exercida por alguns profissionais de Saúde? Porém, a discussão das questões suscitadas pela revolução terapêutica consequente dos progressos científicos e técnicos na sociedade contemporânea, não pode (nem deve!) limitar-se e circunscrever-se ao contexto do exercício da Medicina, que pode ser factor de desumanização.

Estas são questões de grande e actual relevância social, em que se plasmam os direitos/deveres fundamentais da pessoa humana e onde as técnicas da terapia, para o alívio da dor, devem ser proporcionadas a quem delas necessitar, bem como se devem acolher socialmente aqueles que sofrem; onde o exercício da Medicina passa por restituir a saúde ao paciente, a qual pode encontrar na doença o governo de si, ou seja, a sua autonomia; onde o exercício da Medicina, nesta área especializada, das modernas terapias da dor, pode e deve

[101] Para uma visão contrária ao pragmatismo, mesmo em relação às tecnologias de alto risco e respectiva avaliação ética, ver: SERRÃO, Daniel - *Tecnologias de Alto Risco*, in: *Bioética* (coordenação de Luís Archer, Jorge Biscaia e Walter Oswald), Editorial Verbo, Lisboa/São Paulo, 1996, 82-83.

espelhar uma atitude de justiça com equidade no acesso, não maleficente ou beneficente na prestação do serviço e ajuda no alívio e/ou eliminação da dor humana, onde o exercício da Medicina, humanizada e de excelência, responsorial e responsável[102], dá uma atenção especial à dimensão psicológica e espiritual no tratamento da pessoa-doente e que recorre a estes serviços especializados das modernas terapias, para o alívio e/ou eliminação da dor humana[103] e onde a credibilidade e a honorabilidade dos médicos e profissionais de saúde se vêem em permanente risco de responsabilização na prática de actos médicos, ética e axiologicamente irrepreensíveis, no melhor interesse dos doentes actuais ou potenciais[104].

Em síntese, no contexto da actual sociedade científica e técnica, Daniel Serrão aponta a questão antropológica fundamental, afirmando: "Ao apossar-se do mundo, pela inteligência reflexiva, ao modificá-lo para que lhe seja útil, ao representá-lo por diversos símbolos e ao construir com todos esses símbolos um universo exterior à natureza e exterior aos homens – que é o universo cultural – o homem transformou-se num agente perturbador do mundo natural e num ser perturbável pelo mundo natural" [105].

Daí que possamos enunciar como problema bioético fundamental, no contexto desta temática da Bioética como ponte para a Experiência da Intersubjectividade, elementos para uma Antropologia Bioética da Amizade, do Amor, da dor e do sofrimento humano, a grande desproporção entre os meios técnicos sofisticados e os níveis de humanidade, que são desejáveis na Biomedicina e na acção sanitária. Por conseguinte, pela consciência exterior simbólica, pela

[102] Muito significativas e expressivas, no sentido de uma ética da responsabilidade, são as palavras de Michel Renaud, a saber: "Contribuir para o surgir de uma nova ética, uma ética de responsabilidade, que vise a autenticidade e não o êxito a todo o custo: de uma ética apoiada sobre o desinteresse, o qual nunca será mensurável pelas suas proclamações externas, mas será o garante da solidez da nova era na qual já entramos". RENAUD, Michel - "A Decisão Ética: factores particularmente relevantes da problemática contemporânea", in: *Brotéria*, 145 (1997), 56.

[103] Sobre o efeito da dor e do sofrimento, veja-se: BISCAIA, Jorge - "Sofrimento e dor humana", in: *Cadernos de Bioética*, 9 (1995), 7-13.

[104] Cf. SERRÃO, Daniel - "Direitos das Pessoas Doentes: Uma revolução tranquila e benfazeja", in: *Brotéria*, 143 (1996), 495-501.

[105] *Idem* - "As grandes questões antropológicas provocadas pelo desenvolvimento científico e tecnológico", in: *Humanística e Teologia*, 13, 1992, 168.

vivência e partilha das sentiências da amizade e do amor, pelo alívio da dor e do sofrimento humano, na antecipação da morte e na ânsia de vida em plenitude, podemos captar o valor único da pessoa, a sua singularidade, a sua irrepetibilidade, a sua irredutibilidade, a sua concretude como valor único da dignidade da pessoa humana, que vale mais do que todas as coisas. As coisas são meios, só a pessoa é fim em si mesma! Consequentemente, a inteligência reflexiva, o pensamento e 'reflexão-acção' sobre a finitude, sobre a dor e o sofrimento humano, sobre o sentido da morte, na vida de cada ser humano, impoem-se não como absurdo existencial, mas como antídoto à vulgaridade e inautenticidade da existência.

Uma questão de significação e de busca de sentido para a vida e existência humana? Poderá dizer-se que, sem significação e busca de sentido para a vida e existência humana, não há destino consciente, e que, sem este, aquela se dilui, chegando mesmo a apagar-se numa vulgar banalidade. Daí que uma existência plena de significação e de sentido, também, de ultimidade, amorizadora das relações interpessoais e sociais, como aferidor e harmonizador, da relação entre aquelas pessoas têm acesso ao universo cultural simbólico biomédico e o ser humano, perturbado, desvalido, sofrido e frequentemente angustiado, que vive o transe de uma doença ou outro desvalimento, que afecta profundamente a sua pessoa, com quem devemos ser solidários e ajudar. A esperança desespera de ser esperança, morre de ser o que é,vive de ser o que pensa! Isto, porque ... na vida de quem um dia fez a sua opção fundamental pelo exercício profissional destas nobres áreas da saúde, como profissional do curar e/ou do cuidar, através da competência e desempenho de um serviço de mérito e de excelência, humanizador e solidário, em cada atitude e gesto de quem é amigo e ama, há sempre um coração aberto.

Na vida de quem como profissional de saúde do curar (cure) e cuidar (care), que é amigo, ama e vive, há sempre a esperança viva de vida em plenitude! A nossa amizade, o nosso amor e a nossa esperança são sempre essencialmente também amizade, amor e esperança para os outros, só assim são verdadeiramente amizade, amor e esperança para mim. "E a função dessa esperança (a esperança de que assim se chegue a ver) é manter um diálogo sempre aberto e introduzir uma intenção fraternal nos mais ásperos debates. A história continuará a ser polémica, mas fica iluminada por este *eskhaton*, que unifica, enternece e eterniza"[106].

CAPÍTULO SEGUNDO

Sagrada Escritura — quando a intersubjectividade teológica inquieta e questiona o nosso agir humano e cristão

---

António Carneiro Torres Lima

1 *Breve excurso teológico*

1.1 *Introdução*

Prosseguimos o nosso ensaio sobre "A Bioética como ponte para a Experiência da Intersubjetividade: elementos para uma Antropologia Bioética da Amizade e do Amor", fazendo uma sucinta

[106] A verificação última é escatológica. Porém, como escrevia o filósofo que não se furta a estas questões de fronteira e estabelece pontes de diálogo interdisciplinares — Paul Ricoeur — é legítimo esperar que "todos os grandes filósofos estão na mesma verdade e têm a mesma compreensão pré-ontológica da sua relação com o ser. E a função dessa esperança (a esperança de que assim se chegue a ver) é manter um diálogo sempre aberto e introduzir uma intenção fraternal nos mais ásperos debates. A história continuará a ser polémica, mas fica como que iluminada por este *eskhaton* – este novíssimo – que unifica e eterniza". LAÍN ENTRALGO, P. - *Alma, Cuerpo, Persona*, 316. A citação de Paul Ricoeur encontra-se em: *Idea del hombre*, 187; O que realmente importa, nesta situação, é purificar a memória e recuperar o sentido da autenticidade da vida humana pelo discernimento bioético, é alertar para o perigo da votação da humanidade, que oscila entre o recuo e a emergência de vazio metafísico, restringindo a significação e o sentido da vida. Se a morte é esvaziada do seu sentido, é porque a sociedade priva a existência humana da sua dimensão escatológica: Cf. MARTO, António Augusto dos Santos - *Esperança Cristã e Futuro do Homem*, Edição do Autor, Porto, 1987, 161 ss.

reflexão bíblico-teológica[107]. Por conseguinte, neste breve excurso teológico, veremos que o pensamento bíblico libertou, de facto, na humanidade forças extraordinárias, soltou nos indivíduos potências e capacidades agápicas, que de outra forma seriam impensáveis.

A consciência de Si evidenciada pelo Povo de Deus, o Povo de Israel é fruto da acção relacional com o seu Senhor, a partir da qual se compreende, se compromete, purifica as suas sentiências, as suas vivências, desenvolve a sua história e espera a Terra Prometida. Mais ainda, é através da leitura, reflexão, meditação, interiorização das narrativas vivas e busca do sentido de pertença à tradição Bíblica Vetero e Neotestamentárias que verificamos que ela produz qualquer coisa de inédito, radicada no dom primeiro de Deus, revelado em Jesus Cristo, presente pelo Espírito Santo, que nos constitui na nossa identidade pela receptividade da divinização por graça, de liberdade, de responsabilidade e na capacidade de cada ser humano para ser amigo e para amar, para a espera e para esperar[108], na sua mais pura radicalidade, qual espiral de crescimento na realização da nossa própria subjectividade e da intersubjectividade modalizante das interacções humanas nos percursos de alteridade, criadores de *laços* de comum união de vida amistosa e amorosa aberta às sentiências para a Sabedoria da Amizade e do Amor imorredoura, que nos abre ao Infinito, à Vida em Plenitude.

1.2 *Veterotestamentário*

A Bíblia nasce da vida. A vida nasce da Bíblia. O Deus da Revelação é um Deus Vivo. Porém, este Deus fonte de vida, que dá vida em abundância, não cabe no nosso horizonte de compreensão como demonstração formal. É Ele que se revela, que se manifesta como "evento"[109], que irrompe na nossa vida, mediante a Sua ac-

[107] Para uma base textual bíblica alargada, ordenada de maneira sincrónica ou diacrónica, poderá o leitor interessado fazer esse itinerário com VAZ, Armindo dos Santos - *Iluminação Bíblica da Ética da Vida*, in: *Revista de Espiritualidade*, 29 (2000), 39-79.

[108] Sobre a temática da espera e da esperança, pode ver-se: LAÍN ENTRALGO, Pedro - *Antropología de la esperanza*, Guadarrama, Madrid, 1978.

[109] Como explicita ANTÓNIO COUTO: "e-vento [do latim *e-venire* = vir de fora do horizonte humano] que provém de fora da história e de fora do mundo, e

ção[110]. Então, podemos dizer que a vida não é um estado, mas um compromisso experiencial, sentiente, recognoscente e dinâmico. Foi assim na vida do Povo de Deus, do Povo Judeu, que é disso um exemplo. Ele fez a experiência sentiente do encontro com o Deus vivo, no fogo da história e d'Ele adquire conhecimento por experiências vitais, sentientes, ocorridas no tempo[111]. A consciência[112] de Si, evidenciada pelo Povo de Deus, é fruto da acção relacional com o seu Senhor, a partir da qual se compreende, se compromete, purifica as suas sentiências[113] e as suas vivências, desenvolve a sua história e espera a Terra Prometida[114]. O Povo de Deus, o Israel eleito, só *fala de Deus* porque *falou com* Deus: O Deus de Abraão, de Isaac, de Jacó, de José, de Moisés, etc., não é um tema da razão, mas um conteúdo da narração[115].

extra da liberdade boa ou da bondade que irrompe e julga este mundo e esta história". COUTO, António José da Rocha - *A Bíblia Inquieta e Questiona a Moral*, in: *Ética: Consciência e Verdade*, XXII Semana de Estudos Teológicos 5-9 de Fevereiro de 2001, Faculdade de Teologia da Universidade Católica Portuguesa, Lisboa, 2001, 47-64; (cit. 59).

110 Sobre a acção divina de Deus/ de YHWH, em Ex. 24,1-2. 9-11, o *mysterium tremendum et fascinans* da teofania, manifestação e presença de Deus e reconhecida pelo povo.

111 A este propósito, ver, SERRÃO, Daniel - *Prefácio*, in: LIMA, António Carneiro Torres - *Bioética e Antropologia*, Colectânea Bioética Hoje - VIII, Serviço de Bioética e Ética Médica da Faculdade de Medicina da Universidade do Porto, Gráfica de Coimbra, Coimbra, 2004, 15-18; Ver, também, *Idem* - " A Transformação dos Valores na Sociedade de Comunicação", in: *Revista Portuguesa de Filosofia*, 62 (2006), 215 - 223.

112 Cf. Sl 16,7; Sb 17,10.

113 Sobre este enunciado neológico, "consciência sentiente e decisora", ver a nota 10.

114 Ver, MONTEIRO, António - *Génesis: do sonho à esperança da Terra Prometida*, in: *Gênesis: Do Sonho à Esperança da Terra Prometida*, IX Semana Bíblica Nacional, Difusora Bíblica, Lisboa, 1987, 8-12.

115 Sobre a vida como um valor a narrar, ver: PRIVITERA, S. - *Ética narrativa, valor "vida" e gerações futuras*, in: *Ética da vida, vitalidade da ética*, Gabinete de Investigação de Bioética da Universidade Católica Portuguesa, Porto, 1977, 13-20. É obvio que a narrativa para que apontamos é muito mais do que simplesmente as histórias para exemplificar ou para entreter. Trata-se, pois, da participação num símbolo com todos os efeitos a nível da inteligência emocional e racional e que a mentalidade racionalista moderna e pós-moderna tem tanta dificuldade em compreender. De facto, sem a participação afectiva numa narrativa, não se constrói a visão ética que transcende as morais históricas e que, portanto, as critica e reforma.

O Deus vivo na história tornou-se narrativa viva em Jesus Cristo; tornou-se história de um encontro; tornou-se conteúdo de uma relação relacionante; tornou-se tensão permanente entre promessa e cumprimento[116]; tornou-se um mundo aberto em tudo e por tudo ao futuro, um futuro que, na Bíblia, significou sempre o futuro que Deus fará sair das suas próprias mãos[117] e, sobretudo, de uma escolha[118], de uma eleição[119]. O Deus de Israel revela-Se radicalmente pelo encontro, pela relação, pela escolha, pela eleição, pela aliança[120], pela promessa e cumprimento, numa tonalidade de Amor e de Esperança.

Em primeira instância, Deus torna-se "evento"[121], deixa-se encontrar, toma a iniciativa, elege e escolhe mediadores, cria comunidades autênticas, promete e cumpre, funda a Esperança em Si mesmo e, desse modo, inaugura-a, garante-a e alimenta-a. O Deus de Israel, o Deus vivo, o Deus da Esperança é o Deus da promessa e da libertação, da Redenção[122], pela relação, pelo vínculo relacional de intimidade e pela esperança, que estabelece com o Seu Povo, tornando-se princípio e fim de uma experiência de salvação. O Deus de Israel, o Deus vivo, o Deus da Esperança, o Deus da promessa, o Deus da Aliança, o Deus da Libertação, o Deus da experiência da Salvação é Aquele que chama, é Aquele que promete, é Aquele que

[116] Ver, VON RAD, G. - *Teología del Antiguo Testamento*, II, trad. da 5ª ed. alemã por F. C. V. Romero, ed, preparada por L. Alonso-Schökel - *Lux Mundi*, 28-29, Ediciones Sígueme, Salamanca, 1972, 411- 412; 479-482 e 514.

[117] Ver, *Idem - Teología del Antiguo Testamento*, II, 464-467.

[118] O termo hebraico, *bahar*, significa escolher, no seu uso religioso, tendo como sujeito Deus e como objecto o Povo, aparece no Deuteronómio cerca de 26 vezes e em 1 Re18, 21, Elias incita o povo a escolher entre YHWH e BAAL.

[119] Para a conjugação do conceito de Eleição, Aliança e Messianismo, ver: GARCÍA CORDERO, M. - "Carácter histórico de la revelación bíblica", in: *Burgense*, 11, (1970), 63-80.

[120] Para o "relato do fazer aliança" (report of covemant making), ver, McCarty, que diz que este género literário tem o seu "Sitz im Leben" na necessidade permanente que as pessoas têm de estabelecer relações. McCARTY, D. J. - *Treaty and Covenant. A Study in Form in the Ancient Oriental Documents and in the Old Testament*, Analecta Biblica,21 A, Roma, Pontifício Instituto Bíblico, 1978, 19-22, 239-240. Ao douto Professor Doutor Geraldo Coelho Dias devo estes ensinamentos.

[121] Ver a nota 109.

[122] Cf. ROSENZWEIG, F. - *Der Stern der Erlösung*, M. Nijhoff, Den Haag, 1976. (Trad. Francesa, - *L'Étoile de la Rédemption*, Seuil, Paris, 1982).

ordena, é Aquele que liberta, é Aquele que Se compadece do povo pela Aliança.

A Aliança do Sinai é, para António Couto[123], o " núcleo lógico-teológico central do Antigo Testamento". A experiência religiosa bíblica, na sua dinâmica substancial, permaneceria incompreensível fora do conceito de Aliança, do encontro do Sinai, "núcleo teológico" e "centro dos tempos" [124]. A Aliança com Deus, no encontro do Sinai, é a dimensão que funda e institui a fé de Israel. Na Aliança, permanece a dimensão fundamental e o horizonte insuperável da experiência bíblica de Deus, para o homem bíblico, no "agora cultual", que não passa à história, mas permanece na esfera do presente, abrindo continuamente a história, em passado dado e ao futuro aberto "ao extra da liberdade boa ou da bondade que julga este mundo e esta história"[125] e nos pode tornar responsoriais e responsáveis[126]. Com base no evento cristológico, o Antigo Testamento é reinterpretado e actualizado.

Mas, no centro de atenção, está, tanto num caso como no outro, a categoria formal da Aliança, a qual como salientamos, "desde o Sinai, vai imprimindo a sua marca na alma israelita e em todos os recantos da textualidade veterotestamentária. Em cada página do Antigo Testamento, deparamo-nos com o homem encontrado pelo Deus - vivo, vivendo nesse e desse encontro fundamental e decisivo de vida ou de morte"[127]. O acontecimento do encontro fundamental

[123] Para além da tentativa de estabelecer a analogia da aliança bíblica com os tratados do Próximo Oriente Antigo, devemos ter presente "os fundamentos da construção da realidade-aliança, que atravessa toda a Escritura, regendo a sua história e a sua textualidade, estrutura orgânica a que preside o encontro fundamental e decisivo do Sinai", como nos mostra, COUTO, António José da Rocha - *A Aliança do Sinai como núcleo lógico-teológico central do Antigo Testamento*, Tese de Doutoramento apresentada na Faculdade de Teologia, Pontifícia Universidade Urbaniana, Edições Roma / Valadares, 1990, 258 ss. Ver, também: *Idem* - "O Êxodo e a Aliança: História e Teologia", in: *Humanística e Teologia*, 19 (1998), 251-277.

[124] HAURET, CH. (ed.) - *Aux Grands Carrefours de la Révélation et de l'exégèse de l'Ancien Testament*, Recherches Biblique, 8, Desclée de Brauwer, Bruges, 1976, 50.

[125] COUTO, António José da Rocha - *A Bíblia Inquieta e Questiona a Moral*, 59.

[126] Ver, LAÍN ENTRALGO, Pedro. - *Idea del hombre*, Espasa Calpe, Madrid, 1996, 194-195.

[127] COUTO, António José da Rocha - *A Aliança do Sinai como núcleo lógico-teológico central do Antigo Testamento*, 250.

e decisivo do Sinai apresenta-se com um carácter de tal modo avassalador, que o homem aí encontrado, surpreendido pela transcendência do Deus vivo, faz a experiência da sua radical indigência, colocando e recebendo — nesse e desse encontro fundamental e decisivo — toda a sua vida, completude e autenticidade da sua existência. Resulta claro que também a vertente do futuro fica agora sob a alçada desse encontro fundamental, pois o futuro fica submetido à responsabilidade, aberto, portanto, em duas possibilidades alternativas — a benção ou a maldição, a vida ou a morte — dependentes da resposta de Israel à manifestação da vontade soberana de YHWH, que define a relação estabelecida naquele encontro. Assim, o Antigo Testamento caminha, para o Novo Testamento, por um sistema de aberturas múltiplas, a saber:

- Pelo discurso profético[128], pura graça de Deus, em si mesmo aberto a figurações várias: um novo David ou o messias davídico, uma nova Jerusalém, um povo santo, um servo de YHWH e o despojamento, um evangelista, um novo êxodo, uma nova aliança;
- O imenso apelo à conversão que se levanta da obra literária deuteronomista[129], como caminho aberto à esperança;
- Um novo começo, com uma nova comunidade cultual, que se desenha no horizonte da tradição sacerdotal[130].

A elevação do drama humano à dignidade do sentido, operada pela reflexão sapiencial-apocalíptica[131], perscrutando as questões cruas da vida à luz da fidelidade de Deus: o justo vive para sempre com o Deus vivo, pois não é possível que a morte limite a soberania do Deus vivo e justo. Ele é o Emanuel[132] ou o Deus connosco[133]. A

[128] GARCIA CORDERO, M. - *Del mesianismo a la escatologia en el Antiguo Testamento*, 253.

[129] VON RAD, G. - *Teología del Antiguo Testamento*, I, trad. da 5ª ed. alemã por V. M. Sánchez, ed, preparada por L. Alonso-Schökel, *Lux Mundi*, 28, Ediciones Sígueme, Salamanca, 1972, 425.

[130] WOLFF, H. W. - *Antropología del Antiguo Testamento*, trad. do alemão por S. T. Tovar, Biblioteca de Estudios Bíblicos, 3ª Edición, Ediciones Sígueme, Salamanca, 2001, 120-121.

[131] *Ibidem,* 123-128.

[132] *Idem - Del mesianismo a la escatologia en el Antiguo Testamento*, 253.

[133] Is 8, 8.

esperança dos justos está cheia de imortalidade[134] e, do negrume da tragédia, brota a aurora da Ressurreição[135]. E destes elementos conjugados — como salienta António Couto[135]. — o Messias davídico, a Nova Aliança, o novo começo, a nova Jerusalém, a nova comunidade, o novo êxodo, com a chamada à conversão; o Filho do Homem e a glória da Ressurreição, com o Servo de YHWH e o despojamento. É esta a relação, o caminho de luz e de sentido que do Antigo Testamento conduz ao Novo Testamento. Examinando em contra-luz, vê-se, caminhando pelas páginas do Antigo Testamento, atravessando os dramas do Antigo Testamento, uma figura singular de "servo", que Deus chama "meu servo", o qual vemos desembocar nas margens do Novo Testamento, com uma forma, um rosto e um nome que se chama Jesus Cristo. Nascido de Deus, conduzido por Deus, entregue por Deus à morte, Ressuscitado pelo poder de Deus. Sempre na passiva, lá onde, aos nossos olhos, toda a esperança parece definitivamente encerrada, eis que tudo começa de novo. Por obra da indizível graça de Deus. Portanto, nós, que lemos o Antigo Testamento como Cristãos, vemo-lo a caminho de Cristo e a partir de Cristo, o novo David, o novo sacerdote, o evangelista, o povo santo, o servo de YHWH, o fautor da nova aliança, do novo êxodo[136], da nova comunidade; Ele que, atravessando o drama da morte, foi exaltado à glória da Ressurreição. D'Ele, ressuscitado com o Espírito

[134] Sab 3,4. Como afirma o Padre Vitorino de Sousa Alves, S. J., "como Argumento de psicologia analítica (...). A nostalgia ou Saudade de Deus nasce por nós sermos imagem dele. È ideia inata de Deus... Até Kant admitia, na *Crítica da Razão Pura*, a Ideia transcendental de Deus. E S. Paulo exclamava: "Desejo morrer para estar com Cristo". E Santo Agostinho soluçava nos Solilóquios: "O nosso coração vive inquieto, Senhor, enquanto não descansar em Ti!". Neste mundo, nenhum amor nem felicidade podem saciar os anseios e capacidade infinita do ser humano. A finalidade ou o destino do homem prova-se, pois, pela nostalgia divina do ser infinito, donde nascemos. Fomos criados pelo amor de Deus e para o amor a Deus. É a imortalidade... ": ALVES, Vitorino de Sousa - *Ensaio de Filosofia das Ciências*, Publicações da Faculdade de Filosofia, Universidade Católica Portuguesa, Braga, 1998, 554.

[135] COUTO, António José da Rocha - *A Aliança do Sinai como núcleo lógico-teológico central do Antigo Testamento*, 250.

[136] Ver, a este propósito, as páginas elucidativas de: PLASTARAS, J. - *The God of Exodus. The Theology of the Exodus Narratives*, Impact Books, the Bruce Publishing Company, Milwankee, 1966, 313-334.

Santo, falam as escrituras; n'Ele se cumprem as Escrituras, se abrem as Escrituras e se compreendem as Escrituras[137].

1.3 *Neotestamentário*

Como já salientámos, é com base no evento cristológico que o Antigo Testamento é reinterpretado e actualizado em termos de Amor e de Esperança. A Esperança e o Amor transformam-se, graças ao judeo-cristianismo, numa categoria religiosa. A Antropologia do Ocidente desenvolve, através do Cristianismo, uma sensibilidade empírica permeada de Amor e de Esperança, e a disposição a amar e a esperar tornam-se no factor determinante do Ocidente. Neste sentido, o Cristianismo perpetua e renova uma ideia de fundo do judaísmo: Deus revela-se como Deus da fé, do amor e da esperança. À sombra deste Deus, revelado em Jesus Cristo, presente pelo Espírito Santo, refugiam-se os necessitados, desvalidos e n'Ele encontram nova força todos os que pela comoção das vísceras, que nasce nas entranhas, se decidem amar e cuidar do Desvalido no Caminho, tal como fez um Bom Samaritano[138].

Na tradição judaico-cristã, a dimensão do amor e da esperança fundamenta-se na certeza de que Deus, uno e trino, é sempre fiel e que cumpre e realiza sempre tudo aquilo que promete. Por isso, para nós crentes, viver na Esperança e no Amor significa empenharmonos na dimensão afectiva[139], cognitiva, volitiva, compassiva e querê-la como dimensão fundamental do nosso ser para podermos — neste contexto da Amizade e do Amor na Sagrada Escritura: Intersubjetividade Teológica: Elementos para uma Antropologia da Amizade, do Amor, da Dor e do Sofrimento humano[140] — falar das sentiências amistosas, amorosas, doridas e sofridas. E sem uma Teologia da Ali-

[137] Cf. Lc 24, 25-27. 44-45; 1 Cor 15, 3-8: 2 Cor 3, 12-16.

[138] Cf. MENESES, Ramiro Délio Borges de - O *Desvalido no Caminho (Lc 10,25-37). O Bom Samaritano como paradigma da Humanização em Saúde*, Edições Passionistas, Santa Maria da Feira, 2008.

[139] Para uma visão da educação para os afectos ao longo da vida, veja-se: RENAUD, Isabel - *A educação para os afectos*, in: *Cadernos de Bioética*, 26 (2001), 89-97.

[140] Cf. JOÃO PAULO II - *Epistula Apostolica Salvifici Doloris*, in: *Acta Apostolicae Sedis* 76, 3 (1984) nª 28, 243.

ança, que coincide formalmente com o amor e a esperança absoluta, psicológica e sociologicamente, com a efectiva capacidade de crer, esperar e amar sem condições, não seria compreensível a experiência bíblica da dor e do sofrimento redentor e misericordioso[141]. Fora do cenário judaico-cristão, a humanidade ocidental dificilmente teria alcançado o amor[142] e a esperança. É através da reflexão e do sentido de pertença à tradição bíblica que verificamos que ela produz qualquer coisa de inédito e a muitos títulos imponderável, radicada na capacidade de cada ser humano para ser amigo, e para amar, para a espera e para esperar na mais pura radicalidade[143].

[141] É necessáro ter presente que Sb 10,1-2 entronca na via da chamada literatura bíblica contestatária (sobretudo Job), que pôs em causa, com base na experiência, a equação "pecado → castigo", evidenciando que nem sempre uma situação de "castigo" [= mal, infidelidade] decorre de uma situação de pecado: há justos que sofrem; há ímpios que prosperam. Estes protestos documentados receberam o aval do próprio Deus da Revelação (Jb 42,7), e os responsáveis da Tradição foram levados a introduzir a correcção que se impunha: acentuar a realidade da misericórdia de Deus. O cepticismo humano fica assim subordinado à misericórdia de Deus. Para aprofundamento destes aspectos, ver sobretudo CRENSHAW, J. L. - *Le dilemme humain et la littérature contestataire*, in: D. A. KNIGHT (ed.), *Tradition et Théologie dans l'ancien testament*, Paris, 1982, 245-269, esp. ; 266-267. Também António Couto explicita dizendo: "Se Deus é o garante do bom funcionamento do princípio de retribuição (Prov10, 3. 22...), como explicar então o sofrimento do justo e a prosperidade do ímpio? A literatura sapiencial de Israel resolve o problema mediante o conceito de *Ăhărît* — o "fim último" ou "saída" do mundo dos fenómenos —, segundo o qual a prosperidade do ímpio e o sofrimento do justo são apenas estados transitórios. O factor decisivo é o "fim último": o justo tem um futuro, a sua esperança não será aniquilada (Prov 23, 18; 24, 14), enquanto que, ao contrário, o futuro do ímpio será cortado (Sl 37, 38; 73, 17 ...). COUTO, António - *A Aliança do Sinai como núcleo lógico-teológico central do Antigo Testamento*, 239.

[142] No auge da filosofia grega, ARISTÓTELES na sua obra *Metafísica*, *XII*, *7*, procurou individuar a força divina que *move o mundo*, mas que ela mesma não necessita de nada e não ama, é somente amada. Pelo contrário o Deus Bíblico, ama pessoalmente: ARISTÓTELES - *Metafísica*, ed. Bilíngue grego-italiano, introd., trad. e notas de Giovani Reale, segunda edição, Milão, 1994. A este propósito, Walter Kasper afirma: "Deus revela o seu poder na impotência; a sua omnipotência é simultaneamente sofrimento ilimitado; a sua eternidade supratemporal não é rígida imutabilidade, mas movimento, vida, amor que se comunica a si mesmo ao distinto dele. Por isso, a transcendência de Deus é ao mesmo tempo a sua imanência; o ser Deus de Deus é a sua liberdade no amor". KASPER, Walter - *Jesus el Cristo*, Sígueme, Salamanca, 1989, 207.

[143] Sobre a temática da esperança cristã e futuro do homem, pode ver-se: RATZINGER, Joseph, - *Escatologia. La muerta y la vida eterna*, in: *Curso de Teología Dogmática*, por JOHANN AUER, Tomo IX, trad. de Severiano Talavero Tovar,

É que não se amam apenas aqueles que nos amam. A radicalidade do amor é extensiva aos estranhos, ao estrangeiro[144] e aos inimigos[145]. É que não se espera apenas aquilo que se pode esperar, mas esperável é aquilo que, em sentido próprio, é inatingível, ou seja, i-naudito, não editado. Neste sentido, dizemos que esperar não é saber, quem espera faz-se na hora do deixar Deus acontecer na autenticidade e verdade da nossa vida, dos espaços mais recônditos do nosso ser, da nossa interioridade[146], como Acontecimento, como Palavra e como Sacramento. A Deus nada é impossível e a tradição cristã tornou impossível o trágico, não suprimindo a dor, tendo-a elevado ao mais extremo da dimensão "quenótica"[147] de "aniquilação"[148]

Editorial Herder, Barcelona, 1992; MOLTMANN, Jürgen - *Theologie der Hoffnung*, Munich, 1964 (trad. Cast., *Teología de la esperanza*, Salamanca, 2ª edição, 1972); *Idem - Futuro della creazione*, Queriniana, Brescia, 1980.

[144] Como diz Pedro da Cunha, "os membros do outro grupo, os que não se assimilaram e foram vencidos, passam a ser não pessoas e, portanto, escravos sem direitos. Talvez, a primeira grande crítica ética desta cultura de escravatura tenha vindo do povo de Israel, quando finalmente foi libertado da escravatura do Egipto. "Não maltratarás o estrangeiro e não o oprimirás, porque também foste estrangeiro no Egipto" (Êx. 22,21). Mais ainda, "ama o estrangeiro e dá-lhe o pão e o vestuário. Vós que fostes estrangeiros no país do Egipto, amai o estrangeiro" (Deut. 10, 19). Para mais pormenores, ver: CUNHA, Pedro D'Orey da - *Ética e Educação*, Universidade Católica Editora, Lisboa, 1996, 19.

[145] Devemos amá-los: Mt 5, 21-26; 38-48; Lc 6, 27-35. Ver, também: WOLFF, H. W. - *Amor al enemigo*, in: *Antropología del Antiguo Testamento*, 253-254.

[146] Aprendemos com Sto. Agostinho, que, no *De Magistro* (XI, 38), enuncia: "*in interiore hominis habitat veritas*" (No interior do homem habita a verdade). A verdade da afirmação de Deus criador que é certamente Outro, diferente de todos os outros, diferente da criatura, do ser humano. É-nos transcendente. Mas precisamente porque é Criador, não é exterior, mas antes radicalmente imanente, como diz ainda Sto. Agostinho: *"mais interior a mim mesmo do que o meu próprio íntimo"*. Fonte do ser da criatura, Deus não se pode considerar exterior e muito menos rival,como aprendemos com, CABRAL, Roque - *Ética Religiosa e Ética Racional: Compatíveis?*, in: *Bioética*, (Coord. Luís Archer, Jorge Biscaia e Walter Osswald), Editorial Verbo, Lisboa – São Paulo, 1996, 50; Ver, também, *Idem - Moral Racional e Moral Evangélica*, in: *Bioética. Questões em Debate* (coord. José Henriques Silveira de Brito), Publicações da Faculdade de Filosofia, Universidade Católica Portuguesa, Braga, 2001, 85-92.

[147] Ver, CUNHA, Jorge Teixeira da - *O Evento do Filho Advento do Homem: A Relação do Homem a Cristo Pascal Fonte da Ética na Obra de F. -X. Durrwell*, Biblioteca Humanística e Teologia,1, Porto, 1990, 51-56. Sobre esta dimensão quenótica, ver, também, a proposta de reflexão de: LÉVINAS, Emmanuel - *Transcendência e inteligibilidade*, trad. de José Freire Colaço e Artur Morão, edições 70, Lisboa, 1991, que, na página 45, afirma: "(...) Será isto a quenose ? Há aqui, em todo o caso, pen-

ou "esvaziamento de si mesmo"[149]. Neste sentido, podemos dizer que o homem trágico morre à mão das forças que o geraram e a sua expressão é um grito como forma catártica de a atenuar; para o homem bíblico a permanência na sentiência da dor é regida pelo Deus, que soberana e silenciosamente o rege, o orienta e o conforta.

O Deus da consolação, revelado no Homem das Dores, em Jesus Cristo, presente pelo Espírito Santo, precede o homem crente, encontra-o e dá sentido ao seu viver, mesmo a partir de situações de extremo abandono. É esta situação paradigmática que encontramos na palavra significante do salmista: "Meu Deus, Meu Deus, porque me abandonaste?"[150] E estas são, também, as palavras que os Evangelhos colocam, na boca de Jesus, no alto da Cruz: *Eli, Eli lema sabactani*?[151]; posta em evidência na narrativa de Lucas: "Pai, nas Tuas mãos, entrego o meu Espírito"[152]. Este enunciado exprime a sentiência da dor e da laceração, mas simultaneamente a confiança e o abandono radical. Melhor dizendo, o acontecimento cristológico da Paixão e Morte de Jesus Cristo revela que, de forma acutilante, existe uma relação entre Dor, Sofrimento, Amor e Esperança. A construção da espera, do esperar e da esperança, na perspectiva humana,

so eu, alguma coisa que dela se aproxima! A minha fórmula de "Deus que vem à ideia" exprime a vida de Deus. Descida de Deus! Em alemão, é melhor ainda a expressão: "wenn Gott fällt uns ein" (quando Deus nos cai sob o sentido)". Os sublinhados são do próprio autor.

[148] Cf. Fl 2, 6-11. Como Frei Bento DOMINGUES, sugere, tal fragilização pode ser positiva: "O Deus da afirmação, da ortodoxia... só pode aguentar-se como Deus, na permanente agonia das afirmações dogmáticas". *Morrer em nome de Deus*, in: *Ler*, 17 (1991), 64-66. Também num estudo com mais de uma década, Alfredo Dinis chama a nossa atenção para a necessidade de a Teologia adoptar um paradigma do saber, de tipo criticista, que considere os dados de reflexão e experiências humanas não como algo ameaçador, mas essencial e vivificante, afirmando mesmo que "a perenidade filosófica e teológica de que fala a tradição cristã só tem sentido hoje se for entendida como uma reflexão precária e aberta a novas reformulações em diálogo constante e existencial, cuja dinâmica nunca é completa ou definitivamente verbalizável e está em permanente mudança"; DINIS, Alfredo - "Por um Novo Modelo do Saber, Problemática do Discurso Filosófico-Teológico", in: *Revista Portuguesa de Filosofia*, 46 (1990), 355-378.

[149] Esvaziou-se *(ekenosen)* Fl 2,7. Esta quenose de Cristo não implica que Ele deixe a condição divina,mas é nesta que Ele revela maravilhosamente o amor de Deus pela humanidade (Gl 4,4; Heb 2, 17; 5,8).

[150] Sl 22,1.

[151] Mt 27, 46; Mc 15, 34.

[152] Lc 23, 46.

era conhecida dos gregos como exposição ao possível, ao futuro indeterminado, como esperança breve que, em muitas situações da vida e da existência humana, pode ser catártica, libertadora e favorável, bem como, noutras, simplesmente nefasta. A esperança bíblica desenvolve-se e supera a simplesmente humana, breve e incerta, dos êxitos e façanhas humanas. Porém, os conceitos que melhor exprimem o conteúdo bíblico da esperança são os de fé, fidelidade e amor. Enquanto virtude teologal, a fé[153] é mais do que a simples capacidade humana de adesão à Verdade do Deus da Consolação, presente na história e na vida do Povo de Deus.

Ela é dom[154], com reflexos na nossa vida individual e comunitária, como dom primeiro de Deus, que nos constitui na nossa identidade de receptividade da divinização por graça e de responsabilidade (no sentido etimológico de que nos devemos comprometer e não podemos não - responder), abrindo-nos ao transcendente e rejeitando a substância da idolatria, que consiste na recondução da existência humana para dentro do princípio natural[155], do nosso horizonte físico[156], dos nossos desideratos telúricos, de projecção do Outro por nós ou de projecção de nós no Outro, de identificação que nos deixaria entregues ao nosso poder como omnipoder, negando a prioridade da ética e da responsabilidade. De facto, a fé, a fidelidade e o amor,na mundividência religiosa judaico-cristã, dão significado e sentido aos fracassos humanos. Aí onde tudo se esvazia; Aí onde tudo se reduz ao silêncio; Aí onde o ser humano, cada pessoa singularmente considerada, jaz na sombra da morte, brilha como muito bem viu e sentiu o Salmista[157], a Redenção. O Deus bíblico, o Deus revelado em Jesus Cristo, o Redentor, garante a certeza do êxito para

[153] Cf. DUQUE, João - *Homo Credens. Para uma Teologia da Fé*, Universidade Católica Editora, Lisboa, 2002.

[154] Como diz António Couto: "Deus não pode não respeitar a minha liberdade e a minha vontade. Pode forçar-me apenas por amor ! Não pode dizer-se todo de uma vez. Vai-se dizendo também na medida em que recebe do homem espaço para se exprimir. Na verdade, só em Jesus se disse de todo, porque só dele recebeu toda a latitude"; COUTO, António José da Rocha - "O Êxodo e a Aliança: História e teologia", in: *Humanística e Teologia*, 19 (1998), 275.

[155] Este termo "natural" vem do latim *natura* (*nascor*) e significa nascer.

[156] O termo "físico" vem do grego *physis* (*phyleo/phylein)* e significa: nascer, crescer, desenvolver, etc.

[157] Ver o Sl 130.

além de toda a degradação ou aniquilação[158]. Pois, para lá de toda a falha, de todo o fracasso... pode abrir-se um novo horizonte de possibilidade.

Na verdade, não acreditar significa não ter fé na fidelidade e no amor a Deus. Este é para o homem bíblico, surpreendido e apanhado pelo desígnio electivo de Deus, o acto de impiedade por excelência. Fidelidade, fé e amor são termos relativos uns aos outros, inerentes às afinidades electivas (filicas e agápicas) . Por certo que só quem acredita pode ser fiel; Por certo que só quem se sente amado por Deus se torna amável, acredita, é fiel e vive a dinâmica da existência com um coração aberto como vasos comunicantes. Porém não é menos verdade que a fidelidade[159], como práxis de vida, como observância no dia-a-dia, alimenta também a fé, fortalece a esperança e cria comum união de vida e de amor[160]. Sabemos que não é a ciência que redime o humano. O ser humano será redimido no amor e pelo amor. Isto vale já no âmbito da nossa condição telúrica. Quando experimentamos na nossa vida um grande amor, conhecemos e experienciamos momentos de "redenção", que dão sentidos novos à nossa vida.

Com efeito, rapidamente nos apercebemos que o amor que nos é dado não resolve, por si só, o problema da nossa vida, autenticidade e complectude da nossa existência. São sentiências de um amor que permanece frágil. Pode ser destruído pela morte. O humano no Homem aspira e necessita do amor incondicionado. Aspira e busca o sentido do sentido como horizonte das sentiências amorosas incondicionadas. Precisa daquela certeza que como Saulo o faz exclamar: " Nem a morte, nem a vida, nem os anjos, nem os principados, nem o presente, nem o futuro, nem as potestades, nem a altura,

[158] Ver o III capítulo, intitulado "A decomposição do que sou" e o ponto 3. "Antropologia da ressurreição", de LAÌN ENTRALGO, - *Corpo e Alma: Estrutura Dinâmica do Corpo Humano*, tradução de Miguel Serras Pereira, Almedina, Coimbra, 2003, 360-383.

[159] Sobre a lógica da fidelidade e da promessa, escreveu doutamente CHRÉTIEN, Jean-Louis - *La voix nue: Phénoménologie de la promesse*, Éditions de Minuit, Paris, 1990.

[160] No dom e na tarefa da vivência das virtudes teologais, a saber: *fides quaerens intellectum; spes quaerens intellectum et caritas quaerens intellectum.*

nem a profundidade, nem qualquer criatura poderá separar-nos do amor de Deus, que está em Cristo Jesus, nosso Senhor"[161].

Por conseguinte, é apenas no círculo libertador da sentiência da Amizade e do Amor que a nossa experiência da sentiência da dor e do sofrimento encontra de verdade a salvação. Isto significa afirmar que — neste ensaio "Sobre a Amizade e o Amor na Sagrada Escritura: Intersubjectividade Teológica" — nas sentiências amistosas e amorosas radica a experiência da abertura aos outros e ao Outro pela experiência da Dor e do Sofrimento[162] podem possibilitar, não tanto o fechamento, a centração e o isolamento de cada um de nós, que passa por essa experiência, mas pode ser um tempo oportuno de abertura do nosso ser, pelas sentiências amistosas e amorosas, que enchem o espaço inteiro da inteireza do nosso ser, da nossa humanitude, qual espiral de crescimento na realização da nossa própria subjectividade e da intersubjectividade orientadora das interacções humanas pelos acontecimentos plesiológicos[163], aberta às sentiências da Amizade e do Amor imorredouro ou imortal[164], que nos abre ao Infinito, à vida em plenitude, como participação na eternidade de Deus[165].

Nesta perspectiva, Jorge Cunha afirma que "Cristo, o homem que precede o homem, é o centro profundo da história, pura presença e pura interioridade ao nosso quotidiano disperso e injusto. À Teologia compete abrir o quotidiano doloroso à mediação dessa presença, até que a morte nos introduza de vez no coração desse mundo"[166], bem como através do dom que Cristo pediu a seu Pai para nós — estarmos no mundo sem sermos do mundo[167] e sabermo-nos

[161] Rm 8, 38-39.

[162] Para a problemática da relação entre o Deus Bíblico e o Sofrimento, ver: MOLTMANN, Jürgen - *Sufrimiento de Dios: Esperanza del mundo.* Centro Inter-Eclesial de Estudios Teológicos y Sociales, Managua, 1992; Ver, também: BISCAIA, Jorge - "Sofrimento e dor humanas", in: *Cadernos de Bioética*, 9 (1995) 7-13.

[163] MENESES, Ramiro Délio Borges de - "Misericórdia: Do Termo ao Conceito na Humanização Plesiológica", in; *Mayéutica*, 30 (2004), 411-420.

[164] "A esperança dos justos está cheia de imortalidade (Sab 3, 4)".

[165] Ver a este propósito: BEAUCHAMP, Paul - « Le salut corporel des justes et la conclusion de la sagesse », in: *Revue Biblique*, 45 (1964) 491-526.

[166] CUNHA, Jorge Teixeira da - "Questões éticas emergentes. Uma leitura teológico-moral da nossa sociedade actual," in: *Humanística e Teologia*, 13 (1992), 193.

[167] Cf. Jo 17, 14-16.

encontrados pelo Deus, uno e trino, numa experiência vital, como afirma António Couto: " criacional / fundacional, em que me dá a mim mesmo como uma dádiva — a vida como dom — e em que se dá a si mesmo a mim como uma dádiva, e em que me dá todos e tudo como uma dádiva e em que eu me aceito a mim mesmo, como uma dádiva, como um vivo que provém da morte[168] e me compreendo a mim mesmo, como uma dádiva d'Ele, que eu sou, com o meu *logos*, visto que é a minha razão dada, que é a minha natureza dada, que é a sua Lei dada e em que eu aceito Deus, dando-se a mim mesmo como uma dádiva"[169]. Ele que é a Palavra que nos habita, que dá sentido, autenticidade e completude ao nosso ser, viver e existir. "A Palavra [que] é uma realidade que se mantém de pé, permanecendo na originalidade do seu ser apalavrado, como mensagem de salvação, como benção ou maldição ou também como mandamento e como lei, como julgamento pronunciado, ou como Dizer dos poetas ou dos princípios fundamentais dos filósofos"[170]. Ele que é amor[171]; Ele que nos ama tornando-nos amados, amáveis e felizes[172]. E quem bebeu na fonte do Seu amor, torna-se ele próprio uma "fonte da qual jorram rios de água viva"[173] de Amor e de Esperança, que enternece e eterniza[174].

[168] Rm 6, 13.

[169] COUTO, António José da Rocha - " O Êxodo e a Aliança: História e teologia", in: *Humanística e Teologia*, 19 (1998), 275. Ver, também, *Idem - Como Uma Dádiva. Caminhos de Antropologia Bíblica*, Universidade Católica Editora, Lisboa, 2002.

[170] VILA-CHÃ, João José - *A Palavra, o Texto e a Morte: a abordagem de Hans-Georg Gadamer*, in: *H.- G. Gadamer: Experiência, Linguagem e Interpretação*, Universidade Católica Editora, Lisboa, 2003, 41.

[171] 1Jo 4, 8.

[172] « (...) O ser humano, vivendo na fidelidade ao único Deus, sente-se a si próprio como aquele que é amado por Deus e descobre a alegria na verdade e na justiça — a alegria em Deus, que se torna a sua felicidade: Quem terei nos céus? Além de Vós, nada mais anseio sobre a terra (...). O meu bem é estar perto de Deus" (Sl 73/72, 25. 28). CARTA ENCÍCLICA DE BENTO XVI - *Deus é Amor*, Paulinas Editora,Prior Velho, 2006, nº 9, 22.

[173] Jo 7, 38; Cf. *Idem - Deus é Amo*r, nº42, 77.

[174] A verificação última é escatológica como podemos ler no Curso de Teologia do Cardeal RATZINGER, Joseph (Bento XVI) - *Escatología. La muerte y la vida eterna*, Tomo IX, Editorial Herder, Barcelona, 1992. Ver, também: MARTO, António Augusto dos Santos - *Esperança Cristã e Futuro do Homem*, Edição do Autor, Porto, 1987, 161 ss.

CAPÍTULO TERCEIRO

Sobre a bioética global e a teologia integral: mundo em formação e futuro a advir

António Carneiro Torres Lima

1 *Introdução.*

Por último, neste ensaio[1] intitulado "Sobre a Bioética Global e a Teologia Integral: Mundo em Formação e Futuro a Advir", pretendemos apontar uma perspectiva da Bioética como trabalho global; discorrer sobre o pano de fundo de onde emerge a Bioética, salientando alguns factores de ordem científico-tecnológicos; analisar as possibilidades e os limites da estrutura do fenómeno vital e da constituição de formas de vida mais complexas; procedemos a uma análise crítica dos pressupostos ideológicos da Biotecnologia, confrontando, portanto, a visão biotecnológica da pessoa humana com alguns resultados da nova Neurobiologia, com as abordagens recentes das ciências cognitivas, que apontam no sentido da emergência de um novo paradigma relacional da pessoa humana; indicamos, também, algumas perspectivas sobre o mundo em formação e do futuro a advir e, por último, de forma sintética, inconclusiva mas implicativa, tecemos algumas considerações finais, fazendo o contra-ponto da Biologia reducionista da evolução, com a perspectiva integral da Antropologia Cristã e da Escatologia.

[1] Para a elaboração deste ensaio, foram-nos úteis os apontamentos recolhidos nas "Jornadas de Teologia", realizadas nos dias 16, 17 e 18 de Abril de 2007, na Universidade Católica Portuguesa, Centro Regional do Porto, sob o título "O futuro da Natureza humana e o Progresso Tecnológico", particularmente a segunda conferência de Jürgen Moltmann, sobre "A Biotecnologia à luz da Nova Neurobiologia para uma Teologia Integral".

2 *A bioética como perspectiva ergonómica global.*

A Bioética, como perspectiva ergonómica global, é uma proposta que tem, na mundividência bioeticista, um rosto e um nome chamado Van Rensselaer Potter. De facto, quando, em 1970[2], "este eminente investigador em bioquímica da cancerização humana no McArdle Laboratory for Cancer Research"[3], Universidade de Wisconsin, Madison, norte-americano, de ascendência holandesa[4], propôs o desenvolvimento de uma nova ciência, tornou-se evidente que esta disciplina teria um âmbito interdisciplinar e deveria resultar da investigação conjuntiva e integradora[5]. Escutemos a sua voz prospectiva: "Teremos que desenvolver a ciência da sobrevivência, e isso deve começar com uma nova forma de ética, que se denomina Bioética. A nova ética pode ser designada Ética Interdisciplinar. " E, ainda, no prefácio do seu primeiro livro, onde este termo emerge, é clara a intencionalidade de fazer desta nova disciplina uma "ponte entre duas culturas"[6].

Trata-se de começar a Bioética como trabalho reflexivo de pensamento global integrador, iniciando uma nova modalidade de reflexão-acção, — em que o todo é mais do que a mera soma das partes —, ou seja, onde esta nova modalidade de pensamento possa ser mais do que a soma espartilhada de várias disciplinas e ser inclusiva fundamento moral das metodologias das ciências empíricas e das ciências humanas. Por isso, Potter enfatiza que os valores éticos não podem estar desligados dos factos biológicos e propõe esta nova disciplina como relação entre as ciências biológico-experimentais e

[2] Ver a nota 30.

[3] SERRÃO, Daniel - *After Poter, que futuro para a bioética global*, in: *Bioética ou Bioéticas na Evolução das Sociedades*, (coord. de Maria do Céu Patrão Neves e de Manuela Lima) Centro de Estudos de Bioética dos Açores, Edição Luso-Brasileira, Gráfica de Coimbra - 2 Publicações e Centro Universitário São Camilo, 2005, 271.

[4] REICH, W. T. (ed.)(1995) - *Encyclopedia of Bioethics*, vol. 4., McMillan Press, New York, 1ª ed. 1978,ed. rev., vol. 5.

[5] Esta intencionalidade é reiterada assertivamente poucos anos mais tarde, quando escreve: "desde o início, sempre considerei a Bioética como uma nova disciplina que poderá, de forma adequada, unir ciência e filosofia". POTTER, Van Rensselaer - *Humility with Responsibility :A Bioethic for Oncologists*: Presidential Address, 297.

[6]*Ibidem.*

as ciências ético-antropológicas[7]. Com voz profética e lúcida, denuncia um sistema axiológico e ético mesquinho, em que cada ser humano é solipsisticamente responsorial e responsável pela sua própria sobrevivência, anunciando, também, o advento de uma abordagem holística da realidade como evento e garantia da sobrevivência global, não radicada em abordagens de especializações redutoras, mas propondo a participação dinâmica dos diversos e diferenciados saberes complementares, no encontro dialógico e profícuo entre diferentes metodologias[8].

A Bioética emerge, com sentido marcadamente ecológico, como designação de uma ciência da sobrevivência, ou seja, com um impulso para novos paradigmas de estilo de qualidade de vida e de vida com qualidade, em sentido prospectivo, que possibilitem uma ponte para o futuro, que radique num diálogo dinâmico entre os distintos saberes[9]. Por conseguinte, a sobrevivência e o melhoramento da qualidade de vida dependem de um esforço heurístico multidisciplinar. [10] Neste seu novo projecto, propõem-nos as coordenadas das ciências biológicas com sentido prospectivo e efectivador do melhoramento da qualidade de vida.

Ainda da análise dos escritos posteriores, onde se propõe uma concepção de Bioética global, sobressai esta preocupação, quando afirma: "a bioética deve ser constituída numa base interdisciplinar ou multidisciplinar". [11] Por conseguinte, mais do que um labor isolado de peritos ou especialistas, a Bioética, como trabalho global, exige uma abordagem à sociedade civil na sua globalidade[12]. Esta abordagem da Bioética, como trabalho comum, não significa a junção ou sobreposição de diferentes abordagens ou diversificados ângulos

[7] POTTER, Van Rensselaer - *Bioethics, the Science of Survival, Perspective in Biology and Medicine*, 127.

[8] *Idem - Bioethics. Bridge to the Future*, vii.

[9] *Ipsis Verbis*: "What is needed is a new discipline to provide models of life styles for people who can communicate with each other and propose and explain the new public, policies that could provide a «bridge to the future». " POTTER, Van Rensselaer - *Bioethics. Bridge to the Future*, 20.

[10] *Ibidem,*194.

[11] POTTER, Van Rensselaer - *Global Bioethics. Building on the Leopold Legacy*,74.

[12] *Idem - Bioetica globale: la mia filosofia*, in: RUSSO, G., (a cura di) Bilancio di 25 anni di bioetica. Un rapporto dai pionieri, Leumann, 1997, 71.

de visão residuais e fragmentados, mas, acima de tudo, uma aproximação laboriosa comum e global por parte dos diversos tipos de saberes, geradores de pensamento[13]. E quando, em 1998, Potter reitera a necessidade de retomar a sua inspiração inicial de uma Bioética global, vinca o facto de que não basta estabelecer um elo de ligação entre os diferentes saberes, concebendo a Bioética como ponte entre vários campos, mas exige que cada especialidade vá, para além da imediatez temática, da imediatez problemática, vinculadora a médio ou a longo prazo, em contínua busca de sabedoria pela humanidade e no aperfeiçoamento da condição humana[14], ou seja, "o melhor de todos os bens é, obviamente, a própria vida de cada Homem e a sobrevivência da espécie, à superfície da Terra, será uma clara melhoria da condição humana"[15]. Portanto, o efectivo ponto de partida da Bioética é a consideração do homem e das condições éticas, para uma vida humana, bem como o respeito por todas as manifestações da vida nos animais e nos vegetais. Daí podermos também concluir que a perspectiva originária da Bioética, na sua dimensão ergonómica global, é ecológica e humanista. Porém, estas condições, indispensáveis para o decurso de uma existência de sobrevivência, verdadeiramente humana, viram-se ameaçadas pelo avassalador progresso das biotecnologias[16]. Daí que, para compreender o pano de fundo de onde emergiu a Bioética, se tenha de retroceder ao que já foi designado como a sua pré-história[17], para, na medida do possível, esclare-

[13] Para mais pormenores, ver, RUSSO, Giovanni ; POTTER, Van Rensselaer - "L'idea originaria di bioética", in: *Itinerarium*, 2 (1994), 24.

[14] POTTER, Van Rensselaer - *Bioética global e sobrevivência humana*, in: BARCHIFONTAINE, Christian de Paul de ; PESSINI, Leo (org.), *Bioética. Alguns desafios*, 2ª edição, Loyola, São Paulo, 2001, 347.

[15] SERRÃO, Daniel - *Sobrevivência ou extinção da espécie humana*, in: *Novos Desafios à Bioética* (coord. de Luís Archer, Jorge Biscaia, Walter Osswald e Michel Renaud, Porto Editora, Porto, 2001, 317-322, (cit. 319).

[16] ARCHER, Luís - *Origem científica e âmbito transcientífico da Bio-ética, in: A Bioética e o futuro.* Academia das Ciências de Lisboa, Lisboa, 1995, *45-61*; *IdemBioética: Avassaladora. Porquê?* in: *Brotéria* 142 (1996), 449-472; Ver, também: PATRÃO NEVES, Maria do Céu - "O que é a Bioética? "in: *Cadernos de Bio-ética*, 11 (1996), 7-27*; Idem - A bioética de ontem, hoje e amanhã: interpretação de um percurso*, in: *Novos Desafios à Bioética*, (coord. de Luís Archer, Walter Osswald e Michel Renaud), Porto Editora, Porto, 2001,20-30.

[17] A preocupação acerca do que se deve fazer, em face das implicações e aplicações dos avanços biotecnológicos, antecede o próprio uso da palavra e é já evidente quando, em 1962, o Dr. Belding Scribner cria o *God's Comittee*. Albert Jonsen apre-

cer o passado e para compreender o presente, ponte para o discernimento bioético do futuro. Isto é, tem de se mergulhar nas condições da sua formação — para a qual contribuem fatores de ordem diversa — e que a mundividência bioética como trabalho reflexivo comum global, para a reflexão-acção global, nos move a este nosso olhar rectrospectivo — entre os quais destacamos os de ordem científico-tecnológica.

3 *Pano de fundo de onde emergiu a bioética.*

3.1 - Alguns fatores de ordem científico-tecnológica.

Foi a inédita "revolução biológica", desencadeada pela descoberta do segredo da vida ou estrutura química dos genes, o ácido desoxirribonucleico (ADN), proposta por dois cientistas, Francis Crick e James Watson, em 1953[18], seguida da descoberta do código genético por Marshal Niremburg, em 1964, bem como da primeira experiência, com êxito, no domínio da Engenharia Genética, realizada por Cohen e Boyer[19], que criou as condições e pôs em marcha o vertigi-

senta a Bioética como uma prática, um modo diferente de agir, uma diferente lógica da acção: JONSEN, Albert - *The Birth of Bioethics*, in: *Special Suplement*, *Hastings Center Report*, 23/6, (1993), S1-S15. Para mais pormenores, ver: PATRÃO NEVES, Maria do Céu, OSSWALD, Walter - *Bioética Simples*, Editorial Verbo, Lisboa, 2007, 10-16.

[18] Para divulgar e compreender o vertiginoso movimento de inovação tecnológica dos últimos 50 anos, esteve patente ao público, no Pavilhão do Conhecimento de Lisboa, Ciência Viva, uma excelente exposição, onde tivemos acesso a esta publicação: SOCIEDADE PORTUGUESA DE GENÉTICA HUMANA - *ADN 50: Cinquenta anos depois da descoberta do segredo da Vida*, Britsh Council DNA 50, Lisboa, 2003, 1-16; Ver, também: STANSFELD, William D., COLOMÉ, Jaime S. CANO, Raúl J. – *Biologia Molecular e Celular*, trad. de Céu Correia *et al.*, McGraw-Hill de Portugal, Lisboa, 1998. Para aprofundar os fundamentos químicos da biologia moderna: Cf. WATSON, James D. - *Molecular Biology of the Gene*, 3ª ed,. W. A. Benjamim, Menlo Park, 1976; *Idem* - *A dupla Hélice*, (trad.) Gradiva, Lisboa, 1994.

[19] Cf. SOROMENHO-MARQUES, Viriato - *A Bioética e o Desafio da Pós-Humanidade: Seis Teses Críticas*, in: *Bioética ou Bioéticas na Evolução das Sociedades*, (coord. de Maria do Céu Patrão Neves e de Manuela Lima) Centro de Estudos de Bioética dos Açores, Edição Luso-Brasileira, Gráfica de Coimbra - 2 Publicações e Centro Universitário São Camilo, 2005, 104. Para uma visão mais alargada desta questão, ver ainda: *Idem* - *O Relógio vivo. O Pensamento biológico e a herança carte-*

noso movimento de inovação tecnológica, pautado por grandes sucessos em áreas diversas, a saber: na área do início[20] e fim da vida humana[21], bem como intervenções contraceptivas, interceptivas ou abortivas no processo da gestação; os problemas relacionados com a procriação medicamente assistida[22]; a inseminação artificial; a fecundação *in vitro; a* inseminação *post mortem; a* doação de gametas; a doação de embrião(ões); a maternidade de substituição; a escolha de sexo; a crioconservação de gâmetas e de embriões; a partenogénese; a ectogénese; a produção de embriões para investigação; a gestação do embrião por espécies não - humanas; a clonagem; o diagnóstico pré-natal[23]; o aconselhamento genético; a terapia génica; a eugenia; a esterilização de seres humanos com deficiências psíquicas, somáticas ou genéticas; a intervenção no património genético[24]; a manipulação do genoma humano para a produção de outras formas de vida; as manipulações trans-específicas, assim como os transplantes, a ressuscitação, as novas técnicas terapêuticas, experimentação médica, etc.

E, neste contexto, é sempre bom lembrar o princípio (bio)ético fundamental, que diz nem tudo o que é tecnologicamente possível, é eticamente desejável e muito menos deve ser feito. Pois, todas as inovações (bio)tecnológicas[25] e aplicações humanistas[26] de-

siana, in: *Descartes, Leibniz e a Modernidade*, (coord. de Leonel Ribeiro dos Santos, Pedro M. S. Alves e Adelino Cardoso), Edições Colibri, Lisboa, 1998, 415-426.

[20] Cf. PATRÃO NEVES, Maria do Céu - *Bioética Especial II, 6 - No início da vida: - O começo da vida humana"*, in: *Bioética*, (coord. de Luís Archer, Jorge Biscaia e Walter Osswald), Editorial Verbo, Lisboa, 1996, 175-183.

[21] Cf. SERRÃO, Daniel - "O Encontro "A dignidade da pessoa no ocaso da vida", in: *Brotéria*, 150 (2000), 137-139.

[22] Cf. ARCHER, Luís - " Procriação Medicamente Assistida: evolução do pensamento ético de 1986 a 1999", in: *Brotéria*, 150 (2000), 337-367; *Idem - Desafios da Nova Genética*, Edições Brotéria, Lisboa, 1991.

[23] Cf. NUNES, Rui - *Questões Éticas do Diagnóstico Pré-Natal da Doença Genética*, Edição do Autor, Porto, 1995.

[24] Cf. ARCHER, Luís - *Da Genética à Bioética*, Colectânea Bioética Hoje - XI, Associação Portuguesa da Bioética, Serviço de Bioética e Ética Médica,Gráfica de Coimbra, Coimbra, 2006.

[25] Para descobrir as implicações ambientais, económicas, sociais e éticas da era biotecnológica, a frente e o verso de uma história nova e em transformação, uma nova humanidade, um mundo novo em mutação permanente, ver: RIFKIN, Jeremy - *O Século Biotech. A criação de um novo mundo*, trad. de Fernando Oliveira, Publicações Europa-América Lda, Mem Martins, 2001.

vem servir e promover a dignidade da pessoa humana. Nesta perspectiva, num artigo recente, Michel Renaud salienta que "esta discussão tem a sua pertinência na medida em que leva as formas de humanismo a dialogarem entre si: não é, então, a questão do antropocentrismo ou da sua ausência que importa, em primeiro lugar, na análise dos vários humanismos, mas a busca dos pontos de encontro e de desencontro, quando juntos estão confrontados com os mesmos problemas.

A maneira de encarar o abortamento, a eutanásia, o princípio da vida humana e pessoal implicam compreensões diferentes do ser humano no mundo. Notemos que estes problemas não põem em causa inovações técnicas, mas escolhas de sociedade apoiadas em "Weltanschaungen" diferentes. Diferentes são os casos de investigação sobre o embrião, da manipulação genética e da clonagem. Ora, a interacção dos problemas éticos em desafios, por um lado, meramente éticos e não científicos (o abortamento), e, por outro, científicos e éticos (a manipulação genética) mostra, não que o "humanismo técnico" é humanista por causa da técnica, mas que a técnica deve integrar-se no humanismo, que ela não pode prescindir de uma compreensão mais fundamentada do humanismo. No final de contas, a técnica — principalmente sob a forma ligada às ciências da vida — longe de contestar a visão humanista do mundo, reenvia o humanismo para a própria consciência de si e para a questão da sua fundamentação. Sob a interrogação viva que ela constitui, a técnica obriga o humanismo a aprofundar as raízes da sua autointerpretação. E é aqui que os caminhos divergem inevitavelmente.

Compreende-se, então, que as respostas dadas às questões lancinantes do presente sejam diferentes. Se se tratasse de uma diferença meramente teórica, então as consequências não seriam muito visíveis no plano social. Sob o impacto da técnica, as diferenças de respostas traduzem-se em figuras opostas do humano no homem e em modelos de sociedade às vezes profundamente antagonistas. A nossa conclusão permanece, deste modo, à beira do problema, mas não pode senão reconhecer que a técnica contemporânea volta a dar à filosofia, que subjaz ao humanismo, um desafio e uma responsabi-

[26] Cf. POTTER, Van Rensselaer - "Humility with Responsibility - A Bioethic for Oncologists: Presidential Address", in: *Cancer Research* 35 (1975), 297.

lidade, que nem toda a gente está pronta a aceitar"[27]. E, todos os que aceitam este desafio e esta responsabilidade, como nos lembra Walter Osswald, no contexto da humanização da saúde, "colocam o doente no centro dos serviços que só existem em sua função", ou ainda quando verifica: "Humanizar é servir e respeitar a pessoa doente na sua globalidade biológica, psicológica, sociológica e espiritual, sem estabelecer destrinças entre estas suas facetas, que não passam de manifestações de diversa ordem da mesma realidade única" e sintetiza dizendo que "é possível e desejável travar esta batalha pacífica pela humanização, já que a qualidade técnica é apenas secundante da excelência humana"[28]. Porém, no plano da aplicação das biotecnologias ao ser humano, o objectivo maior para diminuir a mortalidade e aumentar a expectativa de vida (recorrendo a todos os meios para alcançar o que consideram desejável para o paciente, de um ponto de vista exclusivamente técnico) criou situações rigorosamente inéditas para pacientes, famílias e profissionais de saúde[29], as quais questionavam o suposto alcance humanitário de alguns novos processos terapêuticos ou acções médicas, em geral [30], fazendo com que, mais tarde, o debate bioético se tornasse "num fenómeno de sociedade"[31], configurado em aproximação ergonómica global, contando, para tal, com o contributo das diferentes racionalidades desde a racionalidade transversal[32], "[das] linguagens que se defrontam"[33], "constituindo

[27] RENAUD, Michel - "Técnica e Humanismo", in: *Revista Portuguesa de Filosofia*, 62 (2006), 207-214, (ct. 214).

[28] Para mais desenvolvimentos, ver: OSSWALD, Walter - *Humanizar a saúde*, in: *Um fio de ética, (Exercícios e Reflexões)*, 2ª edição, Gráfica de Coimbra, Coimbra, 2004, 61-63.

[29] Cf. *Idem - Da bipolarização à triangulação: a relação médico-doente*, 26-31.

[30] Como afirma Patrão Neves: "Os médicos sabem do que são capazes, mas não sabem se devem ousar; os filósofos conhecem os princípios morais da sociedade ocidental, mas as novas situações (absolutamente inéditas) desafiam a hierarquia de valores estabelecida". Para mais pormenores, ver: PATRÃO NEVES, Maria do Céu - F*undamentação Antropológica da Bioética*,http://www. portalmedico. org. br/revista/bio1v4/fundament. html.

[31] THIEL, Marie-Jo - « Le défi d'une éthique systémique pour la théologie », in: *Revue des sciences religieuses*, 74 (2000), 92.

[32] Para caracterizar a especificidade da reflexão bioética, Autiero fala da necessidade de uma "racionalidade transversal". Para mais pormenores, ver, AUTIERO, António - *La Bioética: gli intrecci da capire*, in: VIAFORA, Corrado, (a cura di) - *Centri di Bioética in itália. Orientamenti a confronto*, Fondazione Lanza , Gregoriana Libreria Editrici, Padova, 1993, 27.

uma nova inteligibilidade da realidade a que chamamos vida"[34] e assumindo, como projecto metodológico, a alteridade ou encontro dialógico de todos os agentes directa ou indirectamente implicados.

A Bioética na sua origem, natureza e dimensão ergonómica global, como afirma Patrão Neves, é essencialmente um novo modo de pensar a partir do humano como valor fundamental, de agir, a partir de regras que salvaguardem o homem, e de ser, na mais plena realização de si[35]. Porém, a ambição cega, que nos pode levar ao progresso[36], é a mesma que nos pode levar à extinção e à euforia inebriadora inicial de um poder aparentemente infinito, que o homem vinha conquistando por meio dos desenvolvimentos tecnológicos, deu, paulatinamente, lugar a um sentimento de angústia pela sua manifesta impotência, perante as situações produzidas, onde a Bioética, no seu âmbito ergonómico global, vai afirmando a sua força, vigor crítico[37], harmonizador[38] e humanizador[39], como "olhar ético e

[33] ARCHER, Luís - *A Democratização das Ciências*, in: *Biética ou Bioéticas na Evolução das Sociedades*, (Coord. de Maria do Céu Patrão Neves e de Manuela Lima) Centro de Estudos de Bioética dos Açores, Edição Luso-Brasileira, Gráfica de Coimbra - 2 Publicações Lda e Centro Universitário São Camilo, 2005, 37.

[34] PATRÃO NEVES, Maria do Céu (coord.) - *A Bioética como expressão de um novo saber. 1. Origem e natureza da bioética*, in: *Comissões de ética: das bases teóricas à actividade quotidiana*, Centro de Estudos de Bioética, Açores, 1996, 25-26.

[35] *Ibidem*,27.

[36] De facto, se ao progresso científico e tecnológico não corresponder um progresso na formação bioética do ser humano (cf. Ef 3, 16; 2 Cor 4, 16), então aquele não é um progresso, mas pode constituir uma ameaça para o homem, para a humanidade e para o mundo.

[37] Cf. SÈVE, L. - *Pour une critique de la raison bioéthique*, Odile Jacob, Paris, 1994.

[38] Como salienta Luís Archer: " A história da Bioética conta-nos numerosos exemplos em que essa estratégia dos princípios intermédios levou a consensos construtivos entre correntes ideológicas bem diferentes ou até opostas (Relatório Belmonte, Declaração de Helsínquia e outros)". ARCHER, Luís - "Profecias do Gene Ético: Confronto entre Tecnocosmos e Humanitude", in: *Cadrenos de Bioética*, 30 (2002), 7-15 (cit. 14).

[39] Cf. LUIS MARTÍNEZ, Julio - *De la Ética a la Bioética*, in: *Do Início ao Fim da Vida* (coord. de SILVEIRA DE BRITO, José Henrique), *Actas das Primeiras Jornadas de Bioética*, Funchal, 18 e 19 de Março de 2005, Publicações da Faculdade de Filosofia, Centro de Estudos Filosóficos, Universidade Católica Portuguesa, Braga, 2005, 183 ss. E — como salienta SILVEIRA DE BRITO — a dificuldade prática de encontrar, para normas por todos aceites, uma justificação universal não significa que ela não exista, mas simplesmente que ela é lida em termos da diversificada vivência histórica de cada um. Para mais pormenores, ver: BRITO, José Henrique Sil-

empenhamento no reconhecimento e na defesa da dignidade, integridade e liberdade dos mais vulneráveis membros da família humana"[40]. E, como afirma Daniel Serrão, "o grande desafio, a grande questão antropológica provocada pelo desenvolvimento científico e tecnológico é só uma: descobrir como a mente humana opera para atribuir um sentido ao mundo e para se sentir bem habitando nele por um tempo seguramente limitado"[41].

4 *Do ponto de vista da estrutura do fenómeno vital e formas de vida mais complexas.*

Ao tratar a questão das origens do Universo, da Vida e do Homem, Luís Archer, que aborda, em concreto, *A Estrutura do Fenómeno Vital*, oferece-nos a seguinte síntese: "A estrutura do fenómeno vital surge-nos como um caso ímpar de interrelacionamento dinâmico. Os mesmos átomos banais de todo o Universo constroem no ser vivo uma arquitectura complexa, altamente funcional, autoreguladora e autoperpetuante, com uma missão conjunta insuspeitadamente vasta do Universo"[42]. Um simples átomo de hidrogénio, que vagueava ocasionalmente nos espaços, inútil no seu isolamento, vê-se um dia associado a outros átomos, combinando-se em moléculas, incluído no programa duma célula e integrado num ser vivo.

As características desse átomo de hidrogénio foram assim aproveitadas para uma operação conjunta, progressivamente mais ampla, que pode levar a que o ser vivo se interrelacione com os outros seres através de novos tipos de ligação como a vista, o ouvido, a emissão de sons, o movimento muscular e que poderá culminar ao

veira de - *Sobre a Casuística II*, in: *Genoma e Dignidade Humana* (coord. de Rui Nunes, Helena Melo, Cristina Nunes), Serviço de Bioética e Ética Médica da Faculdade de Medicina da Universidade do Porto, Gráfica de Coimbra, Coimbra, 2002, 39-49.

40 CARVALHO, Ana Sofia - *Nota Introdutória*, in: *Bioética e Vulnerabilidade* (coord. de Ana Sofia Carvalho), Edições Almedina, Coimbra, 2008, 7.

41 SERRÃO, Daniel - "As grandes questões antropológicas provocadas pelo desenvolvimento científico e tecnológico", in: *Humanística e Teologia*, 13 (1992), 163-176, (cit. 176).

42 ARCHER, Luís - *As Origens do Universo, da Vida, do Homem. Estrutura do Fenómeno Vital*, Universidade Católica Portuguesa, Lisboa, 1985, 66.

nível da mente, que se interrelaciona através do conhecimento[43]. Não parece poder duvidar-se que o resultado final do fenómeno vital é muito superior ao somatório das propriedades individuais dos elementos que o compõem. A questão está em saber se esse "mais", que o fenómeno traz aos elementos que o compõem, vem de fora ou de dentro da própria matéria. Se é extrínseco ou intrínseco. A análise científica do fenómeno vital leva-nos a crer que esse mais é uma superestrutura proveniente, no imediato, das afinidades e propriedades agregativas da própria matéria e que acaba por originar um fenómeno qualitativamente superior ao somatório dos seus elementos[44]. Tem um significado que a torna qualitativamente superior[45]. Tal como uma palavra em relação às letras que a formam. Como salienta Michel Renaud: "Quando se olha mais de perto, verifica-se que a lei da estrutura não é ela própria estrutura, mas um critério que rege a organização da estrutura"[46]. Neste contexto, podemos ainda perguntar: o que é um objecto emergente? Ora, "Tal como o todo é mais do que a soma das partes, como diz também Daniel Serrão, o objecto emergente não está contido nas estruturas com as quais se constitui"[47].

[43] Reflectindo sobre a "teoria da endosimbiose em série" (SET: de *Serial Endosymbiosis Theory* – proposta por Lynn Margulis), Daniel Serrão afirma: *"(...)* não deixa de ser perturbador que eu esteja a pensar e a escrever este texto porque as mitocôndrias usam o oxigênio que respiro para fornecerem a energia necessária à actividade metabólica e eléctrica das células cerebrais, nas quais estão integradas hoje, mas que foram, antes, bactérias livres no mundo natural. E que bactérias idênticas às mitocôndrias das minhas células cerebrais (e de todas as minhas células corporais) continuam hoje a existir em forma livre e capazes de repetir o acontecimento endosimbiótico, que marcou a origem de toda a evolução das espécies vivas". SERRÃO, Daniel - *Archeo-biologia e Bioética: um encontro não conflituoso*, in: *Ars Interpretandi - Diálogo e Tempo*, Homenagem a Miguel Baptista Pereira (coord. de Anselmo Borges, António Pedro Pita e João Maria André), Fundação Eng. António de Almeida, Porto, 2000, 235-264, (*cit.,* 240).

[44] ARCHER, Luís - *As Origens do Universo, da Vida, do Homem. Estrutura do Fenómeno Vita*l, Universidade Católica Portuguesa, Lisboa, 1985, 53-66 (cit., 66).

[45] *Ibidem,*57.

[46] RENAUD, Michel - *O Homem como Destino Pessoal*, in: *O Cérebro e o Espírito*, colóquio realizado em Novembro de 1985 pela Associação de Médicos Católicos Portugueses, no Auditório da Universidade de Coimbra, Oficinas da Imprensa de Coimbra, Coimbra, 1986, 245.

[47] SERRÃO, Daniel - "A criação e o genoma", in: *Brotéria*, 153, (2001), 806.

A atenção focalizada,ou aparentemente distraída, às emergências de objectos naturais, como a do amigo do saber, na sua atitude de "douta ignorância", que sabe que sabe ou que sabe que não sabe, mas que quer realmente saber e que perscruta, também, na natureza os meandros dos seus problemas, enigmas e mistérios pela sedução máxima de quem anda a conhecer a natureza. Muitas emergências soçobram e não têm condições para serem objectos autónomos. Outras persistem e aí as temos na maravilhosa diversidade do mundo natural[48]. Mais ainda: os diferentes e diversificados sistemas de vida ou organismos não cooperam só uns com os outros, mas também se integram dentro de si mesmos e constroem formas de vida mais complexas.

Sem estes processos, não existiria evolução da vida. E, na esteira destas integrações, acontecem novas formas de organização. Reiteramos: "o todo é maior do que a soma das partes". Isto está correcto. O *todo é* também — como argumenta Jürgen Moltmann[49] — "mais do que a cooperação de partes separadas entre si. É um novo princípio de organização para as funções das partes de umas com as outras e com o todo. E estas novas formas de organização resultam de um estado de agregação das partes com um salto para nova qualidade. Dado que o todo apresenta uma nova qualidade não é apenas "mais do que", mas é também outro face à quantidade das partes. Conhecem-se as funções das partes com base no princípio da causalidade. Como é que funcionam os genes num corpo humano e o corpo humano na vida de um ser humano? É manifesto que as células nervosas, pelas sinapses, determinam a participação das partes na totalidade da pessoa. Elas ligam e desligam os genes. O cérebro abrange quer a memória histórica, quer a memória corporal de uma pessoa. Regula as relações através de opaminas e oxitozinas". Os complexos sistemas de vida são abertos. Estes sistemas de vida abertos são comunicativos, desenvolvem-se em metabolismos e em trocas de energia cada vez mais ricas. Os sistemas de vida abertos são formas de vida simbióticas. Ligada à abertura dos sistemas de vida está também a amplitude das suas possibilidades. Quanto mais complexo

[48] *Ibidem.*
[49] MOLTMANN, Jürgen - *A Biotecnologia à luz da nova Neurobiologia e de uma Teologia Integral*, 7.

é um sistema, mais oportunidades se abrem para ele. Consequentemente, os sistemas abertos possuem mais possibilidades para a sua transformação. O comportamento não está completamente determinado pela sua atitude até ao presente. A sua condição futura é, portanto, mais outra do que a anterior. Estão no seu processo de formação e só são entendidos quando também se abrange um possível futuro. Os sistemas abertos antecipam o seu próprio futuro, no qual produzem possibilidades presentes. Os sistemas abertos encontram-se numa situação de equilíbrio e são assimétricas em vista da sua estrutura do passado e do futuro. Não podemos fazer nenhuma afirmação sobre sistemas fechados, pois cada informação necessita de um material e de um transportador energético, mas sabemos que quando um sistema de vida aberto se fecha contra a comunicação e contra o seu próprio futuro, morre[50].

Em síntese, como argumenta científica e profundamente Daniel Serrão, "cada forma corporal é a imagem das características estimuladoras do meio externo, actuando sobre uma forma que é reactiva e que adapta essa forma para ela poder absorver o estímulo. Viver é aprender a adaptar-se. Quem não aprende, apreendendo o sentido do estímulo externo ou quem, apreendendo-o, não consegue mudar a forma corporal, adaptando-se, vai regressar ao caos original que é, por definição, informe. Viver é, também, gerar um espaço, o da forma corporal e um tempo que é marcado e medido pelo desenvolvimento da ligação química, entre o corpo reactivo e a energia exterior, entre enzima e substrato, no sentido mais geral "[51].

Por isso, se pretendermos esta perspectiva não reducionista da ciência especializada, então teremos de assumir os seus resultados numa ciência da integração para compreendermos melhor o mundo

[50] Cf. WEIZSÄKER, E. Von (ed.) - *Offene Systeme I, Beiträge zur Zeitstruktur von Information, Entropie und Evolution*, Stuttgart, 1974; MOLTMANN, Jürgen - *Schöpfung als offenes System. In Zukunft der Schöpfung*, 123-129.

[51] SERRÃO, Daniel - *O Tempo e as emergências biológicas, Simpósio sobre Processos de Auto-organização*, Instituto de Investigaciones Económicas y Sociales "Francisco de Vitoria", Madrid, 22 de Nov. 2000, (texto para publicação, amavelmente cedido, com agradecimento e gratidão ao autor), 6-10; Ver, também, *Idem - Uma Leitura Archeo-Biológica do Cancro Humano*, in: *Academia Galega de Ciencias*, Xornadas Luso-Galaicas de Ciências 1990-1992, Minerva, Santiago, 1993, 99-109; *Idem* - "A Célula Normal e Patológica: Notas para uma Teoria Integradora", in: *Arquivos de Medicina*, 10 (1996), 75-78.

da nossa vida e de nós próprios, situados em famílias, comunidades, culturas, etc. [52]. E, no contexto da actual sociedade científica e técnica, Daniel Serrão aponta a questão antropológica fundamental, afirmando: "Ao apossar-se do mundo, pela inteligência reflexiva, ao modificá-lo para que lhe seja útil, ao representá-lo por diversos símbolos e ao construir com todos esses símbolos um universo exterior à natureza e exterior aos homens – que é o universo cultural – o homem transformou-se num agente perturbador do mundo natural e num ser perturbável pelo mundo natural"[53]. Daí que possamos enunciar como problema bioético fundamental, no contexto do desenvolvimento científico--tecnológico[54], a grande desproporção entre os meios técnicos sofisticados e os níveis de humanidade que são desejáveis na Biotecnologia, na Biomedicina, na acção sanitária e, em ordem à compreensão da pessoa humana, criadora e irradiadora de sinergias no seu relacionamento inter-individual e comunitário.

[52] Para mais pormenores sobre o carácter relacional da pessoa humana, ver, GREGERSEN, Niels Henrik - *Varieties of Personhood: Mapping the Issues*, in: GREGERSEN, Niels Henrik *et al.* (eds) - *The Human Person in Science and Theology*, T&T Clark, Edinburgh, 2000, 4 ss.

[53] SERRÃO, Daniel - "As grandes questões antropológicas provocadas pelo desenvolvimento científico e tecnológico", in: *Humanística e Teologia*, 13 (1992), 168.

[54] O fim último da ciência é, como nos diz Walter Osswald, "procurar a verdade através do conhecimento, para melhor servir o homem". OSSWALD, Walter - *Progresso da Ciência :sentido e limites*, in: *Novos Desafios à Bioética*, (coord. de Luís Archer, Jorge Biscaia, Walter Osswald e Michel Renaud), Porto Editora, Porto, 2001,12. E este servir o Homem como *telos* da ciência reporta-se ao Homem todo e a todos os homens, como enuncia Jorge Biscaia: " ... No serviço da vida humana considerada não unicamente como vida biológica, mas como vida relacional e, por isso, vida da pessoa. [...] Se não tivermos presente esta perspectiva, o progresso científico pode encerrar o gérmen duma corrosão interna que acabará certamente por desvirtuar o próprio homem". BISCAIA, Jorge - *Centro de Estudos de Bioética*, in: *Comissões de Ética: das bases teóricas à actividade quotidiana*, 2° edição revista e aumentada, (coord. de Maria do Céu Patrão Neves), Gráfica de Coimbra, em colaboração com o Centro de Estudos de Bioética / Pólo Açores, 2002, 77. E o desvirtuamento da própria ciência que *deve respeitar o primado do ser humano*, como declara no seu Artº 2º, a Convenção dos Direitos do Homem e a Biomedicina: "O Interesse e o bem-estar do ser humano devem prevalecer sobre o interesse único da sociedade ou da ciência". *Direitos do Homem e Biomedicina, Actas da Oficina sobre a Convenção para a protecção do Homem e da Dignidade do Ser Humano face às aplicações da Biologia e Medicina* (incluindo texto da Convenção, *Diário da República*, nº 2, I - A, 3 de Janeiro 2001, Universidade Católica Editora, Instituto de Bioética, Lisboa, 2003, 206.

5 *A tese neurobiológica: "no centro da biologia está a relação recíproca e a cooperação"*[55] *e as abordagens recentes da relacionalidade pessoal nas ciências cognitivas.*

Para abrir claramente uma nova perspectiva, sobre os temas deste ensaio, chamamos à colacção uma nova tese neurobiológica, que deverá basear-se sobretudo numa grande fidelidade à experiência humana no seu fundamental e complexo carácter relacional[56], sendo uma questão decisiva para o Homem, na construção da sua identidade pessoal, social e universal: da imagem que de si mesmo tem, enquanto presença de si a si mesmo, na alteridade; da imagem que socialmente evidencia, enquanto presença e ser em, ser por, ser para e ser com os outros; na sua abertura radical e universal ao Outro diferente de qualquer outro e de todos os outros[57], para a construção da sociedade presente bem como do legado a transmitir às gerações vindouras. Nesta nova perspectiva paradigmática, convergem dados da Neurobiologia, das ciências cognitivas e, também, de outras áreas do saber baseadas noutras metodologias, mais próprias da filosofia e das tradições religiosas, igualmente numa perspectiva relacional. Por isso, a Biologia evolutiva, algumas perspectivas neurobiológicas, alguns dados das ciências cognitivas devem renunciar ao monopólio do conhecimento, abrir-se à convergência com outras metodologias, outras abordagens multidisciplinares, interdisciplinares e transdisciplinares[58], sem qualquer pretensão de ecletismo inde-

[55] Esta tese é defendida por BAUER - *Prinzip Menschlichkeit. Warum wir von Natur Kooperieren*, Hamburgo, 2006. Já em 1971, Jürgen Moltmann, na conferência Hoffmann-LaRoche de Basileia, havia reivindicado um *Ethos* da paz na existência e sua comprovação científica pela Neurobiologia.

[56] Cf. DINIS, Alfredo - "Ética e identidade pessoal na perspectiva das ciências cognitivas", in: *Brotéria*, 156, (2003), 119 -140.

[57] Subscrevemos a advertência de Michel Renaud apropósito da alteridade, bem como a sua alusão à necessidade de pensar o ser humano como *imago Dei* na perspectiva bíblico-teológica, quando afirma: "O *amor sui* da tradição medieval passava pela alteridade do outro no sentido mais rico do termo e recusava a *imago sui ipsius* enquanto fim em si; esta afirmação não é senão a recíproca da tese cristã que, na base da metáfora bíblica do Génesis, pensa o ser humano como *imago Dei* ". RENAUD, Michel - "O Clone Humano, Pessoa ou não Pessoa?", in: *Cadernos de Bioética*, 22 (2000), 94.

[58] Apontando o carácter multidisciplinar e transdisciplinar da Bioética, enquanto saber multidisciplinar "a Bioética é uma disciplina nova do conhecimento que os

finido, elaborando uma imagem da pessoa humana, das relações interpessoais sem preconceitos ideológicos[59], na fidelidade àquilo que de raiz, real e verdadeiramente, constitui os seres humanos, sendo, "hoje, a nossa melhor ponte, para um futuro que não seja a catástrofe da humanidade"[60].

Porém, começando por lançar o nosso olhar rectrospectivo, verificamos que um dos modelos proposto é o da "guerra da natureza" (war of Nature) e a luta humana pela existência com a natureza [61]. E mais próximo da nossa contemporaneidade, temos, também, o modelo sociobiológico[62], o modelo da "hipótese espantosa"[63] e o do

homens lúcidos do nosso tempo reclamam com urgência dos cultores das ciências duras, das ciências humanas e das ciências sociais (...)", e, como sabedoria transdisciplinar, a Bioética "pretende manter a autonomia e independência tanto das áreas científicas como das humanistas, respeitando e aceitando os seus diferentes métodos, linguagem, objectivos e conclusões, mas procurando encontrar a sua complementaridade na busca de respostas consensuais para a defesa da dignidade humana" ARCHER, Luís - *Transdisciplinaridade e pluralismo*, in: *Bioética* (Coord. Luís Archer, Jorge Biscaia e Walter Osswald), Editorial Verbo, Lisboa/São Paulo, 1996, 25. Ver, também: OSSWALD, Walter - *É a Bioética interdisciplinar ou transdisciplinar?*, in: *Cadernos do Mosteiro*, Gráfica de Coimbra, Coimbra, 2007, 109-113.

[59] A este propósito, ver, LEWONTIN, R. C. - *Biologia como Ideologia*, Relógio d`Água, Lisboa, 1998. Ver, também, JORGE, Maria Manuel Araújo - *Da Epistemologia à Biologia*, Instituto Piaget, Lisboa, 1994.

[60] SERRÃO, Daniel - *A Bioética, Ponte para o Futuro*, in: *A Bioética e o Futuro*, Publicações do II Centenário da Academia de Ciências de Lisboa, Lisboa, 1995, 163-165.

[61] DARWIN, Charles - *The Descent of Man and Selection in Relation to Sex, 1871* (A Origem do Homem e Selecção em Relação ao Sexo, 1871); *Idem - On the Origin of Species by Means of Natural Selection* (A Origem das Espécies no Meio da Selecção Natural, trad. de Mesquita Paulo, Ed. Lello & Irmão, Porto).

[62] Cf. WILSON, Edward O. - *Sociobiology*, The New Synthesys, Belknap Press, Cambridge, 1975.

[63] CRICK, Francis - *A Hipótese Espantosa : Busca Científica da Alma*, trad. de Joaquim Nogeira Dias, Instituto Piaget, 1898, na página 19, explica: "A hipótese espantosa é a de que "Você", as suas alegrias e as suas tristezas, as suas memórias e as suas ambições, a seu sentido de identidade pessoal e livre arbítrio, não sejam de facto mais do que o comportamento de um vasto conjunto de células nervosas e das suas moléculas associadas: Tal como a Alice, de Lewis Carroll, poderia ter dito: "Você não passa de um embrulho de neurónios". Esta hipótese, é de tal forma estranha às idéias da maioria das pessoas hoje vivas, que bem pode ser considerada como espantosa".

"gene egoísta"[64], que nos são apresentados como verdadeira força motriz da Biologia. Porém, tendo em conta outros dados da Biologia actual, também constatamos que o princípio básico para a construção do sistema biológico é muito mais o da relação recíproca e a cooperação em ordem à construção de sistemas de vida mais complexa e ao serviço do desenvolvimento da humanidade da pessoa. Por conseguinte, cada ser humano na sua singularidade, e todos os seres humanos estão alicerçados, do ponto de vista neurobiológico, na confiança, no reconhecimento, na ressonância social e na aceitação. Como afirma Bauer: "O conhecimento de que a aceitação e o reconhecimento, que encontramos junto dos outros, são a razão profunda de toda a motivação deu-se nos últimos cinco a dez anos e é o resultado de uma série de investigações dispendiosas. Nelas descobriu-se que os sistemas de motivação, se desligam quando não existe nenhuma possibilidade de dedicação social e são activados quando sucede o contrário, quando o reconhecimento ou o amor está em jogo"[65]. Tudo isto corresponde a uma experiência que todos e cada um de nós pode fazer por si mesmo: viver "no vazio de uma egolatria sem horizonte"[66], em isolamento, pode ser causa de doenças e a apatia social em casos extremos pode conduzir ao suicídio. Em contrapartida, o reconhecimento experimentado e partilhado nas nossas relações interpessoais e sociais é fonte de bem-estar ou estar bem "na sua pele", ter vontade de viver e pode levar a criações e realizações inimagináveis[67].

A Neurobiologia moderna tem provado que a formação do cérebro, desde a mais tenra idade, acontece depois da dedicação da

[64] Cf. DAWKINS, Richard - *The Selfish gene*, Oxford, 1976. Ver em português, - *O Gene Egoísta*, trad. de Ana Paula Oliveira e Miguel Abreu, 2ª edição, Gradiva, Lisboa, 1999.

[65] BAUER - *Prinzip Menschlichkeit. Warum wir von Natur Kooperieren*, 35.

[66] A este propósito, JORGE CUNHA afirma: "O discurso meramente subjectivista, próprio do ambiente pós-moderno que, tendo despedido a evidência metafísica, ficou apenas com o batimento de asas no vazio de uma egolatria sem horizonte": CUNHA, Jorge Teixeira da - *Bioética Breve*, Paulus Editora, Estrada de S. Paulo-Apelação, 6.

[67] Como afirma Daniel Serrão: "a epifania do corpo na nossa autoconsciência desencadeia a avaliação (...), e as experiências transformadoras da imagem corporal podem ser exaltantes e enriquecem toda a nossa biografia". SERRÃO, Daniel - *Auto-estima e corpo*, in: *Corpo, saúde e espaço público*, vol. 2, Cadernos do UF, nº2, Ed. Ariadne Editora, Coimbra, 2006, 21.

mãe, do pai e dos mais próximos ou mais chegados. As neurociências, também, dão conta que "as redes sociais intactas protegem a saúde e elevam a esperança de vida, enquanto que a solidão indesejada encurta a vida"[68]. Também, falando de abordagens recentes da relacionalidade pessoal, nas ciências cognitivas, é significativo o contributo de Evan Thompson, cuja perspectiva nos parece ir para além do sentido meramente biológico e unilateral, quando afirma: "A consciência humana individual forma-se numa interrelação dinâmica entre o eu e o outro e é, por conseguinte, inerentemente intersubjectiva. O encontro concreto do eu com o outro envolve fundamentalmente a empatia, entendida como um género de intencionalidade único e irrepetível. A empatia é a condição prévia (a condição de possibilidade) da ciência da consciência. A empatia humana é inerentemente dinâmica e abrem-se-lhe caminhos de modos de intersubjectividade não egocêntricos e autotranscendentes. O progresso real da compreensão de intersubjectividade requer a integração dos métodos e das descobertas das ciências cognitivas, da fenomenologia, das psicologias contemplativas e meditativas da transformação humana"[69]. Pois — como afirma também J. Baptist Metz — "só relações assimétricas de reconhecimento, só a entrega de alguém aos excluídos e esquecidos quebra a violência desta lógica [a lógica das vítimas da globalização], (...), apenas reclamando aquela "implicação moral" irrenunciável da política e do espaço público político, sem a qual a Política mundial seria só o que hoje parece ser, estando refém da Economia e da Técnica, na idade dos mercados, sem fronteiras e de uma Biopolítica cada vez mais sem fronteiras. Neste sentido, o espírito de compaixão exige também o princípio da igualdade fundamental de todos os homens"[70].

Portanto, se pretendermos uma oposição a algumas perspectivas do reducionismo da ciência especializada, então teremos de assumir os seus resultados numa ciência da integração para compreendermos melhor o mundo da nossa vida e de nós próprios. Do ponto

[68] BAUER - *Prinzip Menschlichkeit. Warum wir von Natur Kooperieren*, 68.

[69] THOMPSON, Evan (org.) - *Between Ourselves. Second-Person Issues in the Study of Consciousness*, Imprint Academic, Thorverton, 2001, 1.

[70] Para mais pormenores, ver: METZ, Johann Baptist - *Sobre o Futuro do Cristianismo na Europa do Século XXI*, in: *Deus no século XXI e o futuro do cristianismo*, (coord. de Anselmo Borges), Campo das Letras, Porto, 2007,. 431-442, (cit. . 440).

de vista antropológico, integramos o corpo analisado cientificamente na ordem social e histórica da pessoa e a própria pessoa na nossa comunidade de vida. Integramos a nossa específica comunidade de vida na comunidade da humanidade. Do ponto de vista teológico, integramos a comunidade da humanidade na comunidade da criação e a comunidade da criação na comunidade do Deus, uno e trino. Como nos diz, em tom implicativo, António Couto: "Em boa verdade, quando dou por mim, já tenho coisas atrás, já estou sempre depois do meu nascimento, já tenho um pai e uma mãe, já sou filho. E reconhecer-me filho é descobrir-me como recepção originária da vida, proveniente de um amor que me precede" [71] — o amor de Deus criador e eu sujeito pessoal suscitado por Ele e a quem Ele confia o seu amor [72]. E, só então, é saciado o nosso desejo mais profundo: conhecer como somos conhecidos[73], falar como somos falados. Em boa verdade, somos sempre primeiro falados por Deus no acto com que nos cria. O nosso verdadeiro "dizer" será sempre a explicitação do *kata logon* da criação[74]. Com isto não se propõe qualquer mundividência total, mas verdadeiramente as perspectivas, nas quais nós procuramos compreender aquilo que podemos reconhecer, rememorar, sentir, viver, crer, esperar, amar e partilhar[75].

6 *Mundo em formação — futuro a advir.*

[71] COUTO, António José da Rocha - *Como uma Dádiva. Caminhos de Antropologia Bíblica*, Universidade Católica Editora, Lisboa, 2002, 8.

[72] Cf. *Ibidem*,58.

[73] 1 Cor 13, 12; Gl 4,9.

[74] GESCHÉ, A. - *Dieu, preuve de l'homme*, in: *Nouvelle Revue Théologique*, 112 (1990), 27.

[75] Neste contexto, Laín Entralgo, afirma: "Na sua própria raiz, no fundamento metafísico da sua inteligência e da sua vontade, a existência humana possui uma estrutura,ao mesmo tempo, pística (*pístis*, a fé), elpídica (*elpís*, a esperança) e agápica (*agapé*, o amor). Porque a necessidade de crer, de esperar e de amar pertence constitutiva e iniludivelmente ao nosso ser, 'somos' as nossas crenças e as nossas dilecções, e contamos com elas, saibamo-lo ou não, na execução de qualquer dos actos do nosso viver pessoal, o acto de pensar, o de comer ou o de criar uma obra exterior a nós". LAÍN ENTRALGO, Pedro - *La espera y la esperanza: Historia y teoría del esperar humano*, 2ª ed., Revista de Occidente, Madrid, 1957, 280.

Como muito bem vê Moltmann[76], "a teoria da evolução da vida mostra-nos uma única vez que a história é irrepetível. E isso é porque a vida está em formação. A sua história deixa-se perceber de maneira rectrospectiva, na teoria da descendência, mas ela tem indubitavelmente também perspectivas para os desenvolvimentos futuros. Tanto quanto nos é dado entender, a natureza, juntamente com a origem do homem, com a sociedade humana e com a cultura humana, é uma experiência bem sucedida, muito sensível com a capacidade de futuro e comparativamente complexa". Porém, como também assinala Formosinho e Branco, "seria porventura ingénuo pensar que o homem seja a coroa e a conclusão da evolução da vida"[77]. A pessoa só deveria ser uma ponte ou uma passagem para formas de vida mais elevadas. Uma vez que a espécie humana apareceu tarde na história da vida, todavia ela pode desaparecer seja por catástrofes naturais (como a que aconteceu aos dinossauros), seja por catástrofes que ela se autoinflige — o que é verosímil — como é o caso das catástrofes nucleares, ecológicas ou terroristas. Mas, é a capacidade bioética, que o homem tem, enquanto ser dotado de autoconsciência, de consciência sentiente e decisora e, pelas experiências vitais, ocorridas no tempo[78], que o impulsiona a sacrificar o presente ao futuro, o que poderá permitir que a nossa espécie sobreviva, lançando uma ponte para o futuro sobre o fosso onde, mais cedo ou mais tarde, outras espécies têm caído e se extinguem[79].

Por isso, Daniel Serrão propõe: "A conversação bioética há-de ser orientada para gerar *sabedoria*, uma sabedoria que transcenda tanto os conhecimentos da biologia e ciências afins, como os da An-

[76] MOLTMANN, Jürgen - *A Biotecnologia à luz da Nova Neurobiologia e de uma Teologia Integral*, texto fornecido pelo autor na 2ª conferência das "Jornadas de Teologia", Universidade Católica Portuguesa, Porto, 2007, 1-9 (cit. 8-9).

[77] FORMOSINHO, Sebastião J. ; BRANCO, J. Oliveira - *O Brotar da Criação. Um Olhar Dinâmico pela Ciência, Filosofia e Teologia*, Universidade Católica Editora, 2ª edição, Lisboa, 1999, 314-315. Também, Heidegger, em *Sein und Zeit*, salienta a necessidade de vivermos de modo radicalmente humano e autêntico: HEIDEGGER, Martin - *Ser e Tempo*, Parte I, trad. de Marcia Sá Cavalcante Schuback, 14ª ed., Editora Vozes, Petrópolis, 2005, 234-267.

[78] A este propósito, ver: SERRÃO, Daniel - "Prefácio", in: LIMA, António Carneiro Torres - *Bioética e Antropologia*, Colectânea Bioética Hoje - VIII, Serviço de Bioética e Ética Médica da Faculdade de Medicina da Universidade do Porto, Gráfica de Coimbra, Coimbra, 2004, 15-18.

[79] ARCHER, Luís - *Da Genética à Bioética*, 396-397.

tropologia Filosófica e da Teologia, e que se constitua na boa nova salvadora de todos os homens em todos os lugares habitados do planeta Terra"[80]. Porém, desenvolvimentos mais elevados ou dramáticas rupturas à escala local ou global, do Planeta Azul ou do Outono do Universo[81], o futuro tem ambas as possibilidades prontas para nós.

A imagem cristã do homem vê o ser humano dinamicamente envolvido no processo da história de Deus[82], a qual o chama a um grande futuro: "agora somos filhos de Deus e ainda não foi dado a ver o que seremos; sabemos que quando for dado a ver seremos semelhantes a Ele, pois nós O veremos como Ele é"[83].

A presente autoexperiência do homem na fé cristã está baseada nesta esperança[84] da visão de Deus. Mas, este Deus não cabe no nosso horizonte de compreensão como uma demonstração formal. É Ele que se revela, que se manifesta como "evento"[85], que irrompe na nossa vida, mediante a Sua acção[86]. Todo o ser humano, em geral, e, cada um de nós, em particular, é no presente uma ponte e uma passagem para este grande futuro. Este futuro do homem, todavia não

[80] SERRÃO, Daniel - *Sobrevivência ou extinção da espécie humana*, 321. Ver, também: *Idem - Questões de Bioética*, in: *Deus no século XXI e o futuro do cristianismo*, (coord. de Anselmo Borges), Campo das Letras, Porto, 2007, 333-345.

[81] Cf. MENESES, Ramiro Délio Borges de - *Universi Autumnus*, in: *Humanística e Teologia*, 20 (1999), 23-40.

[82] Cf. MOLTMANN, Jürgen - *Das Kommen Gottes. Christliche Eschatologie*, Gütersloh, 1996. Também, nesta perspetiva, Jorge Cunha afirma que "Cristo, o homem que precede o homem, é o centro profundo da história, pura presença e pura interioridade ao nosso quotidiano disperso e injusto. À teologia compete abrir o quotidiano doloroso à mediação dessa presença, até que a morte nos introduza de vez no coração desse mundo". CUNHA, Jorge Teixeira da - *Questões éticas emergentes. Uma leitura teológico-moral da nossa sociedade actual*, in: *Humanística e Teologia*, 13 (1992), 193.

[83] 1 Jo 3, 2.

[84] Cf. LAÍN ENTRALGO, Pedro - *Antropología de la esperanza*, Guadarrama, Madrid, 1978.

[85] Como explicita António Couto: "e-vento" [*e-venire*, vir de fora do horizonte humano] que provém de fora da história e de fora do mundo, e extra da liberdade boa ou da bondade, que irrompe e julga este mundo e esta história". COUTO, António - *A Bíblia Inquieta e Questiona a Moral*, in: *Ética: Consciência e Verdade*, XXII Semana de Estudos Teológicos 5-9 de Fevereiro de 2001, Faculdade de Teologia da Universidade Católica Portuguesa, Lisboa, 2001, 47-64; (cit. 59).

[86] Sobre a acção divina de Deus/ de Jahvé, em Ex 24,1-2. 9-11, o *mysterium tremendum* da teofania, como manifestação e presença de Deus e reconhecida pelo povo.

se desenvolve a partir das forças e divisões do presente, mas advém à história na própria história humana, como, aliás, a própria palavra alemã "Zukunft" o exprime: "o que está por vir". Deus chega[87] e, no seu futuro, este mundo em transformação será completado, no qual tudo será criado de novo[88], em razão de tudo o que se alterou. Então, a derradeira questão: Poderemos relacionar ambos um com o outro: o mundo em formação e este futuro a advir? Creio que os profetas viram bem este contexto, quando anunciam: levanta-te, fica iluminada, pois eis que chega a tua luz e a glória do Senhor repousa sobre ti"[89].

E, na originalidade da Escatologia, no carácter único e irrepetível do acontecimento de Cristo na Sua Vida, Morte, Ressurreição e Exaltação, que é simultaneamente realização e promessa, isto é, será a realização das promessas veterotestamentárias e antecipação da vida com Deus. Já agora vivida em germe, "Cristo que era, é e que há-de vir"[90]. O Cristo é o que veio (Cristo histórico), o que vem (Cristo ressuscitado, que vem no dom do seu Espírito) e o que há-de vir (Cristo ómega, que leva à plenitude a obra da salvação a que deu início). Deus em Jesus Cristo (passado, presente e futuro) está já a antecipar a Sua vinda gloriosa, mediante o dom do Espírito, que faz parte do mistério Pascal . O Espírito é *pro nobis*, como um dom para nós e por nós. É o Espírito que recorda os não recordados do mundo. Ele que deriva do evento da Cruz e da Ressurreição, move a realidade à resolução da dialética que invade o mundo do esquecimento e da paixão, enchendo-o com a presença de Deus. A Ressurreição e o seu significado salvífico traduzem a entrada na dimensão[91] de Deus no seu poder e na sua glória. A Ressurreição revela o conteúdo da morte e a morte dá sentido à Ressurreição.

[87] Ap 1,4.
[88] Ap 2,5.
[89] Is 60,1; MOLTMANN, Jürgen - *A Biotecnologia à luz da Nova Neurobiologia e de uma Teologia Integral*, texto fornecido pelo autor na segunda conferência das Segundas Jornadas de Teologia, Universidade Católica Portuguesa, Porto, 2007, 1-9, (cit. 8).
[90] Ap 1,4.
[91] Cf. RUIZ DE LA PEÑA, Juan Luis - *La Otra Dimensión: escatología cristiana*, Sal Terrae, Santander, 1986.

A morte é *pascha* da existência oferecida pelos homens e a Ressurreição significa a aceitação desta oblação. Ela ilumina o mistério da morte de Cristo. É do acontecimento de Cristo, enquanto realização das promessas do Antigo Testamento e enquanto promessa para nós, que vem a novidade da Escatologia. E da parte dos que O acolhem, surge uma atitude de fé e de esperança, uma fé esperante e uma esperança crente. A esperança cristã consiste em confiar que aquilo que Deus realizou em Jesus, também realizou para nós e por nós. A história fica confiada ao homem sob o signo da esperança, como realidade última, plena e plenificadora[92]. Portanto "... os cristãos devem aprender de novo, no contexto dos seus conhecimentos e experiências, em que consiste verdadeiramente a sua esperança, o que é que temos para oferecer ao mundo e o que é que, pelo contrário, não podemos oferecer"[93]. Estas são as integrações da Teologia das quais nós somos devedores para as ciências do homem e da vida[94]. Porém, — como saliente Luís Archer — "a teologia moral cristã pode beneficiar, no seu esforço de renovação, do contacto com a jovem bioética, dadas as características, a saber: o seu carácter não dogmático mas heurístico; a sua natureza não impositiva mas propositiva; o constante diálogo com todos os estratos da sociedade e as diversas disciplinas; a virtude da tolerância, sem perda das convicções próprias; a sua flexibilidade para justificadas mudanças; pensamento holístico, que evita casuísticas menores; método menos dedu-

[92] Cf. MARTO, António Augusto dos Santos - *Esperança Cristã e Futuro do Homem*, Ed. do Autor, Porto, 1987.

[93] CARTA ENCÍCLICA DE BENTO XVI - *Salvos na Esperança*, Editorial A. O., Braga, 2007, (nº 22), 36.

[94] Unimo-nos a C. S. Campbel, quando se atreve a sugerir que "uma contribuição central das tradições religiosas pode ser a de ampliar a nossa visão moral, suscitando questões de interesse existencial, que não são tipicamente tratadas na Bioética contemporânea". CAMPBEL, C. S. - *Religion and Moral Meaning in Bioethics*, in: *Hastings Center Report*, 20 (1990), (Special Supplement) 8. Também, Jorge Teixeira da Cunha nos diz que a Bioética pode beneficiar das aportações da Teologia Moral, vários aspectos, apontando os seguintes exemplos: "refazer a autoestima dos seres humanos hoje; refazer o sentido da vida associada; colocar o sagrado e a transcedência no seu devido lugar" evitando cair na sacralização da genética, da eterna juventude ou da mentalidade científico-técnica — acrescentamos nós. CUNHA, Jorge Teixeira da - *A teologia moral católica perante a bioética*, in: *Bioética : Questões em debate*, (coord. de José Henrique Silveira de Brito), Faculdade de Filosofia, Universidade Católica Portuguesa, Braga, 2001, 129-139.

tivo do que indutivo, a partir de situações reais e concretas profundamente vividas"[95]. Como nos lembra João Duque[96], de um modo ou de outro, todo o ser humano é crente (*Homo credens*) mesmo que não explicite essa fé ou mesmo que não a conduza ao solo mais originário. Assim consigamos, crentes, cristãos[97] e teólogos, filósofos, especialistas das Biotecnologias, da Biomedicina, neurobiologistas, cultores das ciências cognitivas, humanistas, bioéticistas[98], amigos da sabedoria e todos os homens de boa vontade, acompanhar a peregrinação de todos aqueles que sinceramente buscam a verdade, para lá das cómodas aparências[99]. Assim, por dever de memória, mantendo-nos atentos ao imenso trabalho do pensamento de muitos dos nossos contemporâneos, bem como daqueles que habitam a memória da nossa tradição, de forma sintética, inconclusa mas implicativa, com

[95] ARCHER, Luís - *Bioética e Teologia*, in: *Da Genética à Bioética*, Colectânea Bioética Hoje — XI, Associação Portuguesa de Bioética, Serviço de Bioética e Ética Médica (FMUP), Gráfica de Coimbra, Coimbra, 2006, 395-409, (cit. 395).

[96] DUQUE, João - *Homo Credens. Para uma Teologia da Fé*, Universidade Católica Editora, Lisboa, 2002, 270.

[97] Sobre a questão da nossa identidade cristã e da busca contemporânea de um sentido para a vida, ver: SCHILLEBEECKX, Edward - *Identidade Cristã: Desafio e Desafiada. A propósito da extrema proximidade de Deus não-experimentável*, in: *Deus no século XXI e o futuro do cristianismo* (coord. de Anselmo Borges), Campo das Letras, Porto, 2007, 405-429.

[98] Este diálogo entre a Teologia, Filosofia e as ciências biomédicas tem sido encorajado por JOÃO PAULO II em vários documentos e iniciativas. Em 11 de Fevereiro de 1994, criou a Academia Pontifícia *Pro Vita*, com a missão de "estudar, informar e formar acerca dos principais problemas de Biomedicina e do Direito, relativos à promoção e à defesa da vida e da pessoa, sobretudo na relação directa que eles têm com a moral cristã e as directrizes do Magistério da Igreja". O Papa afirmou mesmo que "a Bioética constitui o terreno privilegiado para o diálogo sincero e profícuo entre a Igreja e a ciência": Cf. *L'Osservatore Romano*, 18/02/96.

[99] A verificação última é escatológica como podemos ler no Curso de Teología de RATZINGER, Joseph (Bento XVI) - *Escatologia. La muerta y la vida eterna*, in: *Dogmática*, por JOHANN AUER, trad. de Severiano Talavero Tovar, Tomo IX, Editorial Herder, Barcelona, 1992. Porém, como escrevia o filósofo que não se furta a estas questões de fronteira e estabelece pontes de diálogo interdisciplinares — Paul Ricoeur — é legítimo esperar que "todos os grandes filósofos estão na mesma verdade e têm a mesma compreensão pré-ontológica da sua relação com o ser. E a função dessa esperança (a esperança de que assim se chegue a ver) é manter um diálogo sempre aberto para introduzir uma intenção fraternal nos mais ásperos debates. A história continuará a ser polémica, mas fica como que iluminada por este *eskhaton*, que unifica e eterniza". LAÍN ENTRALGO, Pedro - *Alma, Cuerpo, Persona*, 316. A citação de Paul Ricoeur encontra-se em *Idea del hombre*, Espasa Calpe, Madrid, 1996, 187.

sentido prospectivo, em tom moltmanniano[100] e bíblico-teológico, apontamos as seguintes considerações e perspectivas:

Assumimos a vida humana na visão da vida eterna[101]. Consideramos a história humana no contexto da visão do Juízo e do Reino de Deus. Assumimos igualmente a história natural no seio da grande visão da nova criação do céu e da terra: "eis que faço novas todas as coisas"[102];

O futuro da vida humana, da história da pessoa e da história natural, está já repleto de estímulos para o desenvolvimento, para o progresso e para a mudança, de tal forma que o mundo será aquilo que deverá ser: a criação eterna de Deus e o Reino da sua glória;

Acreditamos que a vida eterna é a plenitude da tríplice dimensão do sujeito da esperança que é o homem: O ser pessoal do homem é elevado à comunhão plena e beatificante com Deus. A humanidade é chamada a tornar-se e a ser comunhão dos santos, comunhão fraterna e comunitária. O mundo é chamado a tornar-se nova criação;

Somos chamados a colaborar para que surja e para que cresça essa vida eterna, que Deus já plantou na vida dos homens como uma semente para que cresça. A vida eterna é uma realidade escatológica que só terá a plenitude na comunhão de todos os salvos por Deus, revelado em Jesus Cristo e presente pelo Espírito Santo;

Participamos da dimensão ecológica da vida eterna, na medida em que embelezamos o mundo criado por Deus e dado a todos os homens como casa comum;

Acreditamos que a vida eterna é uma realidade escatológica realizada quando toda a criação participar na eternidade feliz de

[100] MOLTMANN, Jürgen - *A Biotecnologia à luz da Nova Neurobiologia e de uma Teologia Integral*, texto fornecido pelo autor na segunda conferência das Jornadas de Teologia, Universidade Católica Portuguesa, Porto, 2007, 1-9, (cit. 9).

[101] A encíclica *Veritatis Splendor*, no primeiro capítulo, intitulado "Cristo e a resposta à questão moral", faz-nos meditar sobre o texto do diálogo entre Jesus e o jovem rico (Mt 19, 16). A pessoa que se interroga e que interroga sobre o que deve fazer para alcançar a vida eterna é a pessoa que busca a "plenitude de significado para a vida" (V S, 7). Dirigir a Jesus Cristo a interrogação significa entregar-se a Ele, que, com a sua presença e a sua palavra, leva à realização do sentido da vocação do homem. JOÃO PULO II - *O Esplendor da Verdade, Encíclica Veritatis Splendor*, Editorial A. O., Braga, 1993.

[102] Ap 21, 5.

Deus-Pai, Senhor do Céu e da Terra. Então toda a humanidade será um hino de adoração e de louvor, uma doxologia ao Criador. Pois, não se pode descrever a vida eterna, a vida em plenitude, sem dela termos memória, sem a termos experimentado na inteireza do nosso ser, sem a termos habitado interiormente;

Acreditamos que a nossa necessidade meramente individual de uma satisfação — que nos é negada nesta vida — da imortalidade do amor a que anelamos, é verdadeiramente um motivo importante para crer que o ser humano seja feito para a eternidade; porém, postulando a impossibilidade de a injustiça da história ser a última palavra, é que se torna plenamente convincente a necessidade do retorno de Cristo e da nova vida[103].

Acreditamos que a vida eterna é uma realidade escatológica que nos obriga a procurar sair, com o pensamento, da temporalidade de que somos prisioneiros e, de alguma forma, mergulhar no oceano do amor infinito, no qual o tempo — o antes e o depois — já não existe; e cada um de nós ser na totalidade que nos abraça e nós abraçamos a totalidade, ... um incessante mergulhar na vastidão do ser, ao mesmo tempo que ficamos simplesmente inundados de alegria. Assim, o exprime Jesus, no Evangelho de João: "Eu hei-de ver-vos de novo e o vosso coração alegrar-se-á e ninguém vos poderá tirar a vossa alegria"[104]. E, como afirma o Cardeal Ratzinger (Bento XVI), "então toda a criação será cântico, gesto generoso da libertação do ser, adentrando-se no todo e, ao mesmo tempo, como penetração do todo no individual, como alegria, na qual toda a pergunta se resolve e alcança a plenitude" [105].

7 *Conclusões.*

Em modo de conclusão enunciamos as seguintes afirmações, questões e inquietações:

[103] ENCÍCLICA DE BENTO XVI - *Carta Encíclica Salvos na Esperança*, Editorial A. O., Braga, 2007, nº43, 64-65.

[104] Jo 16, 22.

[105] RATZINGER, Joseph (Bento XVI) - *Escatologia. La muerta y la vida eterna*, in: *Curso de Teología Dogmática*, por JOHANN AUER, Tomo IX, trad. de Severiano Talavero Tovar, Editorial Herder, Barcelona, 1992, 320.

Diremos, em síntese, que, na primeira parte deste nosso ensaio sobre "A Bioética Ponte para a Experiência da Intersubjectividade: Elementos para uma Antropologia Bioética da amizade e do amor", ficou bem patente que cada ser humano se vai descobrindo, compreendendo e construindo nos percursos da alteridade, onde interioriza e partilha as sentiências da amizade e do amor. Isto porque o outro é simultaneamente um outro eu e um eu outro[106]. E na medida em que com qualquer ser humano posso exercer esta compreensão, podemos concluir que cada homem é pessoa humana ou está em processo de personalização[107], ou seja, dado que "por essência, o homem é um ente gerundial"[108]. Laín Entralgo especifica, implicando-se na enunciação: "Eu vou sendo o que era e o que sou, e desde o que era e o que sou movo-me para o que serei"[109].

Em contrapartida – como afirma também Daniel Serrão – "homem nenhum é uma ilha cercada de nada e de silêncio. Todo o ser humano se constrói, no tempo, pela relação estruturante com os outros e com o mundo e pela relação do eu consigo próprio, neste 'sentimento de si', como Damásio lhe chama, e que eu prefiro designar por autoconsciência"[110]. "Existe — como também afirma Gadamer — uma experiência do tu que, observando o comportamento dos outros homens, detecta elementos típicos, e que graças a esta experiência adquire capacidade de previsão sobre o outro. Isto é o que poderíamos chamar conhecimento das gentes. Compreendemos o outro da mesma maneira que compreendemos qualquer processo típico dentro do nosso campo de experiência, isto é, podemos contar com ele. O seu comportamento serve-nos como meio para os nossos fins, como o faria qualquer outro meio. Moralmente falando, este comportamento até ao tu significa a pura referência a si mesmo e repugna à determinação moral do homem. Por exemplo, é sabido que

[106] A propósito de os outros homens serem "*outro como yo*" e "*outro que yo*", LAÍN ENTRALGO sinaliza o seu texto com uma citação de ANTÓNIO MACHADO: "*Enseña el Cristo*: '*a tu prójimo/amarás como a ti mismo. / Mas nunca olvides que es outro*'". *Idem - Idea del hombre*, 51.

[107] *Idem - Alma, cuerpo, persona*, 170.

[108] *Idem - El cuerpo humano. Teoria actual*, Espasa Calpe, Madrid, 1989, 122.

[109] *Idem - Alma, cuerpo, persona*, 254.

[110] SERRÃO, Daniel - *Prefácio: uma biografia de Corino Andrade*, in SILVA, Maria Augusta, *Biografia de Corino Andrade: Excelência de uma Vida*, Ed. Fundação Galaxo-Smith Kline das Ciências da Saúde, Lisboa, 2002, 9.

uma das formas que Kant dá ao imperativo categórico é que jamais se deve usar o outro como meio, mas que se deve reconhecer como fim em si mesmo" [111].

Por conseguinte, se nenhum ser humano é sem o outro [112], porque é entre o eu e o nós que a vida acontece, que as sentiências amistosas e amorosas se partilham, que a alegria de viver em dom e tarefa se realizam, em reciprocidade vital como vasos comunicantes, então podemos afirmar a passagem da autocompreensão para a heterocompreensão: a compreensão do outro é também condição para me compreender a mim próprio.

A autoconsciência sentiente e decisora, a auto e a heterocompreensão implicam-se e exigem-se uma à outra[113]. Com algumas notas descritivas, explicativas e compreensivas da realidade do homem, ficamos a saber *o que faz* e *como é.* Ao contrário do que se pensou no século XIX, não nos parece haver cisão entre Ciências da Natureza e Ciências do Espírito. Portanto, a explicação e a compreensão, a autoconsciência, a consciência sentiente e decisora da amizade e do amor, a auto e a heterocompreensão são complementares e exigem-se mutuamente. A questão que podemos aprofundar um pouco mais diz respeito à passagem da autocompreensão à heterocompreensão. Como é que podemos aceder à compreensão do outro? Do outro o que aparece, de facto, são evocações de gestos de uma cultura episódica, mimética, mítico-oral e exterior simbólica. O que se torna manifesto são gestos, dizeres, actividades, expressões significantes e significativas para mim, para cada esteta da recepção que tudo isto procure reter, apreender sem aprisionar e em atitude de gratidão faça de cada sentiência da amizade e do amor, uma festa de encontro e de partilha. Embora simplificando, posso dizer, então, que compreendo essas manifestações do outro, colocando-me na sua pele, descen-

[111] GADAMER, H: G. - V*erdad y Método. Fundamentos de una hermenêutica filosófica*, trad. da 4. ª ed. alemã por A. A. Aparicio e R. de Agapito, Ediciones Sígueme, Salamanca, 1984, 435.

[112] Cf. SERRÃO, Daniel - *Vida humana, um projecto e uma relação?*, in: *Da Vida à Morte*, Gráfica de Coimbra, Coimbra, 1988, 87-105.

[113] LAÍN ENTRALGO, P. - *Teoria y realidade del Outro*, Revista de Occidente, Madrid, 1961; *Idem - El cuerpo humano. Teoría actual*, Espasa Calpe, Madrid, 1989, 230-246.

trando-me, transpondo-me para a sua personalidade, e projectando ou transferindo para a sua realidade, embora sem nunca poder obter uma certeza absoluta, tudo quanto adverti, vislumbrei, assenti em mim mesmo: a existência da autoconsciência, da consciência sentiente e decisora da amizade e do amor, a existência de intimidade, liberdade e responsabilidade, a vocação, a ideia de si próprio, etc.

O outro é simultaneamente um outro Eu e um eu Outro. E na medida em que com qualquer ser humano posso exercer esta compreensão, podemos concluir que cada homem é pessoa humana ou está em processo de personalização pela assunção gradual da sua consciência sentiente e decisora, amistosa e amorosa, que é, tantas vezes, a chave para a arte de uma vida auto e hetero-examinada, por parte de quem busca a plenitude de significado para a sua vida, autenticidade e completude da sua existência amistosa e amorosa, pois "com maior razão — como afirma Emerich Coreth — não pode o homem prescindir do co-mundo (Mitwelt) humano"[114] .

É a capacidade ética, amistosa e amorosa, que o homem tem, enquanto ser dotado de autoconsciência, de consciência sentiente e decisora, que o impulsiona a sacrificar o presente ao futuro, o que poderá permitir que as experiências da intersubjectividade da amizade e do amor prossigam, "que a nossa espécie sobreviva, lançando uma ponte para o futuro sobre o fosso onde, mais cedo ou mais tarde, outras espécies têm caído e se extinguem" [115]. Por isso, a Bioética foi designada pelo seu fundador, "science of survival" e "bridge to the future"[116], podendo tornar-se "aventura de uma utopia saudável"[117] para a Antropologia Bioética da Amizade e do Amor, na afirmação e promoção da eminente dignidade da vida humana, amistosa e amorosa, do seu início ao seu ocaso, "constituindo uma nova inte-

[114] CORETH, Erich - *O Que é o homem? Elementos para uma Antropologia filosófica*, trad. de Maria de Lurdes Stiegeler, Editorial Verbo, Lisboa/S. Paulo, 1992, 60.

[115] ARCHER, Luís - *Da Genética à Bioética*, Colectânea Bioética Hoje — XI, Associação Portuguesa de Bioética, Serviço de Bioética e Ética Médica (FMUP), Gráfica de Coimbra, Coimbra, 2006, 396-397.

[116] Ver nota 30.

[117] Ver nota 12.

ligibilidade da realidade a que chamamos vida"[118] e assumindo, como projecto metodológico, a alteridade ou encontro dialógico de todos os agentes directa ou indirectamente implicados. A Bioética, na sua origem, natureza e dimensão ergonómica global, como afirma Patrão Neves, é essencialmente um novo modo de pensar, a partir do humano como valor fundamental de agir, a partir de regras que salvaguardem o homem, e de ser, na mais plena realização de si[119]. O amor e a amizade são dimensões agápicas, que se situam como qualidades de vida celebradas.

Nesta reflexão sobre a Bioética como ponte para a Experiência da Intersubjectividade: Elementos para uma Antropologia Bioética da Amizade e do Amor, continua a ter validade o aforismo[120] que Goethe faz escrever a Otília nas afinidades electivas: o estudo mais apropriado para a humanidade é o próprio Homem, ser dotado de autoconsciência, de "consciência sentiente e decisora"[121] amistosa, amorosa e que busca significação e sentido para a dor e o sofrimento de cada ser humano. A enorme importância de organizações e actividades de apoio aos menos eficientes deriva de que nelas, pela prática da amizade e do amor aos outros, necessitados e desvalidos, os homens e mulheres de boa vontade poderão descobrir a Transcendência[122], fazendo a experiência intersubjectiva, sentiente e decisora pela Sabedoria da Amizade e do Amor.

Da segunda parte em que abordamos a temática da Amizade, do Amor e da Aliança, na Sagrada Escritura, bem como a intersubjectividade teológica e, da terceira e última parte, em que salientamos a perspectiva da Bioética como trabalho comum global, pelo confronto da visão biotecológica da pessoa humana com os resultados da nova Neurobiologia, das ciências cognitivas, relacionando a

[118] PATRÃO NEVES, Maria do Céu (coord.), - *A Bioética como expressão de um novo saber. 1. Origem e natureza da bioética*, in: *Comissões de ética: das bases teóricas à actividade quotidiana*, Centro de Estudos de Bioética, Açores, 1996, 25-26.

[119] *Ibidem*,27.

[120] Este aforismo é referido por OSSWALD, Walter - "Medicina e arte: uma ressonância", in: *Revista Portuguesa de Psicossomática*, Vol. 4, nº2 (2002), 62.

[121] SERRÃO, Daniel - *Archeo-biologia e Bioética: um encontro não conflituoso*, 249.

[122] SERRÃO, Daniel - *A Pessoa Humana com Deficiência, como um Valor*, Conferência Inaugural do Fórum de Enfermagem de Reabilitação, Fórum Cultural de Ermesinde, 30 de Maio de 2006, 9.

biologia reducionista da evolução com a perspectiva integral da Antropologia cristã e da Escatologia, resta-nos salientar a base salutar da nossa "serena inquietude do inacabado" e do questionamento do nosso agir humano e cristão e, perguntar, ainda:

Vivemos a dinâmica experiencial da amizade e do amor, na Sagrada Escritura, conforme o paradigma da experiência da intersubjectividade do homem bíblico agápico ou a nossa vida e a nossa existência é encarada como presença de nós, a nós mesmo, seguindo os nossos desejos, projectos, impulsos naturais, autosatisfações e domínio dos outros para os pôr ao nosso serviço, sem vivência e convivência amistosa e amorosa dos serviços partilhados?

Perfilhamos o paradigma da responsabilidade identitária em que nos tornamos auto-responsabilizados pelos nossos sucessos ou insucessos ou interiorizamos e partilhamos o paradigma da responsabilidade bíblica, que nos torna responsoriais e responsáveis, em que cada um de nós se recebe do outro e responde por ele e a ele?

Interiorizamos a componente receptiva da nossa humanitude solidária, ou somos meros executivos autistas e calculistas, sem tempo e sem escuta, passando por cima ou ao lado de cada outro e de todos os outros na vivência dos nossos percursos da alteridade?

As nossas aproximações interindividuais e societais são plesiológicas e incondicionais ou vemos primeiro quem são os outros para saber se vale a pena aproximarmo-nos?

Para nós, aqui e agora, a fé cristã é também uma esperança que transforma e sustenta a nossa vida e a existência?

Nas nossas afinidades electivas, já fizemos alguma vez a experiência da prioridade dos outros e de cada outro sobre nós? Em cada hoje que passa já fizemos essa experiência por amizade e por amor?

CAPÍTULO QUARTO

Bioética e qualidade de vida: sobre a multidimensionalidade

António Carneiro Torres Lima
Ramiro Délio Borges de Meneses

1 *Introdução.*

O enunciado qualidade de vida, enquadrado numa visão antropológica — perspectivando o homem como um ser pluridimencional — do homem todo e de todos os homens, exige uma hermenêutica da condição e experiência humana na multiplicidade e diversidade dos seus aspectos, sem a truncar e limitar à sua dimensão biológica[1]. Como veremos, este enunciado binominal, "qualidade de vida" (QV) aplica-se à hermenêutica dos dois pólos da condição e existência humana: quando a vida e existência humana é tecnicamente prolongada em condições muito pouco humanas ou a propósito do ser humano no início do seu desenvolvimento, cujas condições de existência podem ser consideradas muito deficientes.

Nestes dois casos, a referência à QV permite encarar a possibilidade de não prolongar semelhante existência. Assim, uma hermenêutica da condição e da existência humana, com estes contornos,

[1] Para uma caracterização da organização biológica e respectiva dimensão individual do sujeito biológico — que não pode emergir do nada, mas sim de uma organização biológica — que lhe permite existir, crescer, apreender, expressar-se e agir, ver: KARLI, Pierre - "Vie et devenir de l'individu biologique", in: P. KARLI - *Le Cerveau et la liberté*, Éditions Odile Jacob, Paris, 1995, 17-88; Deste mesmo autor, sobre a organização biológica do indivíduo como uma realidade complexa, ver: *Idem* - *"L'identité biologique multiple de l'être humain*, in: *Annales d'histoire et de philosophie du vivant*, vol. I, 1998, 35-38.

ajuda a compreender o respeito pela vida humana multidimencionalmente: com considerações médicas, biológicas, psicológicas, sociais, familiares ou mesmo económico-financeiras, espirituais e crenças pessoais. Porém, considerando a qualidade de vida um elemento dimensional da dignidade humana[2] e, portanto, justificador da sua intangibilidade e respectivos critérios definidores.

Sendo assim, aquilo que iremos reflectir é o seguinte: 1. Definição do enunciado qualidade de vida; 2. Génese do enunciado qualidade de vida, ambiguidades e clarificações necessárias; 3. Multidimensionalidade da qualidade de vida; 3. 1. Dimensão biomédica; 3. 2. Dimensão cultural; 3. 3. Dimensão económica; 3. 4. Dimensão psicológica; 3. 5. Dimensão espiritual e crenças pessoais; 4. Instrumentos de avaliação de qualidade de vida; 4. 1. Instrumentos genéricos; 4. 2. Instrumentos específicos; 5. Qualidade de vida e qualidade da morte verdadeiramente humana.

A medicina permite a QV e não está feita para impedir a morte, sobre a qual Gadamer fala, muitas vezes, ao longo do seu estudo[3]. Segundo ele, ao aprender a aceitar o nosso destino, mais certa é a suprema tarefa do homem (contra-dom). Uma das grandes lições da Medicina está em aceitar o último limite chamado "morte". [4] Assim, o médico é apenas alguém que colabora em algo que a própria natureza leva a cabo. Uma máxima do médico e filósofo pré-socrático, Alcméon de Crotona, reza assim: "os homens devem morrer, porque não aprenderam e não conseguiram reunir o fim ao princípio". E remata Gadamer: não é que nos falte algo. Falta-nos tudo!... A natureza aprendeu isso, através de todos os seus combates, contra as feridas e as doenças, sabendo voltar desde o fim da doença ao seu princípio. Alcméon de Crotona refere que até a morte é um simples incorporar-se no ciclo da natureza. E o pitagórico tem presente o e-

[2] "O princípio fundamental da eminente dignidade humana, que funciona como o diafragma hermenêutico dum presente sempre em devir, dinâmico, que continuamente organiza a bioeticidade das ciências da vida e de cada história biográfica e a biografar em passado dado e futuro submetido à liberdade e responsabilidade". LIMA, António Carneiro Torres - *Bioética e Antropologia*, Colectânea Bioética Hoje — VIII, Serviço de Bioética e Ética Médica, Faculdade de Medicina da Universidade do Porto, Gráfica de Coimbra, Coimbra, 2004, 69 ss.

[3] Cf. GADAMER, H. - G. - *Hermeneutik – I*, Gesammelte Werke, I, 432-444.

[4] RUSSO, G. - *Le Nuove Frontiere della Bioética Clínica*, E. di Ci, Torino, 1996, 5-20.

xemplo da autorealização da natureza, quando define o destino mortal do indivíduo, como um não conseguir atingir o ciclo do regresso.[5] A arte de curar nunca impedirá a morte, poderá antes adiá-la. Esta arte incorpora-se e incorpora-nos na morte.

A Medicina renova a nossa materialidade até ao limite. A esse limite, a Medicina não escapa. Logo, a missão do médico é imitativa, sintomática ou paliativa. Gadamer refere que tratar significa *palpare*, isto é, "percorrer com a mão o corpo do doente", cuidadosa e eficazmente, para perceber tensões e crispações, que possam confirmar ou corrigir a localização da doença. Mas, mais adiante, o filósofo retoma o termo germânico "Behandlung" (tratamento). Todo o tratamento, segundo Gadamer, começa com a "mão" (Hand), que percorre e examina os tecidos e os órgãos. Na linguagem do paciente, atribui-se excessiva importância ao curar, quando se diz que se está em tratamento.

2 *Definição do enunciado: qualidade de vida.*

O enunciado qualidade de vida é, muitas vezes, utilizado no contexto da linguagem comum, no contexto da reflexão filosófica e da pesquisa científica, abarcando diferentes áreas do saber, como: a Medicina, a Enfermagem, a Economia, a Psicologia, a Sociologia, a Ecologia, a Educação, a Teologia, etc. Por isso, dar uma definição da qualidade de vida não é tarefa fácil e simples. É, de facto, um enunciado complexo, por vezes ambíguo, lato, volúvel e diferente, de cultura para cultura, de época para época, de indivíduo para indivíduo, e, até sujeito à evolução no decurso do tempo, na vida de cada pessoa humana: o que hoje é considerado ser boa qualidade de vida, pode não ter sido ontem e poderá não ser amanhã. Porém, propomos, desde já, uma definição de "qualidade de vida" na sua multi-

[5] Cf. GADAMER, H. - G. - *Hermeneutik – I*, in: *Gesammelte Werke*, I, 432-444. Referimo-nos sobretudo aos seus dois estudos, a saber: "O Mistério da Saúde", in: *Erfahrungsheilkunde, Acta Medica Empírica: Zeitschrift für die ärztliche Praxis*, Vol. Nº 11, 1991, 804-808; "O Tratamento e o Diálogo". Conferência pronunciada no Simpósio sobre a obra do neurologista e psiquiatra Alfred Prinz Auersperg, em Setembro de 1989, em Oettingen. Estes dois estudos estão reunidos na publicação: *Über die Verborgenheit der Gesundheit : Aufsätze und Vorträge*, Suhrkamp Verlag, Frankfurt-am-Main, 1993.

dimensionalidade — como multidimensional é o ser humano aberto ao futuro — a saber: qualidade de vida é um enunciado binominal resultante da soma do meio ambiente físico, social, cultural, económico, espiritual e religioso, onde cada ser humano está inserido, os estilos de vida que este adopta, a sua reflexão e acção sobre si próprio, sobre os outros e sobre o meio ambiente, que o rodeia, bem como a hermenêutica da condição humana e o sentido das expectativas em relação ao futuro.

Nesta perspectiva, a qualidade de vida aparece numa relação de vínculo com a percepção, que cada ser humano tem de si mesmo, dos outros, do mundo que o rodeia, podendo ser abarcada e avaliada mediante critérios apropriados multidimensionais, que vão do âmbito da saúde, da economia, da educação, da formação de base, da actividade profissional, às competências adquiridas, à resiliência pessoal, ao optimismo, às necessidades especiais[6], pessoais, sociais, culturais e espirituais[7]. Estes critérios, no âmbito da saúde, estão na base da criação de escalas de avaliação da qualidade de vida, específicas para indivíduos, que apresentam o mesmo diagnóstico médico[8].

3 *Génese do enunciado qualidade de vida: ambiguidades e clarificações mecessárias.*

O enunciado binominal "qualidade de vida" foi usado, pela primeira vez, pelo Presidente dos Estados Unidos, Lyndon Johnson, em 1964, em termos da adequação dos recursos escassos às necessidades múltiplas, ou seja, numa perspectiva vincadamente económica, ao serviço das pessoas, como se depreende dos temos da sua declaração, a saber: "os objectivos não podem ser medidos através do ba-

[6] Nota: Pessoas, com necessidades especiais, somos todos nós!

[7] Para a ligação da vulnerabilidade com a espiritualidade, ver: RENAUD, Michel – *Vulnerabilidade e Espiritualidade* (Em homenagem ao Dr. Jorge Biscaia), texto fornecido aos alunos dos Estudos Avançados no Âmbito do Doutoramento em Bioética, Instituto de Bioética, Universidade Católica Portuguesa, no ano lectivo de 2008/2009, Porto, 1-7. Ver, também: *Idem* - *Do espírito à espiritualidade*, texto fornecido aos alunos dos Estudos Avançados no Âmbito do Doutoramento em Bioética, Instituto de Bioética da Universidade Católica Portuguesa, no ano lectivo de 2008/2009, Porto, 153-168.

[8] Ver adiante o ponto 4.

lanço dos bancos. Eles só podem ser medidos através da qualidade de vida que proporcionam às pessoas"[9]. Tendo assim entrado, para o léxico da linguagem comum, este enunciado ganhou uma carga polissémica, como nos dá conta, alguns anos mais tarde, na década de 70, Campbell quando fala da dificuldade em definir qualidade de vida devido a ser um enunciado muito falado e pouco percebido, quando afirma: "(...) uma vaga e etérea entidade, algo sobre a qual muita gente fala, mas que ninguém sabe claramente o que é"[10]. Mesmo no âmbito da reflexão Bioética, desde o seu início, o enunciado qualidade de vida (QV) aparece — como salienta S. Leone[11] — ferido de uma ambiguidade que tem os seus riscos e que nos desafia a enfrentá-los. É um facto que a reflexão de raiz anglo-saxónica chega a estabelecer uma relação de oposição, estabelecendo uma dicotomia, opondo o enunciado qualidade de vida ao de sacralidade de vida[12]. Será de salientar que ambas as visões do problema configuram uma enorme vontade de respeito. O busílis da questão, enquanto ponto discriminante, radica no elemento em que deve assentar o *respeito*: a vida, enquanto tal, na ética da sacralidade e a vida qualitativamente aceitável pela ética da qualidade. Senão vejamos: podem ser caracterizados como elementos específicos da Ética da qualidade de vida, os seguintes:

— a atribuição de um valor relativo e desigual à vida humana, dependendo do seu nível qualitativo diferente;

[9] Como afirma Danielle Blondeau: "A expressão [qualidade de vida] terá sido introduzida no vocabulário corrente a seguir a um discurso, pronunciado em 1964, no Madison Square Garden, por Lyndon B. Johnsom. Remetia então para o facto de que uma 'boa vida' exigia mais do que a simples abundância material e se apreciava segundo critérios diferentes dos quantitativos. A conotação ética era manifesta". BLONDEAU, Danielle - *Qualidade de Vida*, in: *Dicionário de Bioética*, (coord. de Gilbert Hottois, Marie-Hélène Parizeau), tradução de Maria de Carvalho, Instituto Piaget, Lisboa, 1998, 314-316 (cit. 314).

[10] Para mais pormenores, ver: CAMPBELL, A. - *The Sense of Well-being in America*, McGraw-Hill, New York, 1986.

[11] Para esta questão específica, damos voz ao bioeticista LEONE, S. - *Qualidade de Vida*, in: *Dicionário de Bioética*, (sob direcção de S. Leone, S. Privitera e J. Teixeira da Cunha), Editorial Perpétuo Socorro, Vila Nova de Gaia, 947-951.

[12] *Ibidem.*

— a aceitação da norma pela qual a conservação e protecção da vida humana não constitui uma obrigação vinculativa, enquanto a qualidade evidenciada não revestir essa vida de valor suficiente[13] .

Aqui chegados, a formulação do problema, nestes termos, motiva algumas interrogações de fundo, que não podemos deixar de colocar:

— Podemos considerar a qualidade de vida um elemento determinante da sua dignidade e, portanto, justificador da sua intangibilidade ou caso contrário, como encontrar os seus critérios definidores?

— Estará a questão correctamente colocada? Tem esta questão de ser colocada em termos necessariamente antitéticos, a sacralidade *versus* qualidade, ou haverá uma via alternativa, menos radical para superar essa dicotomia tão vincada?

Ora, questionar é, como sabemos, oferecer ao interlocutor uma oportunidade de resposta. E estamos convictos de que as perguntas que acabámos de colocar, — talvez irrelevantes para um consenso genérico sobre a necessidade de melhorar as condições de vida da pessoa humana — são fundamentais e inevitáveis, quando o parâmetro "qualidade de vida" se torna discriminante, por exemplo, para manter com vida uma criança ou um fecto malformado, o paciente em coma, o doente terminal ou o ancião.

Portanto, devemos continuar com o nosso tom inquiritivo sobre o tipo de requisitos qualitativos capazes de legitimarem o direito à vida. E podem ser enumerados alguns: mínimo intelectual (QI superior a 20-40); autoconsciência, autonomia, sentido do tempo prospectivo, capacidade de relação, interesse pelos outros, capacidade comunicativa, controlo da existência, curiosidade, capacidade de mudar, equilíbrio entre razão, sentimento e funções neurocorticais[14].

Ora, estes critérios, propostos por Fletcher, padecem de arbitrariedade na justa medida em que podemos perfeitamente substituir a curiosidade pela capacidade de amar ou o sentido do espaço em correlação com o sentido do tempo. Mais ainda: estes critérios são

[13] Cf. REICH, W. Th. (ed.) - *Encyclopedia of Bioethics*, The Free Press, A Division of McMillan Publishing., Georgetown University, New York, Vols. I-IV, 1995.

[14] Cf. FLETCHER, J. - "Four indicators of Humanhood", in: *Hasting Center Report*, 4 (1975), 4-7.

inadequados como indicadores de humanidade, pois, caso tivéssem de verificar, muitas pessoas portadoras de deficiência, inseridas nas nossas comunidades de reabilitação, não seriam possuidoras desses requisitos mínimos, ficando votadas à exclusão comunitária, que deve servir o homem todo e todos os homens. Ainda, nesta perspectiva, podemos referir outros autores que privilegiam este ou aquele critério, a saber: a subjectividade e a autoconsciência[15], a tríade de funções cerebrais, autoconsciência e relacionação[16], a potencialidade relacional[17]. Assim equacionado, o problema é de difícil solução, por um lado, a sacralidade da vida com a intangibilidade absoluta com ela relacionada, por outro, a sua qualidade como requisito, que legitima a sua tutela. Na verdade — como enuncia S. Leone — "a discussão parece muito complexa. De facto, se, por um lado, a vida, na sua intangibilidade, não pode considerar-se um valor totalmente absoluto (pense-se na legítima defesa e na autoimolação heróica pelo bem do próximo, na nobreza do seu risco pela vida dos outros, no bem espiritual a que está subordinada), por outro, a vontade de promover e tutelar a sua qualidade não deve necessariamente excluir a tutela da que aparentemente está privada de qualidade e, portanto, de valor"[18].

Neste sentido — como afirma Roque Cabral — "o conflito será sempre de valores e nunca de deveres"[19]. E, numa visão dinâmica da vida, em tese, podemos enunciar a categoria de qualidade, a que se opõe a antítese da quantidade[20], com que se compõe a síntese da

[15] Cf. TOOLEY, M. - *Abortion and Infanticide*, in: *Philosophy and Public Affairs*, 2 (1972), 37-65.

[16] Cf. ENGELHART JR., H. T. - "The Beginnings of Personhood: Philosophical Considerations", *in*: *Perkins Journal*, 27 (1973), 20-27.

[17]Cf. McCORMICK, R. A. - "To Save or Let Die: The Dilemma of Modern Medicine", in: *Journal of the American Medical Association*, 229 (1974), 172-176.

[18] LEONE, S. - *Qualidade de Vida*, in: *Dicionário de Bioética*, p. 949. Ver, também: MENESES, Ramiro Délio Borges de; BRITO, José Henrique Silveira de - *O Valor e os Valores: leituras axiológicas*, in: *Daímon. Revista de Filosofia*, 43 (2008), 122-149.

[19]CABRAL, Roque, S. J. - *Ética e Religiões*, in: *Bioética* (coord. de Luís Archer, Jorge Biscaia e Walter Osswald), Editorial Verbo, Lisboa/S. Paulo, 1996, 49-58; (cit., 58).

[20] Para aprofundamento da categoria da quantidade, ver Cap. VII- *S. Tomás e a categoria da Quantidade:* ALVES, Vitorino de Sousa - *Ensaio de Filosofia de Ciências*, Edição da Faculdade de Filosofia de Braga, Braga, 1997, 119-141. Sobre a ge-

medida —medida como síntese superior — qual parénese feliz para a superação dos extremismos radicais que têm oposto santidade e qualidade de vida, pela substituição da adversativa pela copulativa,em ordem às qualidades de vida com sentido de plenitude[21]. Não só, na década de 90, concluiu-se pela pertinência multidimensional, bem como pela subjectividade conceptual, uma vez que cada indivíduo avalia a sua qualidade de vida de forma pessoal, nas diferentes perspectivas e multidimencionalidade. E é, na década de 90, que Gil *et al.* (1994) pesquisaram a avaliação da qualidade de vida na área da saúde, tendo concluído que há ainda muito caminho a percorrer, devido à falta de clareza e de consistência, tanto no que concerne ao significado do binómio conceptual qualidade de vida e respectiva avaliação — pesquisa que ainda hoje deve ser continuada devido à necessidade de aprofundar a reflexão, delimitação e aperfeiçoamento dos instrumentos de avaliação do binómio qualidade de vida. Este esforço tem vindo a ser feito, pois, em 1998, Costa Neto identificou 446 instrumentos de avaliação de qualidade de vida forjados, ao longo de 70 anos, dos quais 322 só apareceram na literatura a partir dos anos 80. Neste novo milénio, em 2005, J. Ribeiro fala-nos da génese conceptual da qualidade de vida, dizendo que é um termo que surgiu como conceito de condições de vida no trabalho, como um conjunto de aspectos ligados ao bem-estar, saúde e segurança física, mental e social, capacidade de desempenhar actividades com segurança e com máximo aproveitamento da energia de cada trabalhador pela produtividade [22].

Nos nossos dias, vamos assistindo a uma tendência para definir o binómio qualidade de vida, radicado em aspectos específicos e associados a determinados grupos de indivíduos, por exemplo, indivíduos com determinada patologia e com determinada idade. E, por conseguinte, vamos tendo conhecimento do desenvolvimento de instrumentos de avaliação da qualidade de vida[23] para pessoas com pa-

neralização ou nova extensão dos conceitos de número e categorias de quantidade e relação, ver artigos do Autor em *Enciclopédia Verbo*, vols XIV e XV.

[21] Como adiante se apresenta no ensaio de MENESES, Ramiro Délio Borges de - *Na parábola do Bom Samaritano (Lc 10, 25-37): as qualidades de vida.*

[22] Cf. RIBEIRO, J. L. P. - "Qualidade de vida", in: *Psicologia e Saúde*, (2005), 95-102.

[23] Estes instrumentos são indicados no ponto 4.

tologias específicas (por exemplo, Eort - Qlq 30 para pacientes com neoplasias ou ADDQoL para pessoas com diabetes) e para pessoas com idade avançada (por exemplo, WHOQOL-OLD), qual cortejo do tempo (e de lutas) com doenças, envelhecimentos e morte. Desta breve exposição e sucessão de ideias, podemos constatar que o binómio conceptual qualidade de vida evoluiu, ao longo do tempo, tendo-se tornado progressivamente mais complexo, pois sendo ele inerente a uma visão antropológica, que perspectiva o ser humano como um ser multidimencional, não pode deixar de reflectir essas diferentes perspectivas, que apontaremos seguidamente.

4 *Multidimensionalidade da qualidade de vida.*

Quando falamos de multidimensionalidade, reportamo-nos às várias dimensões que o enunciado qualidade de vida pode comportar. Este aspecto tem consequências métricas importantes na medida em que os instrumentos de medida da mesma devem comportar vários parâmetros, em vários domínios, como se depreenderá da reflexão e análise que vamos fazer.

4. 1 - Dimensão biomédica.

Gadamer, ao longo do seu texto sobre a *Gesundheit*, fala de Alcméon de Crotona cerca de umas dez vezes. Contudo, em todas elas, fala das posições que o pensador pré-socrático (médico e filósofo) e percursor da Medicina Hipocrática, salienta sobre a "morte" e as suas relações com a saúde.

Porém, aquilo pelo que Alcméon de Crotona ficou mais célebre foi, precisamente, por apresentar a primeira definição sobre "saúde", no século IV antes de Cristo. Na sua obra, Gadamer não refere este marco fundamental da Medicina Pré-hipocrática.

Segundo Alcméon de Crotona, a "saúde" (*hygieia*) é uma *isonomia ton dynameon*, como repartição por igual das forças ou potências dos diferentes humores: bilis, atrabilis, sangue e fleugma. A *isonomía* das forças da natureza determina a saúde. Porém, havendo a supremacia de uma delas, logo surge a doença. Sempre que um humor se subleva, então temos uma patologia. Aqui aparece o primeiro mecanismo explicativo para a saúde e para a doença, que infelizmente foi, de forma errónea, criticado por Aristóteles, representando um retrocesso na Medicina grega. Contudo, a Escola Médica de Cós, virada para o prognóstico, desenvolveu as teses de Alcméon.[24]

Todo o *Corpus Hippocraticum* se faz eco desta definição de "saúde", que se apresenta mais relevante e fundamental, em Medicina, do que as concepções que Gadamer refere sobre a morte, proferidas pelo médico e filósofo pitagórico. Gadamer esqueceu-se de referir esta definição, única e primeira da civilização grega, sobre a saúde. Foi a partir desta que se tomaram possíveis as de *eucrasia* e *eurroia*. O conceito clínico, aplicado à saúde, de *eucrasia* vem de Platão e passou directamente para os escritos, quer genuínos, quer apócrifos da Escola Médica de Cós, ao definirem, como Platão, a saúde pela *eucrasia* (harmonia). Gadamer salienta que o conceito de *isonomia* desempenhava um papel significativo segundo Platão. [25]

Alcméon de Crotona foi o primeiro a distinguir entre pensamento e sensação, localizando o cérebro como centro destas. Esta novidade, criticada por Aristóteles numa obra, onde o Filósofo se dedica a analisar, negativamente, o pensamento de Alcméon, refere que a saúde é fruto da acção dos quatro elementos de Empédocles de Agrigento, pelas suas qualidades: seco, húmido, frio e quente. Esta teoria fisicalista foi usada por Hipócrates para explicar mecanismos patológicos e durou até ao Renascimento, quando se operou a grande revolução na Medicina (começando a Medicina moderna), desde a etiológica e sintomatológica até à Medicina de evidência. [26]

Alcméon de Crotona é claro quando afirma que o sentido da saúde (*salus*) se mantém pelo equilíbrio das potências (*isonomia ton dynameon*): o húmido, o frio, o quente, o amargo e o doce. O predomínio (*monarkhia*) de uma delas é causa de doença. Pois, tal predomínio de uma das duas é danoso. A doença sobrevem, relativa-

[24] Cf. ENTRALGO, P. L. - *La Medicina hipocrática*, Alianza, Madrid, 1987, 65-76.

[25] Cf. GADAMER. H. - G. - *Griechische Philosophie*, II, in: *Gesammelte Werke*, Volume 6, J. C. B. Mohr, Tuebingen, 1985, 75-80.

[26] Cf. HAESER, J. - *Lehrbuch der Geschichte der Medizin*, terceira edição, S-pringer-Verlag, Berlín, 1875,36-45.

mente à causa, como consequência do excesso de calor ou de frio. As doenças podem surgir, também, por causas externas. [27]

Gadamer faz uma reflexão sobre a saúde, como equilíbrio, desconhecendo os textos de Alcméon. Não menos interessante porque vai numa linha fenomenológica por influência do pensamento de M. Heidegger.

A saúde, segundo Alcméon de Crotona, consiste no bem proporcionado pela mistura das qualidades.

Segundo P. L. Entralgo, Alcméon de Crotona, pela sua definição de saúde (*hygieia*), foi o iniciador da Medicina fisiológica. [28]

Influenciados ou não pela doutrina de Alcméon, os hipocráticos deram novos e decisivos passos no caminho aberto pelo médico e filósofo de Crotona. Alcméon foi o primeiro a referir o estado da "saúde" como recto equilíbrio (*isonomia*) das distintas potências, que dualmente se opõem entre si em cada natureza individual. Segundo Gadamer, o conceito de equilíbrio já desempenhava um papel importante nos escritos hipocráticos. Esta asserção está incorrecta, porque o primeiro sentido não se desenvolveu no *Corpus Hippocraticum*. Todavia, é correcta a posição de Gadamer, não só a saúde do Homem convida à comparação com o estado natural de equilíbrio, como também o conceito de equilíbrio se presta, particularmente bem, ao entendimento da natureza. A *physis*, segundo a concepção grega, consiste em conceber o todo como uma ordem, em que os processos naturais se repetem e decorrem dentro de ciclos fixos. Qualquer intervenção médica pode definir-se como tentativa para reinstaurar o equilíbrio alterado.

O termo *eucrasia* (a boa mistura), para explicar fisiologicamente o estado de saúde, será usado por Aristóteles, e depois por Galeno, não aparecendo no *Corpus Hippocraticum*. [29]Hipócrates ter-se-á limitado a conceber a saúde como *eurroia*. O recto equilíbrio fisiológico na saúde exige que as distintas forças ou potências estejam bem equilibradas entre si, não havendo domínio de umas sobre as outras

[27] Cf. PITA, J. Rui - *História da Farmácia*, Minerva, Coimbra, 1998, 46.

[28] Cf. LAÍN ENTRALGO, Pedro - *História de la Medicina*, Salvat, Barcelona, 1978, 16-20.

[29] Cf. MAU, J. *et al.* - *Isonomia. Studien zur Gleichvorstellung im griechischen Denken*, Springer-Verlag, Berlín, 1964, 15-25.

(*krateo*). Assim, a saúde será a correlação de variadas qualidades de vida.

Segundo Hipócrates, a saúde é um estado vital *dikaios* (justo) e a justiça (*dike*) é uma das notas que definem a sã condição da *physis*. Segundo o médico hipocrático, a doença é de algum modo *adikía* (injustiça). [30]Na recuperação do equilíbrio, a acção do médico alcança a perfeição através da autoexclusão. É algo que se tem em conta desde o começo de todo o processo. A saúde é a verdadeira qualidade de vida, sendo a doença uma desqualificação.

O grande horizonte, de toda a acção do médico, é determinado pela oscilação de uma determinada situação de equilíbrio, se se distinguir sempre, qualitativamente, da perda definitiva desse equilíbrio. Em Platão, a saúde apresenta-se como harmonia. A arte de curar poderá comparar-se à "retórica". Segundo o filósofo grego, fundador da Academia, o médico, como autêntico orador, deve ver a totalidade da natureza.[31]

A definição de saúde, como facto psicológico-moral, apresentada por Gadamer, é restritiva e puramente fenomenológica, referindo-se à Ética, não lembrando o que se refere ao domínio anátomo-fisiológico.[32]

A saúde pode situar-se como estado adequado e perfeito do indivíduo ou da comunidade, assegurando-se as melhores condições de desenvolvimento pessoal e/ou colectivo. Tudo isto confirma que a saúde se reflecte, fenomenologicamente, como a qualidade da QV .

O longo caminho percorrido, desde a saúde à doença, situou-nos a saúde no segredo ou no recolhimento (Verborgenheit der Gesundheit). A vida manifesta-se como "mistério" (Geheimnis), enquanto que a saúde, ao depender desta, revela-se como enigma, que as medicinas (profiláctica e etiológica) se encarregam de decifrar. Ela própria, segundo K. Jaspers, médico e antecessor de Gadamer em Heidelberg, é uma "cifra" da vida. A saúde e a doença não são mistérios, quando muito são expressões de um grande mistério, que se

[30] Cf. SOUSA, António Tavares de - *Curso de História de Medicina*, Fundação Calouste Gulbenkian, Lisboa, 1996, 59-65.

[31] Cf. GADAMER. Hans-Georg - *Griechische Philosophie*, III, in: *Gesammelte Werke*, Volume 7, 338.

[32] Cf. COLOMBERO, G. - *La mallatia. Una stagio per il coraggio*, E. Paoline, Roma, 1981, 110-113.

diz ser a vida. Gadamer, no fim da sua obra "Über die Verborgenheit der Gesundheit", refere a saúde (Gesundheit) como a harmonia entre o meio social e o ambiente, seguindo a linha da *eucrasia* platónica, deixando de lado a saúde como equilíbrio ou como completo "bem-estar". Mas, Gadamer percebeu que a saúde é uma realidade fenomenológica, que se enuncia no plural. Naturalmente, a qualidade de vida é um "ocultamento" (Verborgenheit) do fazer e do agir, que tem, neste enquadramento, uma nova dimensão, que se denominará de QV axiológica.

4.2 Dimensão cultural.

A significação contida no enunciado da fórmula moderna "a qualidade de vida", é ancestral. Assim, quando na antiguidade se opunha *(vivere) o* viver ao *bene vivere* (viver bem), assim como quando se interrogavam sobre o que podia ser "o maior bem" na vida e existência humana, isto é, *a* felicidade, era com efeito na qualidade de vida humana e num ideal de vida que, compreendiam, na sua significância, como dado de cultura e da civilização[33].

Contudo, a referência ao enunciado qualidade de vida, enquanto princípio ético específico para esclarecer as acções relativas à

[33] Para uma definição moderna, harmonizando a dimensão clássica e antropológica e incorporando os aspectos humanistas e sociológicos, normativos e descritivos, o Vaticano II, na *Gaudium et Spes, n. º 53*, afirma: "Em sentido amplo, a palavra cultura designa tudo aquilo por meio do qual o homem apura e desenvolve as múltiplas capacidades do seu espírito e do seu corpo; esforça-se por dominar o universo pelo conhecimento e pelo trabalho; humaniza a vida social, tanto a vida familiar como o conjunto da sociedade civil, graças ao progresso dos costumes e das instituições; e, finalmente, com o decorrer dos tempos, traduz, comunica e conserva, nas suas obras, as grandes experiências espirituais e as aspirações fundamentais do homem, para que sirvam ao proveito de muitos e mesmo da humanidade inteira. Daí segue-se que a cultura humana comporta necessariamente um aspecto histórico e social e o termo cultura assume frequentemente um sentido sociológico e até etnológico. É neste sentido que se fala da pluralidade das culturas... ". Numa altura em que os problemas da cultura ganham vulto, agudizam-se à escala nacional ou continental e globalizam-se ou mundializam-se num sistema de vasos comunicantes, sendo bom e fundamental lembrar um dos nossos livros de referência, onde o autor nos brinda com um leque vastíssimo de questões, contidas e implicadas na centena de termos, que constituem o conteúdo do Léxico da Cultura, de CARRIER, Hervé - *Lexique de la Culture. Pour L'Analyse Culturelle et L'Inculturation*, Tournai, Louvain, 1992, 442.

vida e à morte é recente e pode ter um enquadramento bioético, que nos pode dar conta das mudanças do mesmo à medida que a ciência e a tecnologia for avançando, a saúde e a habitação se forem desenvolvendo, o poder económico for melhorando e os saberes sobre os valores da humildade e da responsabilidade se forem aperfeiçoando. Assim sendo, a dimensão cultural da qualidade de vida é um enunciado intimamente ligado à educação na infância, pois é nesta fase da vida que os pais transmitem aos seus filhos hábitos e valores próprios e inerentes ao meio cultural, onde estão inseridos (v. g.: a indumentária e o modo de a usar, hábitos gastronómicos, interacção social, vivências e mundividências religiosas, etc.), influenciando-os, motivando-os e ajudando a estruturar a personalidade individual de cada membro na respectiva cultura[34]. Isto até se pode verificar no caso da mudança, de uma cultura para a outra, onde se pode dar o fenómeno da aculturação e, neste caso, o que é preconizado no país de acolhimento será a realização do impulso para a adaptação e assimilação, embora possa compreender a inovação.

Também os "media", na sociedade de hoje, de informação e comunicação, podem exercer uma forte influência na qualidade de vida, a nível cultural, na medida em que, tendo em atenção a cultura de uma população-alvo, publicitam aquilo que supostamente é imprescindível, para que cada ser humano possa ter QV . Daí que possamos inferir uma estrita e forte ligação entre qualidade de vida e comunicação ou, pelo menos, com a publicidade, a qual vai impondo necessidades em nome da QV . Porém, é no domínio do lazer e do estatuto social que a publicidade procura captar e impressionar os destinatários, na medida em que é através do acesso ao supérfluo e do designado direito ao prazer que uma franja significativa da população sente atingir a qualidade de vida. E, neste contexto de reflexão bioética, sobre a QV , é pertinente a referência à solicitude e hospitalidade linguística[35], qual prístino respeito pela dignidade da

[34] Cf. MASLOW, A. H. - *Motivation and Personality*, 2nd ed., Harper and Row, New York, 1970.

[35] "[...] Hospitalidade linguística portanto, em que o prazer de habitar a língua do outro é compensado pelo prazer de receber em sua casa, na sua própria morada de acolhimento, a palavra do estrangeiro". Para mais desenvolvimentos, ver: RICOEUR, Paul - *Sobre a Tradução*, trad. de Maria Jorge Vilar de Figueiredo, Edições Cotovia, Lisboa, 2005, 21.

vida humana com qualidade e diálogo inter e transcultural a ser implementado.

4.3 Dimensão económica.

Não há dúvida que, na perspectiva económica, a qualidade de vida se reporta ao suporte financeiro e aos bens materiais que cada ser humano possui, bem como à sua dimensão reflexiva, simbolizadora, sentiente e decisora que a eles se encontram associados[36]. Porém, temos de verificar que uma sociedade devidamente organizada e solidária, com preocupações sociais como a nossa, consegue proporcionar, mesmo às pessoas, através de parcos recursos financeiros, o acesso, por exemplo, aos cuidados de saúde e respectiva QV e bem-estar[37]. Assim é forçoso concluir que algumas pessoas consideram possuir qualidade de vida, a nível económico, apesar de não possuírem muitos recursos financeiros, enquanto outras pessoas, pelo contrário — muito embora serem detentoras de recursos financeiros— não se consideram com qualidade de vida, uma vez que aspiram a uma maior riqueza e a adquirirem todos os bens materiais sem mesura. Estas pessoas têm um perfil de eternas insatisfeitas e acorrem a todo o tipo de ofertas da sociedade de consumo. A própria lei da oferta e da procura, verdadeiro apotegma da economia, enquadra-se como lei da qualidade de vida.

E podemos perguntar: será consumir, usar algo até o destruir? Ou então: para onde estamos a caminhar nesta nossa sociedade de consumo? Até onde vai o nosso veio ancestral selectivo, fortemente competitivo? Porém, os animais — que eu saiba — não competem uns com os outros, por motivos económicos, por dinheiro ... E, então,nascemos ou fazêmo-nos pelo modo que somos, enquanto consumidores? Os nossos genes podem tornar-nos vulneráveis ao perigo de gastos desnecessários no vício do jogo, mas os nossos genes não

[36] BRASIL - *Critério de classificação económica.* Disponível em: <http://www. anep. org. br/m-arquivo. htm>

[37] Cf. SERRÃO, Daniel - *O Direito à Saúde e a Distribuição dos Recursos Escassos*, in: *Comissões de Ética: das bases teóricas à actividade quotidiana*, (coordenação de Maria do Céu Patrão Neves), Publicação do Centro de Estudos de Bioética/Pólo Açores, 1996, 87-99.

são gaiolas de ferro, que confrangem as nossas escolhas económicas e finaceiras.

O risco é um atributo fundamental da personalidade de cada indivíduo: ser capaz de tomar a atitude de risco é fundamental para o acto de decidir. A hereditariedade, o meio e a educação interferem e contam, para que nos tornemos naquilo que somos e naquilo em que nos vamos tornando ... Também, em termos económicos, é importante ser adequado e saber adequar os recursos às necessidades múltiplas, mesmo a nível económico. De facto, podemos moldar as nossas personalidades, escolher o meio e deixar que a educação complete o que nos falta, para que possamos ascender à completude, quer haja excesso, quer escassez económica. A QV plutocrática acentuará o egoísmo e o individualismo, o "ter" em detrimento do "ser"... E os desperdícios? Que fazemos para reduzir, reutilizar e reciclar no domínio da qualidade de vida ambiental? Que contas damos dos direitos das gerações futuras ou vindouras? Estas são questões que não podem deixar de ser colocadas e para as quais temos de tirar tempo para a reflexão e para a acção. Tarefa que nos incumbe, de forma cada vez mais difícil, num mundo governado pelo adágio: *Time is Money* !

A nossa cultura global apresenta-se como uma QV pecuniária. Assim perspectivada, dificilmente haverá consenso acerca do enunciado sobre a qualidade de vida, apesar de cada vez mais as pessoas revelarem ser importante possuir o suficiente e não estarem preocupadas com o acumular de bens materiais, como critério decisor e da quantificação da vida. Neste sentido, podemos afirmar que o importante é planear, para ter o suficiente, sem consumir com exagero e desperdício. Daí, neste contexto, podermos referenciar não ser o excesso de bens materiais e financeiros sinónimo de qualidade de vida em termos económicos[38].

De facto, o ideal era que as sociedades democráticas consignassem os direitos,liberdades e garantias e se estruturassem de modo a que cada indivíduo possuísse o necessário para a sua subsistência

[38] Cf. CABRAL, Francisco Sarsfield - "O que é a qualidade de vida. Perspectiva económica", in: *Cadernos de Bio-ética*, 4 (1992), 14-20; Ver, também: *Idem - A Globalização e os novos desafios éticos*, in: *Novos desafios à bioética*, (coord. Luís Archer, Jorge Biscaia, Walter Osswald e Michel Renaud), Porto Editora, Porto, 2001, 311-316.

condigna, sendo esta vivida por cada cidadão com trabalho e emprego a fim de que não sobrasse mês no fim de cada ordenado. Mas, vivendo nós numa sociedade dita de consumo, não será que para muitos a adequação dos seus recursos económicos é em ordem à ostentação e fruição de tudo aquilo que é considerado exclusivo e que pode trazer a nota, que os diferencia dos demais à sua volta e à sua custa?... Nesta perspectiva, pode viver-se uma relação de vizinhança como conceito geográfico e de mesmidade, mas não como relação de "si mesmo como um outro"[39], de alteridade na proximidade que é um conceito inerente ao interrelacionamento humano, demasiadamente humano, onde a riqueza é fruída e partilhada por imperativos éticos e morais, pelo desejo de viver bem com e para os outros em instituições justas e equitativas[40]. E, nesta acepção, levantamos, nas portas da qualidade de vida, os umbrais da Bioética, alteando os pórticos antigos e modernos, onde o ser humano é dignificado e respeitado, fazendo intervir a solicitude no que se reporta à existência de condições mínimas e razoáveis para a subsistência e vivência condignas de todos e para a realização de cada um, como pessoa humana, na exigência de implementação dos princípios da solidariedade e da justiça social[41].

4.4 Dimensão psicológica.

A mais célebre definição de Saúde foi apresentada, em 1946, pela Organização Mundial de Saúde (OMS), a qual se refere como completo bem-estar físico, psíquico e social, não sendo uma mera ausência de doença. Esta definição foi aperfeiçoada, mais tarde, da seguinte forma: a saúde é um recurso para a vida diária e não um objectivo de vida, como conceito positivo, enfatizando recursos sociais e pessoais, tanto quanto as aptidões físicas (1984). Paralelamente a esta definição, poderemos apresentar outras que partem desta, mas referem novos predicados, surgindo como juízos sintéticos *a posteriori* e esclarecedores do sentido fenomenológico acerca da saúde, pa-

[39] RICOEUR, Paul - *Soi-même comme un autre*, Éditions du Seuil, Paris, 1990.
[40] *Ibidem*,7; « Le soi et la visée Éthique», 202.
[41] Para mais desenvolvimentos, ver: OSSWALD, Walter - *Humanização, ética, solidariedade*, in: *Cadernos de Bio-ética*, 29 (2002), 15-21.

ra a melhorar, decifrando a *salus*, a bem da Medicina, do doente e, também, do seu pastor (que é o médico). A única reflexão de Gadamer, que mais se aproxima da indicada pela OMS, é quando se refere à saúde como algo que não é feito pelo médico, mas pela natureza. Segundo o filósofo, a saúde não é um facto social. Pelo contrário, é muito mais um facto psicológico-moral, do que um facto demonstrável pelas ciências naturais. Segundo o Filósofo, o "factor curativo" pertence a uma dimensão diferente da acção físicoquímica dos medicamentos sobre o organismo ou de uma qualquer intervenção cirúrgica.

A definição de Gadamer é incompleta, bem como a da OMS. Mas, Gadamer dá-nos uma definição antropológica de saúde. A definição de Gadamer é restritiva. A saúde apresenta-se como condição antropológica, tal como a doença. Primeiro, não se pode dizer que a saúde não é um facto social; também o é. Se assim não fosse, não existiriam a Medicina Comunitária e a Saúde Pública, as quais, *per essentiam*, possuem uma componente social. Daqui se infere que a saúde se poderá declarar como estado de uma comunidade ou população, onde estão asseguradas as melhores condições de desenvolvimento pessoal e colectivo pelo eficiente controlo ou prevenção das doenças. Segundo a epidemiologia clínica, a saúde pública e comunitária é indispensável. [42]

Para rebater a definição de Gadamer, que não considera a saúde como algo de *socialis*, poderíamos declarar outra definição, elaborada por eminentes clínicos. Esta apresenta-se como estado caracterizado pela integridade anatómica, fisiológica e psicológica, segundo a capacidade para desempenhar pessoalmente funções familiares, profissionais e sociais, caracterizando-se pela habilidade para tratar tensões físicas, biológicas, psicológicas e sociais, com sentimento de "bem-estar" livre de risco de doença ou morte extemporânea. A saúde é um recurso para a vida diária e apresenta-se como objectivo da vida. Trata-se, pois, de um conceito positivo e concreto, enfatizando recursos sociais e pessoais, tanto quanto as aptidões físicas.

Contudo, Gadamer tem razão num aspecto, ao referenciar a saúde como facto psicológico-moral, como característica que falta à

[42] Cf. REY, L. - *Dicionário de Termos Técnicos de Medicina e Saúde*, E. Guanabara, Rio de Janeiro, 1999, 687-688.

definição da OMS. Igualmente, segundo esta, a saúde apresenta-se como estado adequado ou proporcionado bem-estar físico, mental e social e não apenas como ausência de doença ou de enfermidade. [43]

De facto, para ficar completa, a definição da OMS (1946) teria de incluir o elemento ético, o chamado bem-estar moral, que é indispensável para, numa ética teleológica, se inferir como *felicitas*. Poderemos dizer que ser saudável é ser-se feliz e isto vem de encontro ao que referiu Boécio no *De Consolatione Philosophiae*: *congregatio omnium bonorum ad finem*. Foram as características aretológicas que ficaram de fora da clássica definição da OMS. A saúde necessita da ética e a ética necessita da saúde. Quer uma quer outra expressam-se em mundividências complementares, havendo, entre ambas, uma reciprocidade e continuidade no ser e no agir. Resumindo o sentido da crítica a Gadamer e à definição da OMS, salientamos, de forma dialéctica, que a saúde é uma afirmação do "bem-ser", do "bem-estar" e do "bem-agir".

4.5 Dimensão espiritual, religiosa e crenças pessoais[44].

Gadamer refere, várias vezes, que a saúde implica uma "Aufgabe" (tarefa), tal como se analisa nas relações entre saúde, médicos e Medicina. O filósofo não considerou a "Gesundheit als Gabe", simplesmente refere-a como "Wunder ", porque a saúde é algo de "natural" não constituída pelo médico. Gadamer, ao definir saúde como "Aufgabe", salienta o enigma da saúde que representa apenas um pequeno recorte de todas as tarefas (Aufgaben), que temos pela frente.

A saúde reside em estabelecer um equilíbrio (Gleichgewicht) entre o "poder-fazer" e a "responsabilidade" na vontade e na acção do médico e da Medicina. A saúde não se poderá considerar como "Wunder" (milagre). Nem mesmo como "Geheimnis" (mistério). Quando muito, e tal como já vimos ao longo deste século, a saúde

[43] Cf. MENESES, Ramiro Délio Borges de - *Ego Sanator tuus*, in: *Enfermagem Oncológica*, 10, (1999), 48-55.

[44] Este é o desenvolvimento do módulo para avaliar espiritualidade, religiosidade e crenças pessoais do WHOQOL (WHOQOL-SRPB), a saber: *THE WHOQOL GRUP. WHOQOL and Spirituality*, *Religiousness and Personal Beliefs* (SRPB), *Report on WHO Consultation*, WHO/MSA/MHP/98. 2, 2-23, 1998.

(Gesundheit) será, na ordem ontológica e teológica, "Verborgenheit" (segredo ou recolhimento), estando mais de acordo com o título do texto de Gadamer: "Ueber die Verborgenheit der Gesundheit"[45]. Em nenhuma página desta obra, Gadamer apresenta "Gesundheit" como "Gabe" (dom). Segundo Gadamer, a característica da "arte de curar" vê a sua "Aufgabe" mais como restabelecimento de algo natural (saúde), do que como arte de produzir algo artificial. A grande "Aufgabe", na saúde, será a arte de curar, que é um "poder-fazer" e não uma criação ou originalidade do médico.

A vida poderá ser um mistério (Geheimnis), sendo a "saúde", a "gratuidade" da vida que, na ordem filosófica, surge como substrato. Para haver saúde ou doença terá que existir, fisiológica e ontologicamente, a vida. Poderíamos enunciar o seguinte adágio: *primum vivere, deinceps salus*. A importância da saúde é tal que só a consideramos quando estamos doentes e, só assim, damos valor e significado a esta, tal como referiu o pensador de Heidelberg.

A audição em saúde tem um *tópos* próprio, que tem actualização como afirmação (tese) na *anamnesis* . A audição é um acontecimento, segundo a Teologia Narrativa, vivido no encontro clínico de um doente com o médico, o qual tem um *elenchos* (argumento), que se revela e vem da palavra ou das palavras. Mas, a "palavra-acontecimento", segundo a Teologia, está implicada na "audição".

Em saúde, surge uma audição fiduciária por causa do *eventum clinicum*. Sem a anamnése (argumento clínico) e sem o encontro da palavra, numa relação pessoal, será impossível a afirmação e a vida da audição. Em saúde, somos todos ouvintes da palavra. A audição exige uma "oikia" (casa), onde a palavra se faça ouvir. A audição clínica habita na "casa da palavra" e *naturaliter* encontra-se na vida do *logos* e do *ethos*. Pela saúde e pela doença, a audição vive *ad verbi limina*,como sua condição e, assim, é uma morada (*oikia*) da conduta humana (*ethos*), a qual tem "ouvintes da palavra" (anamnése) e se realiza num *logos* vivente. Assim, em Teologia, esta "audição" chama-se fé (*pístis*), tal como se declara nos textos paulinos (Rom 10, 17). A fé vem da pregação e a pregação vem da Palavra de Deus (Jesus Cristo). Mas, em filosofia, chamar-se-á crença. Na audição da sa-

[45] Cf. GADAMER, H. - G. - *Über die Verborgenheit der Gesundheit : Aufsätze und Vorträge*, Suhrkamp Verlag, Frankfurt-am-Main, 1993, 45-67.

úde e da doença, estes dois dons estão presentes. O primeiro passo para a recitação e para a decisão surge da audição[46].

A saúde surge, teologicamente, como uma recitação, mas esta inicia-se na audição (Semiologia). E esta faz-se desde a casa do curar (Medicina) ou desde a suficiente experiência do "sentido da terapia" . Porém, a recitação faz-se para a decisão. Na ordem fisiológica, a saúde é também uma "recitação" (Semióptica), que leva à decisão (Terapêutica). O ser curado, que é diferente do ser saudável, faz-se pelo diagnóstico. O ser saudável implica toda a recitação e toda a decisão, tal como vimos pelos sentidos da saúde dados fenomenologicamente. A saúde surge como uma imensa dádiva (Gabe), que o Homem recebe em estado agraciado de "recitação", como se referem nos versículos de Ben-Sirá, reclamando a *re-spondere* que exige a saúde. Assim, a saúde é um dom (*Gabe*) e uma tarefa (Aufgabe) ou "contra-dom".

A saúde, desde a Fisiologia à Teologia, é uma realidade dual e não una, como pensava S. Tomás de Aquino, segundo o *De Principiis Naturae.* [47]Teologicamente, a saúde apresenta-se como recitação e esta comporta dois sentidos: um cenário é alisado como passado, representado na vivência da recuperação e reposição da história natural, e outro surge da *instauratio ad physilogiae integrum.* A recitação institui e cria, para aquele que anuncia, presente e futuro.

A saúde é presente e futuro, porque implica a redenção da pessoa - doente pela sabedoria e pela ciência. A saúde estará sempre entre a "recitação" e a "decisão". O restabelecimento da natureza-doente implica esta dualidade. A recitação tem por função, precisamente, fundar a acção do homem-doente. A recitação é passiva e activa, dado que a saúde também o é, verificando-se pelo "bem-estar", sob todas as suas formas, na tradução da definição da OMS. A recitação não se faz senão para a decisão. Recitar o passado é fazer a decisão. Grande é a recitação da saúde. Mas, maior será a responsabilidade que desencadeia: conservar, manter e guardar.

[46] Cf. AA. VV. - *Ancien Testament*, tradução ecuménica da Bíblia, Le Livre du Siracide (38, 1-3), Éditions du Cerf, Paris, 1980, 2182.

[47] Cf. AQUINO, S. Tomás de - *Princípios da Natureza*, introdução, tradução e comentários por Ramiro Délio Borges de Meneses, Colecção de Filosofia, Porto Editora, Porto, 2001, 46-51.

5 *Instrumentos de avaliação da qualidade de vida.*

Há dois tipos de instrumentos de avaliação da qualidade de vida: os genéricos e os específicos[48]. Quanto aos genéricos, estes servem para medir os distúrbios da saúde, percebidos pelo paciente, podendo ser aplicados em vários tipos de doenças, tratamentos ou intervenções médicas e entre culturas e lugares diferenciados. Os específicos avaliam uma patologia específica e quantificam os ganhos em saúde após o tratamento. Isto supõe uma relação directa entre os predicamentos aristotélicos (quantidade e qualidade). A quantidade como que se qualifica e a qualidade como que se quantifica. Assim, passamos a apresentar alguns:

6 *Exemplos de instrumentos de avaliação da qualidade de vida genéricos.*

6.1 - *SHORT-FROM 36* (36 questões) — (Anita Stewart; Ron Hays; John Ware) — anos 80[49]. Avalia 4 domínios — físico, psicológico, independência e relações sociais. É um instrumento de avaliação da qualidade de vida que pode ser usado por diferentes culturas e foi desenvolvido para ser usado em situações diversas, a saber: avaliação da população geral, avaliação de políticas de saúde e avaliação de práticas e pesquisas no contexto clínico. O SF-36 (Medical Outcomes Study 36-Item Short-From Health Survey) é um instrumento derivado do "Medical Outcomes Study" (MOS). O SF-36, apesar de também ser genérico, tem sido um dos instrumentos mais usados para avaliar o *status* da saúde em várias doenças, incluindo HIV/AIDS. Já foi aplicado a milhares de pacientes e está disponível em muitas

[48] Cf. PHILLIPS, D. - *Quality of Life: Concept, policy and practice.* Taylor and Francis Library, Abingdon, 2006.

[49] STEWART, Anita; HAYS, Ron, WARE, John, anos 80. Para a década seguinte, podemos mencionar o surgimento do periódico *Qu ality of Life Re s e a rc h*, editado a partir do início dos anos 90 pela *Int e rn at i onal Society for Quality of Life Re s e a rc h* (h t t p: / / w w w. i s o q o l . o rg), reunindo tra b a l h o s científicos sobre QV de diferentes áreas do conhecimento.

línguas[50], entre os quais se conta a versão validada em português[51]. Difere do WHOQOL-100 e do WHOQOL-BREF não avalia o domínio ambiente e a espiritualidade[52], não respondendo às questões: quão saudável é o seu ambiente físico? Em que medida a sua vida e existência tem sentido? Trata-se, pois, de uma escala material e não fenomenológica.

6.2 - *WHOQOL 100*[53]— (WHOQOL GROUP) — 2ª METADE DA DÉCADA DE 90. Avalia 6 domínios — físico, psicológico, independência, relações sociais, ambiente e espiritualidade. É um instrumento de avaliação da qualidade de vida, desenvolvido pelo grupo WHOQOL — Word Health Organization Quality of Life da OMS —, grupo este, constituído por representantes de diferentes regiões do mundo, surgiu com a finalidade de criar um conceito de QV e desenvolver um instrumento capaz de avaliá-la numa perspectiva internacional. Na verdade, há vantagens na existência de um ins-

[50] WU, a. W., HAYS, R. D., KELLY, S., *et al.* - *Applications of the Medical Outcomes Study health-related quality of life measures in HIV/AIDS*, in: *Quality of Life Research*, 6 (1997), 531-554.

[51] CICONELLI, R. M. - *Tradução para o português e validação do questionário genérico de avaliação de qualidade de vida "Medical Outcomes Study 36-item Short-Frorm Health Survery (Sf-36)"*. Tese apresentada à Universidade Federal de São Paulo- Escola Paulista de Medicina, para obtenção do Título de Doutor em Medicina. São Paulo, 1997. Ver, também: TOSTES, M. A. - *Qualidade de vida de mulheres com infecção pelo vírus da imunodeficiência adquirida.* Tese apresentada à Universidade Federal do Rio de Janeiro (UFRJ) – Instituto de Psiquiatria – para obtenção do Título de Doutor em Medicina, Rio de Janeiro, 1998.

[52] Para a importância dos instrumentos de avaliação da qualidade de vida incluírem uma dimensão religiosa/espiritual, ver: ROSS, L. - "The Spiritual Dimension: its Importance to Patient's Health, Well-being and Quality of Life and its Implications for Nursing Practice", *in: International Journal of Nurse Studies*, V. 32, (1995), 457-468. Para um estudo mais alargado, ver: ROCHA, N. S. - *Associação entre estado de saúde, espiritualidade/religiosidade/crenças pessoais e qualidade de vida.* 2002. Dissertação (Mestrado em Ciências Médicas: Psiquiatria) Faculdade de Medicina, Universidade Federal do Rio Grande do Sul, Porto Alegre, 2002. Ainda no contexto de pesquisas brasileiras sobre este assunto, ver: PANZINI, Raquel Gehrke, ROCHA, Neusa Sica da, BANDEIRA, Denise, FLECK, Marcelo Pio de Almeida - *Espiritualidade/religiosidade e qualidade de vida* in: FLECK, Marcelo P. A. *et al.* - *A avaliação de qualidade de vida: Guia para profissionais de saúde*, Artmed Editora, São Paulo, 2008, 177-196.

[53] Cf. FLECK, M. P. A. - *"O projecto Whoqol"*, in: *Psiquiatria Clínica*, 27, 1 (2006), 5-13.

trumento que avalie a qualidade de vida numa perspectiva transcultural.

Este instrumento permite comparações entre culturas diferentes. E, numa perspectiva epidemiológica, permite que questões, que envolvam pesquisa multicêntrica, possam ser desenvolvidas com medidas fidedignas. Também contribui para o refinamento conceitual na medida em que, ao obter informações de diferentes culturas, obterá dados importantes, que caracterizam o conceito. Porém, uma desvantagem deste instrumento prende-se com a sua extensão na medida em que é constituído por 100 questões. Daí que os especialistas tenham criado o "WHOQOL BREF", um instrumento mais curto, que exige menos tempo para o seu preenchimento e que conserva características psicométricas satisfatórias, a saber:

6.3 - *WHOQOL- BREF* [54]— (26 QUESTÕES) (WHOQOL GRUP) 2ª METADE DA DÉCADA DE 90. Avalia 6 domínios (físico, psicológico, independência, relações sociais, ambiente e espiritualidade). Como já referimos, este instrumento WHOQOL-BREF é uma versão abreviada do WHOQOL-100 e, composto põe 26 questões, sendo 2 gerais e as restantes 24 representam cada um dos 24 itens temáticos, que compõe o instrumento original, porquanto cada domínio do WHOQOL-100 é representado por temas perfazendo um total de 24. Em síntese, O WHOQOL-100 demonstra ser um instrumento de qualidade de vida com construtos mais abrangentes: no WHOQOL-100, por cada tema são colocadas 4 questões, perfazendo um total de 96 questões e mais 4 questões de carácter geral sobre a qualidade de vida; no WHOQOL- BREF, por cada tema é colocada uma questão.

[54] THE WHOQOL GROUP - *Development of The World Health Organization WHOQOL-BREF Quality of Life Assessment*, in: *Psychological Medicine*, v. 28, 551-558, 1998b. Para dados mais recentes, ver: FLECK, Marcelo P. A., LOUZADA, S., XAVIER, M., *et al.* - "Aplicação da versão em português do instrumento de avaliação de qualidade de vida WHOQOL-BREF", in: *Revista de Saúde Pública*, 34, 2 (2000), 178-183. Para a descrição de um exemplo da aplicação do instrumento de medida de qualidade de vida, o WHOQOL-BREF, em população não-clínica, ver: ZIMMERMANN, Jacques José; FLECK, Marcelo Pio de Almeida - *Recordação dos cuidados parentais e qualidade de vida na idade adulta*, in: *A avaliação de qualidade de vida. Guia para profissionais de saúde*, 168-176.

7 *Exemplos de instrumentos de avaliação de qualidade de vida específicos.*

7.1 - ***THE EORT (quality of life questionnaire — QLQ — Core 30)*** (30 questões) (European Organization Research Treatment of Cancer - *EORTC)*[55] — anos 90. Avalia 5 domínios: englobando questões sobre sintomas físicos, psicológico, independência, relações sociais e ambiente. Por conseguinte, o instrumento "THE QUALITY OF LIFE — CORE 30" é composto por 30 questões, duas das quais são globais, ou seja, sobre a condição física e sobre a qualidade de vida. Avalia sintomas específicos de cancro, avalia o sofrimento psicológico, os efeitos adversos do tratamento, o funcionamento físico, a interacção social, a saúde global, a satisfação com o cuidado médico para a qualidade de vida.

De salientar que este instrumento tem uma particularidade: para avaliar a qualidade de vida de doentes com o cancro da mama é necessário usá-lo como outro instrumento.

7.2 - ***THE QUALITY OF LIFE - BR 23.*** É um instrumento composto por 23 questões que não só avalia sintomas específicos desta patologia, como avalia a imagem corporal, a sexualidade e as preocupações com a saúde no futuro.

Em suma, "THE QUALITY OF LIFE – 30" é considerado aplicável para muitos diagnósticos de cancro, mas não é adequada para crianças. Também não se sabe do resultado da sua sensibilidade em pessoas idosas com múltiplas patologias. Pode ser utilizado em conjunto com o instrumento de avaliação de qualidade de vida genérico, já indicado, SF-36, pois enquanto o FS-36 avalia a qualidade de vida do indivíduo, o QLQ - C30 avalia o impacto da doença nesse mesmo indivíduo.

7.3 - ***Audit Diabetes Dependent Quality of Life — ADDQOL*** — (13 questões). (Clare Bradley, Rosalind Plowright *et al.* —

[55] CALMAN, K. C. - *Definitions and dimensions of quality of life*. In: AARONSON, N. K., BECKMANN, J. - *The quality of life of cancer patients. Monograph series of the European Organization for Research on the Treatment of Cancer (EORT).* Raven Press, New York, 1987. vol. 17. Ver: "EORT Chronotherapy Study Group", in: *European Journal of Cancer*, 38, 8 (1997), 1162-1163. Ver, também: FAYERS P., AARONSON N., BJARDAL K., SULLIVAN M. - *EORTC, QULQ C30. Scoring Manual*, EORTC Study Group on Quality of Life, Brussels, 1995.

1999)[56]. Avalia 5 domínios: físico, psicológico, independência, relações sociais e ambiente. Este instrumento, "Audit Diabetes Dependent Quality of Life", mede a percepção individual do impacto da diabetes na qualidade de vida dos indivíduos. É, de facto, um instrumento que convida cada indivíduo a comparar critérios de avaliação de qualidade de vida portadores de patologia ou sem ela. Por exemplo, enuncia: se eu não tivesse diabetes a minha vida social seria em grande parte melhor — em grande parte pior/ se eu não tivesse diabetes as minhas amizades seriam em grande parte melhores — em grande parte piores.

De salientar que este instrumento não foi testado em idosos e pode ser usado em diferentes países e/ou culturas. Pode ser utilizado em conjunto com o WHOQOL BREF, pois enquanto o WHOQOL-BREF avalia a qualidade de vida, o ADDQOL avalia o impacto da doença no indivíduo.

7.4 - ADDQOL-OLD (24 QUESTÕES) — WHOQOL GRUP) — 2004. (Avalia 4 domínios: físico, psicológico, independência e relações sociais). Este instrumento de avaliação da qualidade de vida é específico para idosos. Avalia a qualidade de vida numa perspectiva transcultural e compreende critérios tão significantes, como: habilidades sensoriais, autonomia, actividades presentes e futuras, perspectiva social, intimidade e receios. Este instrumento não deve ser aplicado individualmente, mas antes em conjunto com outro instrumento do grupo **WHOQOL,** o **WHOQOL-BREF**, pois este compreende critérios de avaliação de qualidade de vida, que se complementam com os critérios do **WHOQOL-OLD**[57]. Como epílogo, diremos que existem muitas escalas de avaliação de qualidade de vida e, conforme a investigação, vai avançando, irão surgir muitas mais. No início deste milénio, em 2001, Sérgio Paschoal[58] aventou a necessidade de criação de um instrumento de avaliação de qualidade de vida específico para idosos, valorizador da opinião dos próprios e

[56] BRADLEY, Clare ; PLOWRIGHT, Rosalind *et al.*,1999.

[57] O centro brasileiro do Grupo WHOQOL, tendo participado de todas as etapas do projecto WHOQOL-OLD, faculta a versão brasileira electrónica do instrumento, no seguinte endereço: WWW. ufrgs. br/psiq-instrumento de pesquisa.

[58] PASCHOAL, S. M. P. - *Qualidade de vida do idoso: elaboração de um instrumento que privilegia a sua opinião*. (Dissertação de Mestrado), Universidade de S. Paulo, Faculdade de Medicina, S. Paulo, 2001.

atinente a questões importantes e de significância para o ocaso das suas vidas. Este investigador elaborou um instrumento específico para idosos mas, em 2007, ainda não se encontrava validado.

7.5 - DIS-QOL, que avalia a qualidade de vida em portadores de incapacidade física e mental. De salientar que, em Julho de 2008, o **WHOQOL GRUP** da Organização Mundial de Saúde terminou um projecto denominado "Quality of Car and Quality of Life for People with Intellectual and Physical Disabilities", que teve como finalidade construir mais um instrumento específico de avaliação da qualidade de vida, o **DIS-QOL**, sendo um instrumento desenvolvido numa perspectiva transcultural, tendo 16 países a participar no projecto (Índia, Japão, Uruguai, Holanda, Brasil, Alemanha, Escócia, República Checa, Suíça, Itália, Lituânia, Inglaterra, Turquia, Noruega, Espanha e França). Apenas mais uma nota atinente aos instrumentos que avaliam a qualidade de vida[59] em doentes actuais ou potenciais. Em 2008, a propósito destes instrumentos em pacientes com HIV/AIDS, Rogério Zimpel e Marcelo Fleck, afirmaram que " não há consenso sobre a definição e a forma de avaliar a qualidade de vida. (...) Devido a essa falta de consenso, muitos instrumentos diferentes têm sido desenvolvidos com bases teóricas diferentes e, como consequência, existe uma grande variedade de achados e de difícil comparação"[60].

Daí a necessidade da sua validação, após a qual todo o instrumento pode ser disponibilizado para uso clínico ou em pesquisas. Nesta última, por exemplo, pode ser acrescentado a protocolos de ensaios clínicos, fazendo com que o factor qualidade de vida passe a

[59] No desenvolvimento do projecto WHOQOL, aparece a seguinte definição de qualidade de vida: "a percepção do indivíduo de sua posição na vida, no contexto de sua cultura e dos sistemas de valores em que vive e em relação às suas expectativas, seus padrões e suas preocupações. É um conceito bem abrangente, afectado de maneira complexa pela saúde física, pelo estado psicológico, pelo nível de independência, pelas relações sociais da pessoa e por suas relações com características significativas do ambiente". THE WHOQOL GROUP - The World Health Organization Quality of Life Assessment (WHOQOL): *position paper from the world health organization*, in: *Social Science and Medicine*, v. 41, 1403-1409, 1995, (cit. 1404).

[60] ZIMPEL, Rogério ; FLECK, M. P. A. - *Qualidade de vida em pacientes com HIV/AIDS: conceitos gerais e resultados de um estudo brasileiro*, in: *A avaliação de qualidade de vida: Guia para profissionais de saúde*, 159.

ser uma variável incluída junto aos desfechos clínicos habitais ou não.

E embora, de uma maneira geral, os questionários sejam a forma escolhida, para avaliar a qualidade de vida, favorecendo a colheita de dados directamente do paciente, os instrumentos genéricos têm a vantagem de proporcionar comparações entre doentes diferentes. Porém, tendem a ser menos sensíveis para detectar alterações clínicas significativas, ainda que pequenas ou omitem dimensões importantes de uma doença em particular. Já os instrumentos específicos, embora relevantes para a enfermidade em estudo, não serve para comparação entre as doenças. Daí que Patrick e Deyo[61] tenham proposto três opções para avaliar a qualidade de vida em populações com doenças específicas, a saber: a primeira é utilizar um instrumento genérico e um instrumento específico para a doença; a segunda é utilizar um instrumento genérico não-modificado e um instrumento genérico modificado para uma doença específica; a terceira é utilizar dimensões seleccionadas de um instrumento genérico para formar um núcleo e combinar esse núcleo com dimensões seleccinadas de um instrumento específico para a doença, criando um instrumento "core-plus-module". Todas estas três abordagens têm um duplo objectivo: avaliar a qualidade de vida em geral e avaliar de forma específica como a doença em questão pode afectar a qualidade de vida.

De salientar ainda que a colheita de dados de um grande número de culturas diferentes permitirá que se questione se existe ou não algo universal a respeito dos aspectos de nossas vidas, que contribuem para a nossa sensação geral de bem-estar e qualidade de vida. Pese embora o facto do binómio enunciativo "qualidade de vida" não ter bons equivalentes em todas as línguas — como salientam Power e Dalgleish[62] — existem aspectos universais desse enunciado, que podem muito bem estar relacionados com outros conceitos universais em áreas como a língua, a emoção e as relações sociais. Em suma, por tudo o que acabámos de enunciar, devemos empreender um enorme esforço e desígnio nesta área de desenvolvimento de ins-

[61] PATRICK, D. L.; DEYO, R. A. - "Generic and disease-specific measures in assessing health status and quality of life", in: *Medical Care*, 27 (1989), 217.

[62] POWER, M. J.; DALGLEISH, T. - *Cognition and emotion: from order to disorder*, Psychology Press, Hove, 1997.

trumentos de qualidade de vida com uma preocupação transcultural, muito vincada e na medida em que envolve pesquisas, em diversos países, a querer para os seus cidadãos uma melhor qualidade de vida, que auguramos que possa configurar uma melhor vida em qualidade, para o homem, como um todo e para todos os homens.

8 Qualidade de vida e qualidade da morte verdadeiramente humanas.

O direito à vida de todos e de cada um dos seres humanos, depois de concebidos, deve ser adequadamente tutelado e, portanto, juridicamente reconhecido, bem como assistido no âmbito médico, biologicamente indisponível pelo direito à vida de todos e de cada ser humano, sempre fim em si mesmo e nunca como meio. Se nada, nem ninguém pode colocar obstáculos à superabundância da vida como dom, sobretudo, numa mundividência de religação ao transcendente, poder-se-á analogicamente ser assertivo quanto ao dom da morte? É provável que a assertividade seja verdadeira, desde que não contraste com o direito inalienável à vida, que cada ser humano sente na hora da agonia, para cada doente terminal, para cada doente em coma vegetativo persistente ou para cada ancião.

Por isso, nada nem ninguém pode pôr nenhum obstáculo à morte inevitável, pois, caso contrário, estaríamos perante um acto de penoso prolongar da agonia. Mortes haverá que são dom, não somente enquanto libertação pelo debelar da dor e do sofrimento prolongado, mas também como verdadeira boa morte, autêntica *mors liberatrix*, constituindo o epílogo de uma vida e uma existência humana vivida em plenitude. Esta visão antropológica, do humano no homem auto e hetero respeitadora da vida, proíbe que este possa ser árbitro da sua vida e da vida alheia, bem como da morte, quando esta, como acontecimento já tornado inevitável, se vislumbra no horizonte.

Por conseguinte, a consuetudinária distinção entre meios proporcionados e desproporcianados mantém o seu valor doradoiro e a não alterar, devendo ser levada consciente, sentiente e decisoramente às últimas consequências[63]. Só, deste modo, poderemos evitar viagens tão inúteis como penosas de espera e de esperança, eventuais impingimentos quimioterápicos com danos tantas vezes superiores aos benefícios, mortes hipermedicadas, numa confusão de cateteres, sondas e drenos[64], pugnando, assim, e atualizando a herança do espírito hipocrático, da *artis leges*, na fidelidade ao *ethos*, que une todos os profissionais de saúde.

E, nesta linha reflexiva de encontro do sentido do *thanatos* na vida dos homens[65], — indo além de uma morte libertadora (que, por vezes, também poderia ser um álibi mal disfarçado para o cansaço dos familiares ou curadores) — já é tempo de repensar a morte, não menos que a vida, a partir da perspectiva do "dom"[66], da "novidade radical da imprevisibilidade"[67] ou, como propõe S. Leone, quando afirma que "a concepção tradicional de um Deus que "dá" e "toma" a vida deveria ser substituída pela imagem de um Deus que "dá a vida", mas dá também a morte, em ordem a uma vida definitiva, que é o fim último da nossa existência.

Nada disto será possível, se a morte não for adequadamente assistida, igualmente como o nascimento. O acontecimento decisivo da vida não se pode improvisar nem pode ser relegado para o diálogo de um apertado horário de visita, no hospital, nem para uma administração sacramental fastidiosa e apressada nem, muito menos, pode ser arbitrariamente escondido. O 'acompanhamento na morte', de que hoje se fala, precisa de tempo, atenção e uma avaliação dife-

63 Para um âmbito reflexivo mais alargado da decisão Médica e as Tecnologias de Alto Risco, ver: SERRÃO, Daniel - *Tecnologias de Alto Risco*, in: *Bioética* (coord. de Luís Archer, Jorge Biscaia e Walter Osswald), Editorial Verbo, Lisboa/S. Paulo, 1996, 82-83.

64 Como sabiamente afirma Daniel Serrão: "(...) A lei suprema é o bem do doente... Sendo dever dos médicos (...) não abusarem dos aparelhos nem das pessoas". SERRÃO, Daniel - *Viver, envelhecer e morrer com dignidade*, in: *Colóquio sobre a Eutanásia*, Publicações do II Centenário da Academia de Ciências de Lisboa, Lisboa, 1993, 185.

65 Para mais desenvolvimentos, ver: NEVES, Maria do Céu Patrão - *"O sentido da morte na vida dos homens"*, in: *Cadernos de Bio-ética*, 12 (1996), 7-18.

66 Cf. COUTO, António José da Rocha - *Como uma Dádiva: Caminhos de Antropologia Bíblica*, Universidade Católica Editora, Lisboa, 2002.

67 LÉVINAS, Emmanuel - *Transcendência e Inteligibilidade*, trad de José Ferreira Colaço, Edições 70, Lisboa, 1991, 20.

rente da própria morte"[68]. "É por isso — como afirma Vila-Chã — numa palavra, que na morte, como na acção interpretativa, podemos encontrar a expressão da nossa própria dignidade ontológica mais elevada"[69], bem como o sentido da qualidade de vida e da qualidade da morte dignificante, por parte de quem interioriza, reflecte a sua condição fundamental, enunciada, em primeira pessoa, "eu que hei-de morrer", porém, rememorando Pascal, que nos lembra que o homem ultrapassa infinitamente o próprio homem[70].

9 Conclusões.

A QV depende muito da personalidade de cada ser humano, daí advogarmos que a avaliação da personalidade[71] deveria ser contemplada nos instrumentos de avaliação de qualidade de vida, bem como as expectativas positivas de cada ser humano em relação ao futuro. Ainda neste contexto, advogamos uma ampliação valencial do binómio QV proposto pela OMS (Organização Mundial de Saúde) e respectiva reavaliação do mesmo, na medida em que a qualidade de vida não é só 'a percepção que o indivíduo tem da sua posição na vida, no contexto da cultura e do sistema de valores, nos quais ele vive

[68] LEONE, S. - *Qualidade de Vida*, in: *Dicionário de Bioética*, 951.

[69] VILA-CHÃ, J. - *A Palavra, o Texto e a Morte: a abordagem de Hans-Georg Gadamer*, in: H. - G. *Gadamer: Experiência, Linguagem e Interpretação*, Universidade Católica Editora, Lisboa, 2003, 56.

[70]Para mais pormenores, ver: *Cap III - Marcas da grandeza do Homem*. PASCAL, B. - *Pensamentos*, Colecção Grandes Filósofos, tradução Salette Tavares, Livraria Morais Editora, Lisboa, 2008, 131 ss.

[71] Embora cientes de que "as pessoas não se integrem tão facilmente em pequenas caixas e algoritmos de diagnóstico. Ninguém apresenta um discurso previamente tão bem preparado como os critérios do DSM-IV nos poderia fazer crer. Na prática clínica são muito frequentes as situações limite e de diagnósticos múltiplos. O valor do método do caso clínico reside em que ele nos proporciona uma oportunidade para verificar a forma como o julgamento clínico se pode aplicar à complexidade da situação clínica individualizada". De facto, os autores valorizam e perspectivam a antropologia médica para o homem holisticamente considerado — para o homem todo e para todos os homens —, traçando a fronteira entre as variações normais dos traços da personalidade que ocorrem em todos os indivíduos e as perturbações da personalidade, que provocam um padrão de incapacidade a longo prazo. Ver o Cap. 15. *Perturbações da Personalidade*, in: FRANCES, Allen, ROSS, Ruth - *DSM-IV Casos Clínicos. Guia para o diagnóstico diferencial*, tradução por José Nunes de Almeida, CLIMEPSI Editores, Lisboa, 1999, 319-365, (ct., XIV).

e em relação com os objectivos, expectativas, padrões e preocupações', mas também o desenvolvimento social (habitação, educação, saúde, transporte, trabalho, lazer, paz, concórdia, segurança, etc.), desenvolvimento económico (recursos económico-financeiros adequados para satisfação das necessidades humanas básicas, condignas, justas e equitativas)[72] e desenvolvimento humano integral, como enuncia António Fonseca[73]: "em qualquer ponto do ciclo de vida — e talvez mais ainda na velhice —a adaptação e aquilo que dela resulta (bem-estar psicológico, auto-eficácia, controlo, etc.) não dependem apenas do controlo que a pessoa exerce sobre a sua vida e sobre o seu desenvolvimento, mas também da sua capacidade para aceitar o que é inalterável e para se ajustar às circunstâncias que já não terá oportunidade de alterar".

Verificámos, pois, pelas definições que Gadamer apresenta, sobre saúde, pelo menos três que se resumirão nos seguintes categoremas: facto psicológico-moral, equilíbrio e harmonia. Daqui, devemos dizer que a saúde, como a doença, são realidades fenomenológicas.

Gadamer é preciso, neste aspecto, ao referir a saúde como fenomenologia clínica. Esta, como descrição do que aparece, do que surge ou do que brilha, salienta-se numa mundividência como método e como reflexão. Pelo método, vamos encontrá-la na Semiologia e Semiótica Clínicas, pela recitação de sinais e sintomas, em ordem a uma decisão, que se chamam diagnóstico ou terapêutica.

Gadamer é claro quando diz que a Medicina não é, certamente, uma *physeos mimesis*. O que a arte de curar deve produzir é a *salus*, como algo que é natural *per se*. O saber e a capacidade do médico são "enumerativos" e "descritivos", subordinando-se ao decurso natural e restabelecendo o doente, quando este se sentir perturbado e, quanto possível, tornando-o saudável[74].

Uma das provas de que a saúde é "fenomenológica" encontra-se na Medicina quer sintomatológica, quer na profiláctica, que o nosso filósofo não considera. Porém, a Medicina de evidência e a

[72] Cf. CABRAL, Francisco Sarsfield - "O que é a qualidade de vida. Perspectiva económica", in: *Cadernos de Bio-ética*, 4 (1992), 14-20.

[73] FONSECA, António - *Desenvolvimento humano e envelhecimento*, Climepsi Editores, Lisboa, 2005, 232.

[74] Cf. GADAMER, H. - G. - *Verborgenheit der Gesundheit*, 25-36.

Medicina etiológica são gnoseológicas. A saúde é uma enumeração ou recitação do que vejo (sinais clínicos) e daquilo que ouço (queixas) para a recuperação ou restabelecimento. A saúde e a doença, segundo a Medicina, implicam uma recitação em ordem à decisão.

A actividade clínica é uma enumeração ou uma narrativa para o restabelecimento da saúde. Por isso, trata-se de um fenómeno porque é o estudo do que aparece: sinais, queixas, dores, anomalias adquiridas, etc. A fenomenologia procura discursar sobre a totalidade das aparências, como já dizia Platão: "o médico deve ver sobre a totalidade da natureza". Por isso é que a Medicina apresenta graus de diagnóstico (hipotético, diferencial, etiológico, etc.). A saúde, como algo de natural que é, exprime uma realidade, que se recita ou se enumera. Quer uma quer outra, fazem parte da fenomenologia clínica. O semiologista Loeb referiu *qui bene diagnoscit, bene curat*. Se há um correcto diagnóstico (que significa o definitivo), então surgirá uma boa cura.

Os elementos essenciais da arte de curar são o diagnóstico e a terapêutica. O conjunto dos dois, fenomenologicamente, referem a arte e a ciência. A ciência clínica advém pelo diagnóstico definitivo (etiológico) e a arte vem pela semiologia, até às últimas formas terapêuticas. Gadamer diz que a arte da cura deve produzir a saúde como algo que é natural. Aqui se incluem as medicinas da *physis*[75]. Mas, o nosso pensador diz que ser saudável não é estar curado. É necessário que o médico saiba que o conceito de saúde é universal (quanto à extensão do termo) e análogo (quanto à compreensão), dado que o termo "saúde", como já vimos pela definição da OMS, é um conceito amplo, onde entra a cura, (terapêutica) e o serviço ou diaconia. Então, a "arte de curar" pode produzir a saúde, mas não o "Pflicht der Gesundheit". O que Gadamer deveria dizer, e não o fez, nesta obra, é que a arte de curar "tem licença para" (*dürfen*) produzir a saúde. [76]

Quando Leininger descreveu a saúde (health) como estado de bem-estar, culturalmente definido, avaliado e praticado, e que reflec-

[75] Cf. MENESES, Ramiro Délio Borges de - "Diagnóstico, prognóstico e teste", in: *Enfermagem Oncológica*, 1 (1992), 40-45.

[76] Cf. GADAMER. Hans - Georg - *Griechische Philosophie*, III, in: *Gesammelte Werke*, VII, 418-420.

te a capacidade que os indivíduos ou grupos possuem para realizar tarefas diárias, de forma satisfatória, acabou por não definir, mas antes apresentar uma recitação. A posição de Leininger é fenomenológica, tal como a de Gadamer. Este considera a saúde (*salus*) mais como facto psicológico-moral do que como elemento demonstrável pelas ciências naturais. Além de se enquadrar como fenómeno lógico, está, também, dentro da orientação da saúde como noção antropológica, que implica, ora o aspecto biológico, ora o clínico. [77]

E embora a preocupação com a saúde venha de tempos imemoriais (o pai da Medicina Moderna, Hipócrates, viveu entre 460 a 355 a. C.), a reflexão sobre a qualidade de vida faz parte da sociedade contemporânea, alimentada, também, pela maior longevidade dos seres humanos[78]. Ainda de salientar o facto de que, por ser um campo mais amplo — já que o enunciado qualidade de vida transcende o de saúde, incluindo outros aspectos capazes de influenciar a vida e a sua qualidade — pode vir a contribuir com outros factores capazes de influenciar a própria saúde e que, no entanto, não fazem parte dessa área de conhecimento, como questões espirituais, sociais, ambientais, nutricionais, etc.

[77] LEININGER, M. - *Health Care Dimensions, transcultural health core issues and conditions*, Davis Company, Philadelphia, 1976, 6-80.

[78] Neste âmbito de reflexão, o coordenador do Grupo WHOQOL no Brasil, Marcelo Fleck e seus colaboradores, salientam que "(...) a oncologia foi a especialidade que por excelência se viu confrontada com a necessidade de avaliar as condições de vida dos pacientes, que tinham a sua sobrevida aumentada devido aos tratamentos realizados, já que, muitas vezes, na busca de acrescentar anos à vida era deixada de lado a necessidade de acrescentar vida aos anos". FLECK, Marcelo P. A.; LEAL, O. F.; LOUZADA, S. *et al.* - "Development of the Portuguese version of the OMS evaluation instrument of life", in: *Revista Brasileira de Psiquiatria*, 21, 1 (1999), 20.

CAPÍTULO QUINTO

Reflexão bioética e teológica sobre uma outra qualidade de vida

João Alírio Xavier Bezerra

1 *Introdução.*

Na reflexão de matriz anglosaxónica, o conceito de "qualidade de vida" (QV) contrapõe-se ao conceito de *sacralidade* (ou santidade) de vida. O ponto diferenciante está, segundo Salvino Leone, no elemento em que se apoia esse tal respeito: a vida, em quanto tal, na ética da sacralidade; a vida qualitativamente aceitável na ética da qualidade. Aponta, como elementos caracterizantes da Ética da Qualidade da Vida, a dependência de uma ética de tipo consequencionalista, atribuindo-se um valor relativo e desigual à vida humana sobre a base das possíveis consequências de várias qualidades. Seja como for, temos, por um lado, a sacralidade da vida com a absoluta intangibilidade a ela ligada e, por outro, a sua qualidade como requisito, que legitima a sua tutela[1]. Tendo presente que a saúde é um pleno bem-estar físico, psíquico, social e espiritual[2], apostarei numa Outra Qualidade de Vida, que contribui precisamente para salvaguardar todos estes quatro aspectos mencionados, relacionados com a saúde. É que mesmo que esta falte, é possível viver e morrer com Qualidade de Vida. Não será meu campo de acção debater-me pela distinção dos termos Qualidade/Sacralidade/Santidade de vida, que julgo evi-

[1] LEONE, Salvino - "La riflessione bioética sulla qualità della vita" . In: *Revista Bioetica e Cultura* (Istituto Siciliano di Bioetica), I (1992) 2, 138 ss.

[2] *Ibidem*,143.

dente. Pretendo defender, isso sim, que uma Outra Qualidade de Vida é possível a partir de dois pólos convergentes: Ideia-Força e Logosterapia. A Santidade de Vida está inerente à QV, que defendo. E a Sacralidade subjaz na fundamentação da minha argumentação, porque considero o ser humano sacro, porque assim o permite pensar a perspectiva da Bioética Teológica ou, se quisermos, também da Antropologia Teológica. Paolo Cattorini diz que, no seu entender, os dois conceitos são mais um slogan que efectivos termos-chave; ambos dividem o campo da discussão em dois blocos opostos. Os dois adversários jogam a favor, ora da Qualidade de Vida, ora da Santidade de Vida. Quem defende a Santidade acredita num dever absoluto e negativo: não infringirás a Teologia Racional,duma forma particular, do corpo humano. Os que defendem a qualidade dizem que não reconhecem qualquer valor ou dever absoluto na moral.

2 *Contextualização de termos e conceitos.*

Se a Bioética não tem fronteiras nem se pode balizar, em áreas geográficas nem tampouco religiosas, porque diz respeito a todo o ser humano, que tem direito a que se defenda a sua dignidade e os seus direitos fundamentais, tarefa que a todos nos diz respeito, o nosso trabalho demarca-se desde já de quem apenas pensa na "qualidade de vida", como resposta a quem se vê envolvido no mundo da fome, da miséria ou da doença, da ignorância, do desemprego, da falta de oportunidades, da falta de segurança, da desigualdade, da injustiça económica e social, da degradação ambiental, situações que afectam uma grande parte do nosso planeta[3].

Se é indiscutível o papel da Bioética, nas suas áreas de intervenção, reconheço que, por se tratar da defesa do bem viver e viver bem QV, esta perspectiva é pertinente dentro desta temática. Eis porque considero a aplicação do que defendo como pilares-base para uma "Outra Qualidade de Vida", uma tarefa de terapia preventi-

[3] Cf.WOOD, Hernán González - In *Bioética y Derechos Humanos,*Universidad Nacional Autónoma de México. México, 1992, 29-31. Cf. ainda LEOCATA, António - "Inquinamento ambientale e progressivo depauperamento della qualità della vita", in: Revista *Bioética e Cultura*, IV (1995), 82-97.

va, em alguns casos, e mesmo de terapia efectiva, noutros. Tais tarefas contribuirão para que a pessoa humana se situe com sentido no seu percurso existencial e para que se diminua o estado de uma sociedade que Bernhard Haering[4] chama supermedicamentada, porque não encontra soluções para as agressões a que os indivíduos se vêem subjugados, perdendo saúde, bem-estar e QV. A "Outra Qualidade de Vida", que persigo a nível da Bioética Teológica, fundamenta-se na força da Ideia-Força, a nível filosófico e psicológico, e da Logosterapia, a nível da Teologia, fonte de fecundas Ideias-Força, linhas de pensamento e de acção convergentes com objectivos bioéticos, abrindo-nos, dessa forma, um âmbito mais amplo dum sólido suporte bioético, para qualquer ser humano, precisamente porque nele encontramos perspectivas alternativas, que permitem a qualquer mortal poder superar com QV, o que a vida real lhe retira: paz, harmonia, energia e força interiores, necessárias para enfrentar as mais variadas situações de experiências de sofrimento e de doença. Ora este enfoque considero-o de relevância significativa a nível do campo da Bioética. É que Haering[5] fala-nos do poder manipulante das ideologias, afirmando que uma ideologia pode servir-se habitualmente de ideias, de ideias morais e de aspirações humanas em favor de um grupo determinado, ou, diria eu, de uma pessoa concreta. Aqui, tal risco não existe, pois servir-me-ei da aplicação das forças das Ideias-Força, fundamentadas em princípios e valores universais e universalizáveis, transcendentes e eticamente aceites.

Seguidamente, apresentarei algumas das muitas estratégias direccionadas para a reaquisição ou manutenção da QV, a partir do recurso à força da Ideia-Força. Uma ideia, positiva ou negativa, exerce uma função terapêutica no espírito humano. E aqui entendo a palavra espírito numa dimensão muito vasta[6], pois quero abranger a

[4] HAERING, Bernhard - *Ética de la manipulación*, Editorial Herder, Barcelona, 1985, 191.

[5] *Id.* - 58-61.

[6] Felice D'Onofrio diz que os aspectos mais importantes da *psiqué* humana, como a afectividade, a sensibilidade, a reactividade e a adaptação estão profundamente ancorados no espírito. A inteligêngia, sublinha, é a característica que distingue o homem das outras espécies animais; o espírito é a essência mesma do nosso ser e nele nos encontramos nós próprios e, sobretudo, o sentido do infinito pelo qual, com a mente, é possível transpor os estreitos limites terrenos para nos emergimos na imensidade da transcendência. É precisamente esta possibilidade de poder

mente, a vontade, a capacidade de opção, a liberdade de decisão, a consciência, tendo por objectivo ajudar a formar a personalidade integral do indivíduo, de tal forma que possa ter reagentes activos contra tudo o que possa retirar a Qualidade de Vida ao sujeito que o possui. Neste contexto, é importante a mediação do agente que apresenta as alternativas de estratégias terapêuticas, fundamentadas na força da Ideia-Força e da Logosterapia, ajudando a encarar e superar de forma diferente o inevitável advento ora da condição social, ora da ubicação, ora do mundo do trabalho, ora do sofrimento, ora, finalmente, da aceitação da própria morte.

3 Contextualização da qualidade de vida.

Elio Sgreccia[7] diz que programar a saúde, a nível nacional e internacional, personalizar o relacionamento médico-paciente, humanizar os hospitais, implica pôr perguntas mais avançadas: qual é, ou se se quiser, qual deve ser o tipo de qualidade de vida que se pretende alcançar na sociedade? Reconhece que tal conceito – o da QV – nasce, antes de tudo, dentro dos estudos sócio-económicos, ecológicos, ideológico-culturais, no campo médico, estando tal conceito ligado ora aos bens de consumo ora da saúde[8] ora, ainda, do relacionamento feliz com o ambiente. E afirma a determinada altura, que nenhum destes significados pode esgotar o conceito de QV, pois esta deverá contemplar todas as dimensões da pessoa e a harmonia destas

escapar-se da jaula da corporeidade, que desde sempre constituiu a válvula de segurança necessária para dar um sentido à vida do homem. Esta criatura, a única a possuir o conhecimento de que teve um princípio e terá um fim, somente nos valores do espírito poderá conseguir a força para percorrer o arco biológico, sobretudo na sua fase terminal e encontrar ainda motivo de esperança, única mola verdadeiramente eficaz para a reactividade orgânica da qual depende a própria sobrevivência. in: D'ONOFRIO, Felice - *Bioetica e Biologia*, Edizioni Piemme Spa, Casale Monferrato 1994, 118.

[7] SGRECCIA, Elio - *Manuale di Bioetica. II. Aspetti medico-sociali*, Vita e Pensiero, Milano, 1991, 24-33; 430-431.

[8] Cf. BROCK, W. Van - *Quality of life measures in health care and medical ethics*, in: *Life and Death*. University Press, Cambridge, 1993, 268-275; Cf. BOITTE, Pierre - *Pour une allocation équitable des ressources 2. Rentabilité, qualité de vie e équité*. În *Éthique, Justice et Santé*, La Collection 'Catalyses', Artel-Fides, Namur, Belgique, 1995, 227-239.

próprias dimensões, e, mais, que um autêntico e pleno conceito de QV deverá procurar-se, no íntimo da pessoa, a satisfação das necessidades e dos desejos no respeito e na promoção dos valores espirituais e morais. Assim sendo, existem tantas ideias de Qualidade de Vida quanto os sistemas de valores distintos. Neste nível, os princípios éticos que entram em jogo são os da autonomia e os da beneficência, tornando-se impossível definir o horizonte do bom ou beneficioso para um à margem do próprio conceito de QV, resultando assim que, neste nível, a QV é a mesma para mim e para os que partilham os mesmos valores religiosos, filosóficos, culturais, artísticos, políticos, etc.

O nível público fundamenta-se no facto de vivermos em sociedade, tendo de existir mínimos comuns a todos os que definem e poderemos chamar-lhe, a QV pública ou os mínimos de QV, que uma sociedade considera que devem exigir-se a todos os seus membros e que todos devem possuir. Diego Gracia[9] refere que a responsabilidade profissional de carácter jurídico será sempre uma responsabilidade de mínimos, enquanto a responsabilidade ética procura alcançar níveis superiores de qualidade é, portanto, uma responsabilidade de máximos. O autor chega a outra conclusão importante ao afirmar que, se esta responsabilidade de máximos é desejável em todo o tipo de actividades, é imprescindível nas chamadas profissões clássicas, como o Sacerdócio, a Jurisprudência ou a Medicina. Sentindo eu próprio a responsabilidade da minha missão concreta, dedicando uma boa parte do meu tempo a ouvir, a escutar, a tentar ajudar a discernir e a superar conflitos, a procurar a QV, de quem quer que seja, eis mais um motivo que me levou a defender o que penso sobre a QV . Esta move-se no âmbito de duas referências: vida e qualidade. A Vida designa aqui toda realidade que tem algum significado para o homem, desde as necessidades primárias até aos desejos mais humanos. A qualidade orienta os significados da vida até ao ser humano e define propriedades. É muito importante esta referência, porque penso que o mundo das ideias leva o ser humano a encontrar o sentido ou significado da sua própria existência. É este reencontro profundo com o significado da nossa existência que nos

[9] GRACIA, Diego - *Profesión médica, investigación y justicia sanitaria*, Editorial El Buho, Bogotá, 1998,8 .

aportará QV . Mas continuemos com o que pensa Marciano Vidal: b) A QV designa a autorealização desenvolvida e plena do homem, o encontro da sua própria identidade. Significa a plenitude das possibilidades de realização da existência humana: segurança, satisfação constante das necessidades vitais materiais fundamentais, desenvolvidas na livre actividade do indivíduo no jogo, na arte, no intercâmbio comunicativo, na entrega social e religiosa.

A QV aparece através de um sistema equilibrado de indicadores: desenvolvimento económico, desenvolvimento das necessidades psicológicas e relacionais, sistema de relação com o ambiente, etc. Desde o ponto de vista ético: a) a meta que acabamos de atribuir à qualidade de vida corresponde à finalidade básica da ética: a realização de condições de vida que respondam à dignidade humana para o maior número possível de homens; b) consequentemente, a realização da qualidade de vida é um dos imperativos básicos do *ethos* humano: objectivamente, nesse empenho se totaliza o conteúdo das exigências morais. Subjectivamente, nessa realização, se concretizam as instâncias éticas da responsabilidade humana: solidariedade, justiça e liberdade. A Ética, pois, apoia o empenho de implementar no mundo humano a qualidade de vida e sente-se interpelada por este conceito-valor ao organizar o campo dos conteúdos e das responsabilidades morais. De todas as formas, volto a insistir no balizamento da questão: QV não se pode confundir com nível de vida, relacionado apenas com o grau de bem-estar económico e social.

No pensar de Hotois[10], a noção de QV exige que se tome em consideração a experiência humana na multiplicidade e diversidade dos seus aspectos, sem a limitar à sua dimensão estritamente biológica. Explicita que o significado que contém a fórmula moderna da QV vem de longe. Já os Antigos opunham o viver a bem viver, e quando se interrogavam sobre o que poderia ser o maior bem na vida, isto é, a felicidade, estavam a pensar na QV, num ideal de vida. Conclui, afirmando que é recente a referência à QV como princípio ético específico para esclarecer as acções que dizem respeito à vida ou à morte humanas. Também, o autor mencionado, chega a afirmar que a noção de QV é, muitas vezes, imprecisa, após fazer referência

[10] HOTOIS, Gilbert ; PARIZEAU, Marie-Hélène - *Les mots de la bioéthique: Un vocabulaire encyclopédique.* De Boeck, Wesmael, 1993, 296-297.

às múltiplas ciências que a utilizam: Biomedicina, Sociologia, Ecologia, etc. Não deixa também de falar de que o conceito de QV é muitas vezes apresentado em oposição ao do sacralidade da vida, uma vez que os defensores deste último já propõem a protecção quase absoluta da vida humana e a igualdade de todas as vidas humanas; eis porque acolhem, duma maneira muito crítica, a tese qualitativa. De facto, a questão da santidade *versus* qualidade da vida aparece, segundo Adriano Bompiani, como um nó central da polémica entre as várias antropologias, referindo que Vioafora afirma que este conflito é mais cultural e ideológico que ético. Bompiani explicita que, em sentido próprio, com a frase santidade da vida faz-se referência a uma concepção religiosa da vida como dom de Deus, sendo esta uma firme posição do magistério de muitas religiões monoteístas para além da católica.

Pode-se exprimir um conceito análogo, mais débil mas mais aceitável na sociedade secularizada contemporânea, com a inviolabilidade ou indisponibilidade da vida, referindo-se aos direitos fundamentais do homem e à fixação das condições do direito de viver, evitando-se as discriminações. Quem defende a superioridade do princípio da QV afirma opor-se a uma visão puramente biologística da existência e valoriza a autonomia de juízo (princípio do deontologismo kantiano, que, para muitos, está no equilíbrio entre prazer-dor (que em si são sensações empíricas) e a raíz de uma ética que se esforça por maximizar as preferências e minimizar os sofrimentos para o maior número de indivíduos sob um plano geral, e, seja como for, sob o plano pessoal, concede o rigoroso respeito pela avaliação autónoma das próprias exigências. A confirmar tudo quanto expus, também Diego Gracia[11] reconhece a complexidade do tema QV, tornando-se, até por isso, mais interessante. As suas origens há que procurá-las nos métodos do controlo da qualidade, utilizado nos processos industriais e nos produtos manufacturados. Nesse então, e seguidamente, o controlo de qualidade passou a ser um elemento básico da política das empresas. Na análise que faz sobre o tema, Diego Gracia refere que, pouco depois, os economistas e os sociólogos intentaram encontrar índices que permitissem avaliar a qualidade de

[11] GRACIA, Diego, 155-156 ; Cf. GRACIA, Diego - *Principíos y metodología de la Bioética*, in: *Bioética para Clínicos*, 210.

vida dos indivíduos humanos e das sociedades. Assim, no princípio, pensaram que a qualidade de vida dos seres humanos dependia de dois tipos de factores: os positivos, ligados à riqueza económica; os negativos, à quantidade da povoação, explicando que o aumento excessivo da povoação diminui a riqueza, *per capita*, e, portanto, o bem-estar e a qualidade de vida. O produto nacional bruto passou a ser o indicador básico da qualidade de vida. Com efeito, pensava-se ter encontrado o caminho para a felicidade individual das povoações e dos indivíduos. E seguindo o pensamento de Diego Gracia, a origem do termo QV não procede nem da teologia, nem da filosofia, nem da ética ou da medicina, mas sim da teoria empresarial, em primeiro lugar, e, depois, da sociologia. Isto é importante, porque encerra uma ideia do homem, uma ideia particular do ser humano, segundo a qual o característico do ser humano é a capacidade de mudança, a permanente abertura à novidade, ao projecto, à criação, à construção.

4 Estratégias direccionadas para uma outra qualidade de vida a partir do recurso à força da ideia-força.

Ao falar-se de Ideia-Força, alguém apelava também ao pensamento positivo. Não se trata, no meu entender, da mesma coisa. O pensamento positivo possuí-lo-emos a partir duma Ideia-Força. Passemos, então, a reflectir sobre a Ideia-Força e sobre a Logosterapia. Na verdade, a parábola do Bom Samaritano é uma logosterapia do Desvalido no Caminho (Lc 10, 25-37), dado que é Este que determina a ideia-força da parábola, através da " comoção das vísceras ". Trata-se, pois, de uma ideia-força, que vem de fora, do Pai das Misericórdias como Dei misericordiae eventum. Esta é a grande força da parábola que motiva a "esplancnofania agápica" de um Samaritano bom, que se debruça sobre um Desvalido no Caminho, sem voz, sem valor, sem dignidade, que é pobre, nu, marginal, etc. Assim, são os "sentimentos esplancnofânicos", que determinam duas formas de qualidade de vida: a qualidade de vida soteriológica (Jesus Cristo — Desvalido de Deus-Pai no Gólgota) e a qualidade de vida esplancnofânica representada num Samaritano. A Ideia-força da parábola do Bom Samaritano está centrada num personagem chamado o Desvalido no Caminho (Jesus Cristo). Jesus está a falar, por esta parábola, sobretudo o que se passará na qualidade de vida soteriológica, que tem um patíbulo: dado na Cruz redentora das qualidades de vida.

5 Alcance do conceito Ideia-força.

Do ponto de vista psicológico, escreveu-nos A. Fouillée, se a ideia é chamada força, é porque todo o estado mental envolve, ao mesmo tempo, um discernimento e uma preferência. A Enciclopédia *Logos*[12] explicita ainda algum importante pormenor sobre a Ideia-Força, salientando que "se trata de um conceito fundamental na filosofia de A. Fouillée, que afirma que a ideia não só pode ter uma força mas 'ser' ela mesma uma força. Deste modo, é afastado qualquer mecanicismo e automatismo tão aceites pelos evolucionistas naturalistas do tempo daquele pensador. Definindo as ideias como ' formas de consciência' e porque podem converter-se em factores reais e pela possibilidade de uma união da realidade com a energia, Fouillé põe a hipótese de uma 'moral das ideias-forças' em que a ideia-força de moralidade se encontre vinculada ao primado da consciência de si e seja susceptível de criar e classificar os valores objectivos".

Efectivamente, Fouillée indica com Ideia-Força, e sob o ponto de vista estritamente psicológico, o carácter simultaneamente intelectual e activo de cada fenómeno psíquico, que é,aomesmo tempo, discernimento e preferência. As preferências – germes de acções, são, fisiologicamente, acompanhadas de impulsos e de esboços de movimento, o que consente, o que permite, chamar força[13] às ideias. Fouillée utiliza o conceito dos neohegelianos, para os quais as ideias, na consciência, constituem um princípio dinâmico e conduzem ao realizar-se de objectivações em que não se esgota jamais o poder criativo da realidade pensante. Para Fouillée, este processo não acontece, mecanicisticamente, pois a consciência é, na verdade, a realidade mesma, presente por si, que se modifica e se dirige mediante o pensamento das modificações possíveis e das direcções melhores. Tendo

[12] *LOGOS - Enciclopédia Luso-Brasileira de Filosofia*, 2, Editorial Verbo, Lisboa. Ideia-força.

presente o que ficou dito, acho oportuno insistir no esclarecimento de tão fundamental conceito, para mim. E cito, portanto, o que também José Ferrater Mora[14] pontualiza, de uma forma concisa e clara, acerca da Ideia-Força, ao dizer que Alfred Fouillée chama Ideia-Força ao conceito fundamental da sua Filosofia, elaborado em Psicologia, segundo o qual a ideia não somente pode ter uma força, mas ser ela mesma uma força. Desta forma, rejeita-se todo o mecanicismo e automatismo, defendidos pelo evolucionismo. E diz que Fouillée define as ideias — formas mentais ou formas de consciência (*species*) — como 'todos os estados de consciência enquanto susceptíveis de reflexão, de reacção sobre si mesmos'. Estes estados podem, no seu entender, converter-se em factores reais, em virtude do carácter intensivo da ideia e da possível união da idealidade[15] com a energia. A ideia pode ser, portanto, 'a revelação interior de uma energia e do seu ponto de aplicação, de uma potência e de uma resistência, de uma força em *acção* ou de um movimento actual'.

Portanto, a Ideia-Força de Fouillée não é simplesmente uma imagem mental ou intelectual, mas sim uma unidade primitiva do querer, sentir, pensar; é o fundamento de todas as possíveis afeições. A filosofia de Fouillée desemboca, desta forma, num 'evolucionismo monista, mas imanente e transcendental'. Mas o motivo essencial do seu pensamento filosófico é o de 'mostrar que a revelação do que é, pode ser e deve ser, torna possível e, inclusive, começa actualmente a modificação do que é, a realização do que pode ser ou do que deve. Portanto, há um aspecto que me interessa sublinhar, e ao qual se refere também Paul Foulquié[16], quando diz que as ideias-força são a tese fundamental de A. Fouillée, para quem a ideia não é puramente representativa, mas leva à acção. Todo o estado de consciência é i-

[14] MORA, José Ferrater - *Diccionário de Filosofia*,tomo II, Círculo de Lectores, Barcelona, 1991.

[15] O *Diccionário del lenguage filosófico* - Ediciones Labor, Barcelona, 1967, elaborado sob a direcção de Paul Foulquié, define a *idealidade* como o carácter do que é ideal, isto é, que existe só no estado de ideia. O contrário é a realidade.

[16] FOULQUIÉ, Paul (dir.) - *Diccionário del Lenguage Filosófico*, Labor, Barcelona, 1967, 491.

deia, enquanto implica alguma preferência, de tal forma que toda força psíquica é, em última análise, um querer[17].

6 *A terapia, ora preventiva ora curativa, a partir do Diálogo que permita a intervenção positiva, fundamentada na intercomunicação da Ideia-força.*

A tal propósito Marciano Vidal recorda o grande problema dos sistemas morais para resolver a dúvida de consciência, problema que ocupou os moralistas durante vários séculos. Outra aplicação para a Antropologia Moral, afirma Marciano Vidal, consiste em ver em todo o comportamento moral a manifestação unitária do homem em quanto dimensão sensitiva e intelectiva, pois em todas as acções humanas actua sempre esta actividade da 'inteligência que sente'. Conclui, dizendo que não podemos separar do comportamento moral os aspectos emotivos, afectivos, etc., para ficarmos unicamente com os aspectos intelectivo-volitivos.

Esta pureza racional e volitiva é impossível,não é humana, continua a afirmar Marciano Vidal. " Existe, pois, um aspecto de 'irracionalidade' dentro da moral que há-de ser assumido numa visão unitária. (...) O homem é um ser para o encontro. A pessoa tem uma estrutura de interioridade; mas é também uma realidade aberta. Dentro da definição de pessoa é necessário introduzir este elemento essencial. Trata-se, pois, de um elemento muito importante na definição actual de pessoa. (...) Esta dimensão de abertura do ser humano tem múltiplas repercuções para o questionamento moral. Basta recordar os temas éticos de sociabilidade, da comunicação, do encontro". E, porque estamos em Bioética Teológica, há dimensões essenciais da visão teológica da moral, a que necessariamente teremos de recorrer, a saber: O homem, criado à imagem de Deus: dimensão

[17] A título apenas de complementaridade e para observarmos que nem todos assim pensam, J. Payot, in: *Éducación de la voluntad*, na página 36, refere que A. Fouillée defendeu uma tese falsa, em geral, ao falar das ideias-força, pois não viu que o que a ideia tem de força executiva lhe vem quase sempre da sua aliança com as verdadeiras potências, que são os estados afectivos. Não nos parece que tal objecção permita falar de tese falsa pois tal ideia está explícita no processo da defesa da ideia-força em Fouillée.

teológica da moral; O homem, recriado em Cristo: dimensão crística da moral; O homem, como ser eclesial pela dimensão da moral; o homem, como ser cultual: pela dimensão cultual da moral; O homem, como ser escatológico, pela dimensão futura da presença em Deus . São estas as dimensões que nos facultam elementos para balizarm o tema em questão, isto é, a QV da pessoa e do ser humano que passa — de uma forma determinante — pela aceitação dos princípios e valores expressos, tendo presente as mencionadas dimensões da visão teológica da moral.

7 *Teologia e ideias-força para uma outra qualidade de vida.*

Refiro que, em Bioética Teológica, e na contextualização de uma "*outra qualidade de vida*", *me* preocupou muito a temática da Vontade de Deus, assunto de especial relevância nos Livros Sagrados e que fundamenta a vinda do *Logos*, a Sua vida pobre, humilde, vida de entrega e de serviço, a Sua Morte e Ressurreição. Foi Ele próprio, o *Logos* que se fez Carne, para estar connosco, nos salvar, quem o disse: "Eis que venho para fazer, ó Deus, a Tua vontade" (Hb10, 7); e explicita ainda, no Jardim das Oliveiras, na agonia de Getsamini, (Lc 22, 42), momentos antes da Sua prisão: "Pai, se quiseres, afasta de Mim este cálice; não se faça, contudo, a Minha vontade, mas a Tua". Jesus Cristo, o *Logos* eterno, cumpriu sempre a Vontade do Pai, concretizando, dessa forma, o Seu projecto de Vida e de Amor. E quando, em (Mc 3, 34-35), Jesus disse a quem O rodeava 'eis aí a minha mãe e os meus irmãos', queria dizer como se vive a Vontade de Deus, que são todos aqueles que a cumprem no seu dia-a-dia.

Portanto, a Vontade de Deus é crucial na questão da Outra Qualidade de Vida, porque, e para além de outras razões, é pela aceitação e cumprimento fiel da Vontade de Deus que passa a realização dos nossos projectos pessoais e deveriam passar os sociais e políticos da humanidade. Uma premissa fica já explícita: Deus só quer o nosso bem! A propósito, remetemos para a consulta do livro de Salvatore Privitera[18], onde, em determinado passo[19], se faz alusão a que

[18] PRIVITERA, Salvatore - *Il volto morale dell'uomo: Avvio allo studio dell'etica filosofica e teológica*, 2ª edic., Istituto Siciliano di Bioética, Palermo, mora-

Deus quer sempre o bem e quando quer qualquer coisa do homem não pode não querer o seu bem, precisamente porque Deus é um Ser. O homem, não sendo perfeito, tem a capacidade de tender para a perfeição e, por conseguinte, deverá querer o bem. A Vontade de Deus é como um cofre onde estão encerrados os nossos projectos. Como abri-lo e aí descobrir o envólucro pessoal de cada pessoa, de cada ser humano, de cada acontecimento, e nele constatar a Vontade de Deus acerca de tudo quanto surge no mundo da Criação? Como descobrir nesse envólucro que a nossa QV, a nossa plena realização pessoal passa pela aceitação, pelo cumprimento dessa Vontade de Deus, que, afinal de contas, desconhecemos, E, no entanto, a nossa vida — os nossos projectos de vida — têm de se conformar com a Vontade de Deus.

8 *Logoterapia/logosterapia/sentido da vida/bom senso: convergências com a ideia-força direcionadas para 'uma outra qualidade de vida'.*

Onde se encontram a energia e os resultados positivos da aplicação da Logosterapia? Porque não encontrar a resposta na força das palavras do Senhor Jesus: "Não vos deixarei órfãos; Eu rogarei ao Pai e Ele vos dará outro Consolador, para estar convosco para sempre" (Jo 14, 15. 18); "E Eu estarei sempre convosco, até ao fim do mundo" (Mt 28, 20). Assumimos a Logosterapia, termo que ousamos criar e aplicar, neste trabalho, e que nos coloca frente ao sentido da vida, numa perspectiva teológica. O problema do sentido, ou, se quisermos, do para quê das coisas, é um problema de sempre. [20] A fim de evitar possíveis confusões com o termo Logoterapia de

lidade como obediência ao Pai, a dimensão teologal da obediência moral, e na secção nº 15 apresenta umas muito relevantes ideias sob o título: Para obedecer à vontade de Deus?

[19] *Ibidem*,370-371.

[20] GELABERT BALLESTER, Martín aborda este problema, numa obra de leitura muito acessível, intitulada *Cristianismo y sentido de la vida humana*. Valência: Edicep C. B., 1995, onde foca os temas seguintes: O homem à procura de sentido; o Cristianismo como oferta de sentido; o silêncio de Deus e o seu sentido; o sentido do sofrimento humano; possibilidade e sentido de um encontro com Deus; sentido e sem sentido da Cruz de Cristo e o último sentido. A sua fundamentação é teológica.

Viktor Frankl, iniciaremos o capítulo, apresentando algum que outro seu ponto de vista sobre tal vocábulo, relevante no que diz respeito ao sentido da vida, e, consequentemente, à Qualidade de Vida.

V. Frankl verifica que "ao aplicar a Logoterapia, o paciente há-de encontrar-se com o sentido da sua própria vida e, de seguida, terá que rectificar a orientação da sua conduta em tal sentido. Por conseguinte, a minha definição improvisada da Logoterapia é válida em quanto que o neurótico trata de eludir o cabal conhecimento do seu cometido na vida; fazê-lo sabedor desta tarefa e despertá-lo para uma consciencialização pode ajudar imenso a sua capacidade para sobrepor-se à sua neurose".

O sentido da nossa existência, disse V.Frankl, não se inventa, descobre-se. Atentemos neste excerto sobre "A pergunta pelo sentido da vida": "Temos que aprender por nós próprios e, depois, ensinar aos desesperados que, 'na realidade não importa que não esperemos nada da vida, mas sim se a vida espera algo de nós. Temos que deixar de fazer perguntas sobre o significado da vida e, em vez disso, pensar em nós mesmos como seres a quem a vida interpela contínua e incessantemente (...). V.Frankl confessa que tanto para ele como para os outros prisioneiros no campo de concentração, estes seus pensamentos não eram especulações, afastadas da realidade, mas eram os únicos pensamentos capazes de os ajudarem, de os libertarem do desespero, mesmo quando não se vislumbrava nenhuma oportunidade de sair com vida. Ousamos, no entanto, apresentar um reparo: parece-nos redutora a perspectiva de enfrentar o sofrimento. Aqui, insistimos, tem espaço a Logosterapia o objectivo é-nos apontada pelo Apóstolo Paulo: completar o que falta à Paixão de Cristo, ou, por outras palavras, tendo presente que a Paixão de Cristo se realizou plenamente no que diz respeito à salvação e redenção do Homem e do Cosmos, o ser humano re-actualiza, torna presente essa Paixão redentora, vivendo-a no próprio corpo e espírito, passando o seu sofrimento a ter uma vertente activa e não meramente passiva, uma vez que também ele, unido ao de Cristo, redime, liberta, salva.

Aliás, vem a confirmar o que vamos explicitando ao longo deste trabalho: a perspectiva teológica em Bioética assume importante relevância. No capítulo do *último Sentido*, afirma que 'fora da perspectiva religiosa não tem sentido nem solução o facto da morte' (154) e 'o futuro que o cristão espera e estimula sempre o seu presente' (164). O amor e a esperança são fontes de vida.

É a força da Ideia-Força, fundamentada na Logosterapia. Num outro excerto, Frankl distancia-se de quem pensa que "os sentidos e os princípios não são outra coisa do que 'mecanismos de defesa', 'formações e sublimações das reacções'. (...) Porque o homem é capaz de viver, inclusive, de morrer pelos seus 'ideais e princípios'. (...) 'A vontade de sentido para muitas pessoas é uma questão de facto, não de fé'. Nem há nada a dizer acerca da realidade de muitas pessoas insistirem nos princípios morais, o que resulta uma tela para ocultar os seus conflitos internos; apesar disto ser uma verdade, representa, no entanto, uma excepção à regra e não a maioria. Em ditos casos, justifica-se a interpretação psicodinâmica como uma tentativa para analisar a dinâmica inconsciente, que lhe serve de base. Efectivamente, encontrámo-nos face a pseudo - princípios que, pela mesma razão, há que desmascarar". Este excerto contribui para centrar o nosso posicionamento quando falamos da força da Ideia-Força, como contributo operante no processo da defesa da QV . A Ideia-Força pretende-se que contribua para a tomada de consciência de si, de ser e de se saber ser, da pessoa humana, que, a partir da sua racionalidade e liberdade, crescerá em autonomia.

A Ideia-Força será, desta forma, como um novo motor de arranque, produtor de energia, que poderá ser o encontro com o sentido da vida, tão necessário para a QV. Frankl diz que "em última instância, o homem não deveria inquirir sobre qual é o sentido da vida, mas compreender que é a ele a quem se inquire. A Logosterapia, por seu lado, aporta um novo sentido da responsabilidade, levando-nos a compreender que a vida só tem sentido quando sentimos o apelo do outro, que nos 'obriga' a sermos responsáveis, e a seguir tal apelo. O outro exige que se cumpra o mandamento do amor e neste processo encontra-se o sentido da vida. Em qualquer situação da vida se pode e se deve ser responsável nesta perspectiva.

A Logoterapia, segundo Frankle, é uma técnica com finalidade psiquiátrica, em ordem ao tratamento de doenças mentais. Esta não é e nem pode ser uma direcção espiritual, dado que não foi isto que Frankle entendeu. A Logoterapia considera que é seu objectivo ajudar o paciente a encontrar o sentido da vida. (...) A Logoterapia difere da psicanálise, enquanto considera o homem como um ser cujo principal interesse consiste em cumprir um sentido e realizar os seus princípios morais e não por mera gratificação e satisfação dos seus impulsos e instintos, nem em pouco mais que a conciliação das conflitivas exigências do *id*, do *ego* e do *super-ego* ou na simples adaptação e ajuste à sociedade e ao que nos rodeia". Neste contexto, recordamos as palavras do psiquiatra Édouard Zorifian: "Toda a doença faz confrontar com realidades, suscita representações, acarreta consequências e leva a viver emoções não habituais. Estar doente, para além da alteração do corpo e do sofrimento sob as suas diferentes formas, é a expectativa, o medo e a esperança". É a descoberta do estatuto de doente e, por vezes, a utilização da doença a fim de obter gratificações, mesmo a partir da adversidade. Viver não é apenas o funcionamento fisiológico de um corpo e a saúde não é apenas o silêncio dos órgãos. Viver é também interrogar-se sobre o sentido da vida e da sua própria vida. Cada um, num dado momento da sua existência, conhece esta interrogação.

9 *Santidade de vida — qualidade de vida : pela escatologia.*

A Santidade de Vida, com os seus efeitos na QV, pertence a todas as fases da vida da pessoa humana. É especialmente na velhice que se revelam os valores adquiridos durante a vida e que se assumem aspectos concretos de serenidade, de aceitação e de resignação positiva e de maturidade. É a idade da síntese de tudo quanto se armazenou durante a vida... Mas a velhice nem sempre é perspectivada pela sociedade, como deveria ser. Emmanuel Agius refere que na cultura da industrialização, alicerçada no consumismo, a velhice já não tem lugar, porque não produz. Ela, que é tida em grande consideração pelas religiões mediterrânicas (e não só), a saber, judeus, cristãos e muçulmanos, tornou-se símbolo de falta de valores e de produtividade. A vida torna-se significativa e adquire plenitude, quando a pessoa humana é respeitada naquilo que ela é, quando se pode realizar livremente na relação com os outros e com o Outro e quando pode exprimir e tentar, ao mesmo tempo, a solidariedade[21]. Tudo isto confirma o princípio de que pelo significado que se atribui à vida e à sua santidade, em conformidade com os parâmetros das

[21] AGIUS, Emmanuel - *Meaning and Sanctity of Aging:New Trends in Public Policy*: In '*Quaderni di Bioetica e Cultura*, 2, Istituto Siciliano di Bioetica, 83-96.

diversas mentalidades culturais e sociais, assim se tomarão decisões acerca de problemas, que afectam o ser humano.

No entanto, a perspectiva que defendemos da pessoa humana, na sua relação com o Outro e com os outros, à luz da Logosterapia, aporta soluções justas e adequadas. Curiosamente, ouvimos de alguém que se encontrava muito bem na vida: quando chegar a velhindo, se lá chegar, só queria uma coisa: cair nos braços de alguém que me ame! Carlos Casabona[22] fala-nos da Santidade versus Qualidade da Vida, referindo que na nossa cultura há uma orientação para uma concepção sacralizada da vida, encontrando, tal concepção, as suas origens na tradição judaico-cristã, tendo também sido admitida desde uma perspectiva laica, baseada na experiência e na intuição, cristalizando-se no princípio da Santidade da Vida do qual se reconhece certa equivocidade. Está-se de acordo, no entanto, em que compreende os seguintes pontos: a) a vida humana é preciosa, inclusive, misteriosa, e é digna de respeito e protecção; o valor do humano não está determinado meramente por interesses subjectivos ou utilitários; b) a vida humana não pode ser tomada sem uma justificação adequada e a natureza humana não pode ser ser radicalmente modificada; c) o princípio da santidade de vida é básico para a nossa sociedade e a sua rejeição colocaria em perigo toda a vida humana. Carlos Casabona esclarece que o princípio da santidade da vida se vincula a uma concepção biológica da vida humana, como um processo vital ou físico-biológico. Por seu lado, o princípio da QV, apresentando abundantes variantes, parte de que a santidade da vida é um valor relativo e, como tal, só existe enquanto se mantenha na pessoa um certo nível de 'qualidade', ou não excluída *a priori* de toda ponderação de interesses, centrados na capacidade do indivíduo de suster autoexperiência e relação ou comunicação com os outros, ou de assumir os próprios actos.

A sacralidade/santidade da vida tornou-se, pois, uma verdadeira matriz de pensamento, dualisticamente oposta à da qualidade de vida. E. Leone apresenta os dois critérios fundamentais em que se baseia a ética da Santidade da Vida', a saber: a atribuição de um igual valor para todas as vidas humanas (independentemente das suas

[22] CASABONA, Carlos Maria Romeo - *El Derecho y la bioética ante los limites de la vida humana*, Centro de Estudios Ramón Areces, Madrid, 1994, 40-42.

caracterizações qualitativas) e a consideração da própria vida como o mais elevado dos valores humanos. Precisamente por isto, o conceito de "santidade da vida" desenvolveu-se dentro da tradição judaico-cristã como o mesmo conceito de 'santidade/sacralidade' implicitamente reclama. Aliás, podemos dizer que todos os assuntos normativos acerca da inviolabilidade da vida humana, desde a nascença até à morte, podem globalmente reconduzir-se a tal orientação ética. A QV aparece oposta ao critério precedente. Tal conceito aparece, conforme já anteriormente referimos, na reflexão filosófica e médica, pelos anos 50, em que, no Ocidente, se começaram a melhorar as condições da vida das populações. Portanto, na reflexão de matriz anglosaxónica, o conceito de "qualidade da vida" contrapõe-se ao da sacralidade (ou santidade). O ponto que distingue está no elemento fundamental: a vida, em quanto tal, na ética da sacralidade, a vida qualitativamente aceitável na ética da qualidade.

10 Cristoterapia ou logosterapia, na sua relação com a Santidade de Vida no contexto da outra Qualidade de Vida.

Ao falarmos da Santidade de Vida e da sua relação com uma outra QV, pensamos ser oportuno voltar a falar daquilo a que chamamos Cristoterapia. Curiosamente, identificamos os dois termos, pois o Logos joanino é Jesus Cristo, a Palavra, o Deus feito Carne, para a salvação de tudo e de todos. Assim sendo, esta é uma secção que, sob o nosso ponto de vista, se reveste de significativa relevância, tendo em vista o objectivo deste trabalho: provar como pela força de uma Ideia-Força se consegue uma outra QV E como estamos centrados em Bioética Teológica, pensamos que não podia faltar a referência a Cristo e à sua influência, em todo o processo, desta tal outra QV, uma vez que Ele nos apresenta um único projecto envolvente, que contém em si todas as respostas a quem procura o sentido da vida e que se resume num apelo: sede santos, como o vosso Pai Celeste é santo!

A Santidade de Vida resulta, desta forma, como suporte do projecto de QV da pessoa. A santidade, portanto, é um ideal para o crente. E é um ideal impregnado de uma Ideia-força, que o atrai e impele a pensar e a agir noutra dimensão, revelada pela própria vida de Jesus Cristo. Por isso, falamos de Cristoterapia e/ou da Logosterapia. Explicamo-nos: o primeiro é mais directo, no sentido que assumimos Cristo como Aquele que atrai e impele a agir numa dimensão completamente nova. É Cristo que apresenta, aos seus seguidores, um novo estilo de vida, a partir do apelo: "Sede perfeitos como o vosso Pai, que está nos Céus, é perfeito". Cristo é terapia, porque quem O segue e se identifica com Ele, adquire as reservas energéticas necessárias para tudo vencer, até a própria morte: "Eu venci o mundo", disse-o Ele. A Palavra fez-se carne e habitou entre nós. A Palavra é luz que ilumina todo o homem. A Palavra é Deus. A Palavra é Cristo: Caminho, Verdade e Vida. Uma possível terapia de muitos problemas, que afectam o ser humano, centrar-se-ia na reflexão sobre a Palavra de Deus, no ouvir de Deus, na descoberta ou redescoberta de Cristo, no encontro pessoal com Ele, em suma, no encontro com o Amor, que nos ensina, por isso mesmo, a viver uma vida de amor, de serviço ao outro, de doação gratuita.

11 Relação entre ideia, /ideal, /ideia-força, /santidade de vida.

A ideia é essencialmente causa exemplar ou arquetípica. Apreendida pelo entendimento, converte-se em norma, segundo a qual este julga as coisas, que se lhe apresentam ou se guia na realização da ideia"[23]. Seguidamente, pensamos que estamos de acordo ao afirmar que lutar pela Qualidade de Vida é lutar por um ideal. "Como ideal de todos os ideais aparece a ideia do bem, enquanto que compreende todas as outras ideias na qualidade de origem das mesmas. Esta concepção repete-se depurada na nossa imagem de Deus; Deus é o Ideal absoluto, porque reune em si a totalidade das perfeições (puras) com a máxima perfeição ou segundo o conjunto das suas possibilidades. Tendo isto presente, compreendemos que Deus apareça em Kant como "Ideal transcendental"e, em Hegel, como "Ideia Absoluta" (Begrieff). Como já o era a ideia platónica, Deus é, antes de tudo, o arquétipo conforme ao qual foi configurado tudo o que é terrestre e finito, uma vez que participa d'Ele.

[23] BRUGGER, Walter - *Idea*, in: *Diccionario de Filosofía*, Editorial Herder, Barcelona, 1988.

Considerado como meta a atingir, Ideal será um 'fim superior' a que a pessoa aspira e pelo qual sacrificará outros interesses e valores. a) Tal Ideal tem a dupla função de estímulo e de norma. Implica a consciência da insuficiência do realizado ou alcançado junto com o apelo a ir além: não 'dado', mas 'procurado' (Lachelier); será o 'valor, enquanto não real ou não realizado; mais enquanto não podendo jamais ser e devendo sempre ser realizado' (Le Senne). b) Estas duas notas de normatividade e de inacessibilidade encontram-se também numa das duas noções de Ideal propostas por Kant, como termo assintético e não tematizável do dinamismo racional. c) situa-se na linha do 'futuro', 'mais vivido e pressentido do que concebido e representado' (Marcel). d) Considerado como realização do homem, o Ideal é simultaneamente 'projecção' das aspirações pessoais ou comunitárias e "apelo" proposto por quem lhe dá o ser e o chama (Ideal equivalente a vocação). e) Projecção de aspirações, o Ideal, ou os ideais, 'reflectem e revelam' os indivíduos ou grupos que os têm. f) (...) Sem Ideal, a vida degrada-se, perde sentido e justificação. Daí, finalmente, a importância pedagógica da formação de autênticos e ideais; tarefa delicada, ameaçada de irrealismo, cerebralismo, estereotipismo, etc., mas imprescindível e importante".

12 Logosterapia/santidade/qualidade de vida.

A Logosterapia faz-nos compreender que o Verbo divino fez-se carne pelos homens e pela nossa salvação; fazendo-se um de nós, deu-nos a possibilidade de nos unirmos a Deus, de forma essencialmente nova, posto que somos membros do género humano, no qual Ele mesmo quis inserir-se, constituindo-se cabeça do mesmo. Ele veio 'para que tenham vida e a tenham em abundância' (Jo 10,10), isto é, para dar aos homens a vida divina, a fim de que eles possam entregar-se e unir-se a Deus não mais apenas como simples seres humanos, e, sim, como pessoas introduzidas e elevadas à intimidade sobrenatural, com as características e riquezas típicas de quem participa da vida divina. "Somos chamados e na verdade somos filhos de Deus" (1ª Jo 3,1). Partindo deste princípio, compreendemos a importância da dimensão eclesial da santidade, que implica a união com os que foram criados à imagem e semelhança de Deus e que são de Cristo.

13 A força da escatologia na santidade e qualidade de vida.

No cristianismo, é fundamental a aceitação da seguinte premissa: participaremos de uma vida que alcançará a sua plenitude na eternidade. No entanto, é nessa premissa que radica o sentido da nossa existência humana. É que, aqui, na terra, já participamos da luz e da força do Senhor, que nos ilumina, nos sustenta e nos inspira em toda a boa obra; mas ainda "trazemos este tesouro em vasos de argila" (2ª Cor 4, 7). Já estamos unidos a Deus e Ele habita em nós, porém só O vemos "como em espelho confusamente" (1ª Cor 13,12). De momento, ainda não podemos ser aquilo a que estamos destinados a ser, na 'cidade futura' (Hb 13, 14).

Agora, inseridos em Cristo e alimentados por Ele que é o Pão da Vida, caminhamos à espera desse dia, que nos proporcionará o nosso pleno desenvolvimento na Ressurreição final. A Escatologia aporta Ideias-força incontestáveis. Trata-se de um assunto essencial, de cuja realidade advêm essas 'Ideias-força', traduzidas ou manifestadas em atitudes, que unicamente se justificam pela sólida esperança na vida eterna. Eis porque muitas almas vivem com QV, dedicados à prática das Obras de Misericórdia, que dão pleno sentido à existência humana e realizam todas as suas ambições! Estas obras de misericórdia possuem o seu prólogo na parábola do Bom Samaritano, que é pronuncio escatológico do Juízo Final. Falar da Escatologia é falar da esperança, porque a parábola do Desvalido no Caminho é uma narrativa escatológica. "Na sua integridade, e não só em apêndice, o cristianismo é escatologia; é esperança, voltada para a frente, e, por isso mesmo, é abertura e transformação do presente".

Pensar escatologicamente significa pensar até ao fim. "Jesus é o 'antecipado' do futuro de Deus. Esta antecipação, reconhecível na Sua aparição completa, na Sua pessoa, na história da Crucifixão e Ressurreição, levou a que se veja n'Ele a incondicional e universal concretização da promessa, a que seja chamado o incomparável avanço do final no meio da história ou a compreendê-Lo como o representante provisório de Deus ainda ausente"[24]. A experiência do sofrimento[25] terá de ser perspectivada, como acontecimento escatológico, porque se enraíza no plano salvífico de Deus e, como tal, será portador de felicidade, de QV . "Quem quiser salvar a sua vida, perdê-la-á, e quem perder a sua vida por Mim e pelo Evangelho, salvá-la-á"[26]. "Quer isto dizer que o chamamento ao seguimento de Jesus motiva-se escatologicamente. Trata-se de um chamamento ao futuro de Deus, que irrompe agora com Jesus e que, por esse futuro, não somente se podem deixar as vinculações do mundo que agora passa e as preocupações pela própria vida, mas devem-se deixar. O chamamento a seguir Jesus é o mandamento da hora escatológica"[27]. Este futuro de Deus, o Seu Reino, 'conquista-se' mediante a 'inserção' em Cristo. "Estando ainda vivos, somos a toda a hora entregues à morte por amor de Jesus, para que a vida de Jesus se manifeste também na nossa carne mortal"[28].

14 Conclusão.

Albert Schweitzer[29] escrevera que com estes dois termos nós designamos, muito genericamente, o nosso bom comportamento nas confrontações de nós próprios e dos outros ser vivos. Temos de ter consciência do nosso dever de não nos preocuparmos exclusivamente com o nosso bem-estar, mas também com o bem-estar dos outros e com o da sociedade humana[30]. Os comportamentos são conse-

[24] MOLTMANN, Jurgen - *El Dios Crucificado*, Ediciones Sígueme, Salamanca, 1975, 364-365.

[25] Para este relevante assunto do sofrimento/felicidade existe, felizmente, muita bibliografia. Apenas referimos que na revista *Acção Médica*, 3 (1998), 43, também aí aparece um interessante artigo.

[26] Mc 8, 35.

[27] MOLTMANN, Jurgen, 83.

[28] 2 Cor 4, 11-12.

[29] SCHWEITZER, Albert - *Rispetto per la vita*, Claudiana Editrice, Torino, 1994, 8.

[30] SCHWETZER, A. (op. cit., 98-99) faz referência à teoria do imperativo de David Hume. Segundo esta teoria, o mandamento ético é um absoluto. A nossa consciência revela-nos que coisa é o bem e que coisa é o mal: apenas devemos ouvi-la. A lei moral que temos dentro de nós dá-nos a certeza de que não pertencemos só

quência da reflexão e da luta por aqueles valores. Aporta assim a Bioética orientações, que regem os comportamentos, com o objectivo de que não se agridam os direitos e os valores humanos, quando as biociências e as tecnologias se apliquem. Sendo a QV um valor humano, inerente à dignidade da pessoa, apostamos na sua defesa. Etimologicamente, Bioética é ética da vida[31]. Face ao avanço das ciên-

ao mundo fenoménico — que se nos aparece nas categorias do espaço e do tempo — mas que, contemporaneamente, somos cidadãos do mundo em si, isto é, do mundo das ideias. Hume usa o método empírico, analisando as motivações da moralidade e chega à conclusão de que essa é, antes de mais, qualquer coisa que diz respeito aos sentimentos, uma vez que a natureza dotou-nos do dom da simpatia, que nos permite e nos impõe o sentir, como se fossem nossos, os sentimentos de alegria, de medo, de dor que atingem os outros. Nós somos, como refere Hume, como cordas musicais, que, ao som das outras, entram também em vibração. É esta simpatia que nos permite estar disponíveis para os outros e nos torna prontos a colaborar para o seu bem-estar e para o da sociedade. (...) O nosso verdadeiro conhecimento do mundo consiste no deixar-se encher, cobrir, inteiramente pelo mistério do ser e da vida. O fundamento da nossa autoconsciência, à qual somos constantemente reconduzidos, quando queremos chegar ao conhecimento de nós próprios e da nossa situação, é: eu sou vida que quer viver, no meio de outra vida que quer viver (*Ibidem,*102). Não deixa de ser curiosa a afirmação de A. Schweitzer (citado por Jorge M. S. Gouveia, in *Jovens para o novo milénio*, Gráfica de Coimbra, Coimbra, 2002, 5) de que 'o mundo tornou-se perigoso, porque os homens aprenderam a dominar a natureza, antes de se dominarem a si mesmos"...

[31] Francisco Alarcos diz que antes de falar de Bioética deve-se falar de Ética, explicando o termo *ethos* que se opõe a *pathos*, referindo que por este último se entende tudo o que nos foi dado pela natureza,sem que nós próprios,nem a nossa liberdade, nem o nosso esforço, tenhamos contribuído activamente para a sua existência. Fala, neste contexto, da 'lotaria biológica e da social', concretizando que o nosso património genético, a posição social da nossa família, o lugar de nascimento e até uma boa parte dos valores e hábitos que possuímos, podem atribuir-se ao *pathos*, às lotarias, ao passivamente recibido e do qual não somos responsáveis. O *ethos* refere-se ao esforço activo e dinâmico da pessoa que dá ao que se recebeu uma forma verdadeiramente humana, no sentido mais próprio do termo. Com o e*thos*, entramos no âmbito da autonomia e da liberdade humanas, no âmbito do histórico e do estrictamente moral. O autor em causa fala-nos ainda de uma Bioética de máximos e mínimos no âmbito laico e religioso. Tem do presente que a moral católica tem mais respostas que a moral laica, explicita que as sociedades pluralistas e pluriculturais devem ter muito cuidado no articular máximos e mínimos de modo que não fique atropelada a justiça, nem se percam as ofertas de felicidade, pois deve-se caminhar para uma Bioética global conclusiva. E falando da saúde, faz alusão aos seguintes níveis: saúde somática, saúde psíquica, saúde social, saúde ecológica, saúde religiosa ou espiritual. Citando Ortega y Gasset, recorda que as ideias vivem-se nas crenças. E como estas são importantes para viver, têm de ser incluídas nos elementos constituintes da saúde. E reconhece que existem ideias religiosas que podem ser saudáveis, assim como o mundo da interioridade não pode ser esquecido numa

cias biotecnológicas, da Medicina e da Biologia, fica sempre no ar a questão fundamental acerca de se é moralmente lícito consolidar o domínio do homem sobre o homem.

A Bioética quer ser secular, alheia a considerações religiosas, morais ou teológicas[32], deixando-se conduzir pela perspectiva do utilitarismo e do pragmatismo anglo-saxão. Ora bem, podendo-se considerar como característica da Bioética, desde as suas origens, a sua metodologia interdisciplinar, deve estar aberta ao que isso implica (seja a nível ontológico, biológico, médico, biotecnológico, sociológico, teológico, etc.). Aliás, há quem considere a Bioética como uma parte da filosofia moral ou ética racional com a missão de contestar todas as questões fronteiriças, marcando os limites entre as possibilidades técnicas e os deveres morais[33].

concepção da saúde. Interioridade que não se reduz a mera psicologia, mas vai um pauco mais além, que é precisamente a dimensão espiritual do ser humano que também tem ser atendida saudavelmente. (Cf ALARCOS, Francisco J. - *Bioética y pastoral de la salud*, S. Pablo, Madrid, 2002, 31-38; 122-123; 179-180).

[32] BLAQUEZ, Niceto - *Bioetica Fundamental*, BAC, Madrid, 1996, 123, refere, em nota, que "a bioética nasce como rejeição formal da ética teológica ou da teologia moral, sobretudo católica, para constituir-se em ética secular. A fonte de inspiração deste enfoque da bioética arranca de H. Tristam Engelhardt, Jr. - *The foundations of bioethics, At Clarendon Press, Oxford, 1986; Idem - Bioethics and Secular Humanism. The Search for a Common Morality,London, 1991.*

[33] Cf. *Ibidem,*145-146.

CAPÍTULO SEXTO

Na parábola do Bom Samaritano (Lc 10, 25-37): as qualidades de vida

Ramiro Délio Borges de Meneses

1 Introdução.

Quando o *nomikos*, ao dirigir-se a Jesus, diz: que fazendo para alcançar a vida, que há-de vir, procura determinar uma questão que tem a ver com o sentido último da vida. Antes preocupou-se com a "qualidade de vida", como uma qualidade escatológica. Procura-se uma vida com qualidade perene e significativa. Neste estudo, procuramos verificar, axiologicamente, qual o sentido da qualidade de vida, em função do papel de vários personagens fictícios, desde os salteadores, passando pelo Sacerdote e o Levita, até ao Samaritano, culminando no Desvalido no Caminho, numa mundividência de condutas e de fazeres soteriológicos.

Marciano Vidal refere que a "qualidade de vida" designa a autorealização desenvolvida e plena do homem no encontro da sua identidade. Significará a plenitude das possibilidades de realização da existência humana. A qualidade de vida não é a mesma coisa que nível de vida, dado que a qualidade de vida se move no âmbito de dois momentos: vida e qualidade. [1]Como muito bem refere João Bezerra, a qualidade de vida surge por meio de um sistema equilibrado de indicadores: desenvolvimento económico, desenvolvimento das necessidades psicológicas e relacionais, sistema de relação com o ambiente, etc. Porém, a meta, que se atribui à qualidade de vida, corres-

[1] Cf. VIDAL, Marciano - *Diccionário de Ética Teológica*, Editorial Verbo Divino, Estella, 1991, 66-67.

ponde à finalidade da ética, que será a realização das condições de vida, que respondem à dignidade humana para o maior número possível de homens. [2]A realização da qualidade de vida é um dos imperativos básicos do *ethos* humano.

Nesse empenho, totaliza-se o conteúdo das exigências morais. Assim, nesta realização, concretizam-se as instâncias éticas da responsabilidade humana, solidariedade, justiça e liberdade. A parábola do *Homo Viator* apoia o empenho de implementar, no mundo humano, a "qualidade de vida" e sente-se interpelada por este valor, ao organizar o domínio das responsabilidades morais, desde a de *identidade* (Sacerdote e Levita) até à de *alteridade* (Samaritano e Desvalido no Caminho). Tal como vamos encontrar na parábola do Bom Samaritano, a qualidade de vida orienta os significados da vida para o ser humano, para a pessoa, que, no encontro com eles, determinarão a fundamentação para a Outra qualidade de vida, a "qualidade soteriológica", que está nos gestos e obras de Cristo (Desvalido da parábola). A parábola do Bom Samaritano é uma narrativa-conto sobre a qualidade de vida, que exige que se tome em consideração a experiência humana do Samaritano ou do Sacerdote e do Levita nas suas múltiplas vivências poiéticas.

2 *A qualidade de vida telúrica na parábola do homo viator.*

A qualidade de vida telúrica está presente, na concepção elaborada por Elizari, quando a situa como estando ligada a uma determinada concepção do ser humano, das suas necessidades materiais, económicas e aspirações. O mundo globalizado, onde vivemos, está sujeito a constantes variações temporais, pessoais e vitais. [3]

No nosso mundo, a qualidade de vida seria inimaginável sem uma dimensão económica, que nos permite um certo estilo de vida, embora se reconheça que a demasiada importância dada à economia

[2] Cf. BEZERRA, João - *Contributos para uma Outra Qualidade de Vida no âmbito da Bioética Teológica*, Editora Abel António Bezerra, Braga, 2004, 34-36.

[3] Cf. ELIZARI, Francisco Javier - *Questões de Bioética, Vida em Qualidade*, Perpétuo Socorro, Porto, 1996, 203.

e à satisfação das necessidades materiais constitui uma das maiores deficiências da sociedade.

Na parábola do Bom Samaritano, a qualidade de vida telúrica encontra-se representada pelos salteadores: ... *que, depois de O despojarem e encherem de pancadas, O abandonaram, deixando-O meio morto* (Lc 10, 30). A qualidade de vida telúrica será a forma do acto de se alimentar, pela sua actividade, constituindo-se como "fruição". A qualidade de vida telúrica é a fruição.

Segundo Lévinas, a fruição é a última consciência de todos os conteúdos, que enchem a minha vida. A qualidade de vida telúrica é uma vida de dependência, como a dos salteadores, dos alimentos e dos desejos de posse. São conteúdos que não apenas a preocupam, mas que a ocupam, que se divertem, das quais ela é fruição. [4]A qualidade de vida telúrica foi a fruição do "semi-morto", porque O expoliaram, enchendo-O de pancadas e abandonaram-O. A qualidade de vida telúrica dos salteadores revela-se na consciência do poder e dos conteúdos materiais (desejo de alimentos e de poder), enchendo assim a sua vida.

Os salteadores da parábola simbolizam a qualidade de vida telúrica, dado que a fruição do "semi-morto" é erigida de recordação, de sede e de saciedade. Surge como acto que recorda pela sua potência e pelo seu poder. Como forma de qualidade de vida telúrica, os salteadores (bandidos), perante o Outro (Desvalido no Caminho), mantiveram a saciedade. Na verdade, a qualidade de vida telúrica implicará uma exploração, tal como a realizaram os salteadores, estando no despojar da sua indumentária e axiologia do *des-valere in doloris via*. Aqui, pelo comportamento dos salteadores, a alteridade do Outro (semi-morto) é sobrepujada em nome das necessidades, de que se lembra e se inflama o prazer de extorquir, de bater e de abandonar o Desvalido, no caminho de Jerusalém para Jericó, e desta cidade para a cidade do Gólgota, onde se encontra a "qualidade de vida soteriológica" (Jesus Cristo na Crúz). A qualidade de vida soteriológica exprime-se numa "qualidade de vida staurológica", que se traduz através das Teologia da Crúz.

[4] Cf. LÉVINAS, Emmanuel - *Totalidade e Infinito*, tradução do francês, Edições 70, Lisboa, 2001, 97.

A qualidade de vida telúrica é uma "conduta de fruição", uma vez que os salteadores, ao quebrarem o domínio de alteridade, de que dependem os ultrajes ao Desvalido, no caminho de Jerusalém a Jericó, constituíram uma "ética de fruição". A qualidade de vida telúrica comporta um comportamento de fruição, onde se encontra o comportamento hedonista e o relativismo do poder e do ser. Na qualidade de vida telúrica, a fruição leva a cabo a separação, desformalizando a noção de separação, que não é um corte, em abstracto, mas a existência *per se* de um Eu autóctone. A qualidade de vida telúrica, tal como a viveram os salteadores, é uma evolução.

A ruptura da totalidade, que se realiza pela fruição da solidão, ou pela solidão da fruição, é radical. [5] A qualidade de vida telúrica aufere-se nos utensílios, na fome, no dinheiro e na comida, que satisfazem bandidos e poderão ser interpelados, como simples objectos, ao transformarem o *quidam homo* em *semivivus*. [6]A qualidade da qualidade telúrica ficou, segundo o conto exemplar e provocante de um Desvalido no Caminho (Lc 10, 25-37), no *des-valere* do ser, do agir e do fazer.

A qualidade de vida telúrica diz que a sensibilidade é fruição. O ser sensível pelo corpo caracteriza a maneira de ser, que consiste em encontrar uma condição, naquilo que pode aparecer como objecto do pensamento. Na qualidade telúrica do viver, a sensibilidade descreve-se não como um momento de representação, mas como o próprio acto da fruição e satisfaz-se com o dado e contenta-se. [7] A simultaneidade da fome e do alimento constitui a condição paradisíaca inicial da fruição. A fruição, como elemento da qualidade de vida telúrica, parece tocar um "outro", na medida em que o fruto se anuncia no elemento e é ameaça de insegurança. Os salteadores, pela identidade poiética, fruíram do mundo das coisas, como dos elementos puros, como qualidades telúricas da vida, como qualidades executadas (poiéticas) no fazer ao *quidam homo*, sem porte, sem substância, unicamente para usar ou viver do Desvalido, no sentido de

[5] Cf. MENESES, Ramiro Délio Borges de - *O Desvalido no Caminho: o Bom Samaritano como paradigma de humanização em saúde*, Edições Passionistas, Santa Maria da Feira, 2008, 24.

[6] Cf. *Ibidem,* 25.

[7] Cf. *Idem* - "Na Parábola do Bom Samaritano: o sentido da fruição pela humanização", in: *Acção Médica*, LXIX, 4 (2005), 224.

usar do *Homo Viator.* [8]Segundo a parábola do Bom Samaritano, a qualidade de vida telúrica não é a Outra qualidade de vida, é antes uma qualidade de vida de ordem espacio-temporal.

O *quidam homo* (desvalido) foi, para os salteadores (Lc 10, 30), como se tratasse de um objecto. A qualidade de vida telúrica implica uma *Bewsstsein* de utensílio. Com efeito, a fruição, para o salteador, já é um contentamento de objectos e de satisfações. A fruição, que está presente na qualidade de vida telúrica, como mundividência dos salteadores na parábola do Bom Samaritano, não se refere a um Infinito, para além daquilo que a alimenta, mas pelo desvanecimento do que se oferece à instabilidade da felicidade (*felicitas*).

Pela actuação dos salteadores, a qualidade de vida telúrica vê-se na familiaridade com os elementos de subsistência (dinheiro, fome, alimento, etc.), que conduz ao egoísmo da fruição. Este é um dado da qualidade de vida telúrica. A fruição não tem segurança, porque a insegurança ameaça uma fruição já feliz no elemento e na qual a felicidade torna sensível a inquietude. [9] Os salteadores tiveram o recurso do trabalho e da posse pela fruição do Outro (Desvalido no Caminho). Esta é uma qualidade de vida identitária, que se traduz como qualidade terrena do viver no dia-a-dia. Os salteadores, símbolo de uma conduta utilitarista, satisfizeram uma qualidade de vida, a telúrica, pelas suas necessidades e afirmaram a sua soberania. Esta qualidade de vida terrena significa o alimento *ad extra*, onde habita a fruição do Desvalido no Caminho.

Uma tal qualidade de vida, referida pela fruição dos salteadores, alimenta-se da sua independência, com dependência em relação ao usufruto do Desvalido (Jesus Cristo). A soberania da fruição corre o risco de ser uma traição ao "semi-morto" pela alteridade de que ela vive, expulsa-a da vida eterna, ficando numa vida perecedoura (Lc 10, 25). Segundo Lévinas, na fruição paradisíaca, sem tempo e sem preocupação, a distinção da actividade e da passividade confunde-se com a satisfação. [10]

[8] Cf. *Idem - O Desvalido no Caminho: o Bom Samaritano como paradigma de humanização em saúde*, 26.
[9] Cf. LÉVINAS, Emmanuel - *Totalidade e Infinito*, 120.
[10]Cf. *Ibidem,*146.

A fruição telúrica alimenta-se pelo que vem de fora, onde habita a qualidade de vida, para que a satisfação manifeste a soberania desta. Os salteadores sentiram e realizaram, no Desvalido do Caminho, uma mundividência telúrica. O estalajadeiro da parábola faz, ao Bom Samaritano, a justiça restitutiva – *redam tibi* – porque este já antes tinha praticado a justiça comutativa (Lc 10, 35). Neste personagem fictício da parábola, surge novamente a qualidade de vida telúrica. O estalajadeiro vive de todo o conteúdo da vida, mesmo do trabalho que assegura o futuro. Com efeito, a actividade deste, graças ao qual há um elemento fundamental de hospitalidade, que se chama a "moradia", defende-se da incerteza da vida. A qualidade de vida telúrica também espera um acolhimento por ser digna da hospitalidade, tal como iremos encontrar na qualidade de vida elpídica pela solicitude, em Betânia, (Lc 10, 38-42), onde no acolhimento se sente como o "desejo do Outro ". O estalajadeiro acolheu o Desvalido no Caminho. A Este prestou-lhe o acolhimento poiético, desde os cuidados até ao pagamento.

As tarefas curativas do Samaritano terminaram com a entrega ao estalajadeiro. A qualidade de vida telúrica está estampada nas estalagens. Estas pousadas não eram lugares de boa fama na região. Bailey apresenta alguns testemunhos da Misná, onde se analisam estes hospícios. Pela qualidade de vida telúrica, o *quidam homo* não poderia pagar, porque nada tinha. Se não existe pagamento, nestes casos, será impossível esperar uma atenção ou um serviço. Mas, ainda poderia ser encarcerado, se não pagasse (Mt 18, 23-25). Todas as posses do Samaritano (ligaduras, azeite, vinho e dois denários de prata) são usadas para ajudar um pobre desafortunado (Desvalido no Caminho). [11]Na obra de Lucas, aparece o verbo *apodidonai*, com dois sentidos, ora com significado de dar, entregar, devolver, ora com uma conotação de dívida, restituir, devolver um préstimo ou cancelar uma dívida (Lc 7, 42; 10, 35; 12, 59; 19, 8). Todas estas flexões verbais são indicativas da qualidade de vida telúrica. A qualidade de vida dos salteadores e do estalajadeiro é uma qualidade de vida material.

[11] Cf. FITZMYER, J. A. - *El Evangelio según Lucas, III, traducción y comentário*, Ediciones Cristiandad, Madrid, 1986, 287.

3 *A qualidade de vida plesiológica na parábola do Bom Samaritano.*

A mensagem da narrativa-conto, exemplar e provocante, apresenta um personagem, chamado Samaritano, que encerra em si a qualidade de vida poiética, porque realizou o mandamento agápico: Vai e faz de modo semelhante (faz a misericórdia). Quando a alegoríase colocou o Samaritano, como o personagem mais importante, e ao identificá-lo com Jesus Cristo, naturalmente esqueceu-se que este simbolizava a qualidade de *vida poiética*. A mensagem da narrativa fica sintetizada na resposta que dá o jurista. Próximo é todo o necessitado que encontramos no nosso caminho, todo aquele que poderá ser objecto da nossa misericórdia e dos nossos desvelamentos, estando acima dos nossos vínculos étnicos ou das nossas convicções religiosas. Daqui se determina uma qualidade de vida plesiológica movida pela "comoção das vísceras".

Naturalmente, as prescrições sobre a impureza legal, que se contraiem com um cadáver ou um semi-morto, faziam parte do Pentatêuco Samaritano, mas toda essa legislação não foi obstáculo, para que o protagonista da nossa história antecipasse os seus sentimentos de entrega a qualquer espécie de restrição legal, que, em casos como estes, devem ser superados pela misericórdia na dimensão agápica. Estas duas realidades surgem de uma responsabilidade poiética do Samaritano, como condição da qualidade de vida plesiológica. Com efeito, o sentido da palavra próximo (*plesion*), na pergunta do jurista, difere consideravelmente do significado, desse mesmo termo, no exemplo proposto por Jesus Cristo. [12]

O Bom Samaritano anuncia uma nova qualidade de vida pela sua conduta axiológica. Esta chama-se "qualidade de vida poiética". O Doutor da Lei pergunta por uma definição do conceito de "próximo", num enunciado como o da Lei, para determinar como amar ao próximo, como a nós mesmos. Tanto na citação do Pentatêuco, quanto na pergunta do Doutor da Lei, o próximo é o destinatário de um acto de misericórdia. Segundo o Samaritano, simboliza-se uma nova e original qualidade de vida, denominada plesiológica.

[12] Cf. *Ibidem*,279.

Não se pode negar que a parábola dá, indirectamente, certa resposta à pergunta colocada: o teu próximo será precisamente o necessitado de amparo e de ajuda, a quem damos prioridade, tal como encontramos no caminho.

O próximo será, poieticamente, aquele a quem damos "prioridade". Esta é a primeira qualidade de vida, que, ao definir uma nova Teologia Plesiológica, terminará na "qualidade de vida eónica", como pergunta poiética do *nomikos*: Que fazendo para alcançar a vida que há-de vir? A narrativa fala-nos, claramente, da "qualidade de vida poiética", dado que o Samaritano fez a misericórdia ao Desvalido no Caminho. Deu-lhe e fez-lhe qualidade de vida. Uma nova e original qualidade de vida axiológica. Assim será próximo, aquele que faz a vivência agápica relativamente ao Outro. Segundo Manson, o princípio fundamental da questão é que enquanto a mera proximidade não produz amor, o amor produz uma cordialidade próxima. [13]A parábola não apresenta nenhuma definição de próximo, mas antes descreve a nova qualidade de vida plesiológica. Nesta parábola de Lucas, surge uma adequada fenomenologia plesiológica. Dentro de um contexto imediato, a misericórdia (*eleos*) do Samaritano, para com o *Homo Viator*, será um exemplo preciso da qualidade de vida poiética, que se transformou numa "qualidade plesiológica". É um exemplo adequado de amor ao próximo (v. 27) e surge como condição de vida eterna, como Outra qualidade de Vida, em Deus-Pai, que se chama "qualidade de vida escatológica". A narrativa do *Homo Viator* (Lc 10, 25-37) sugere, também, que o Samaritano encontrou o seu caminho, poieticamente, para a outra qualidade de vida, onde reside a vida eterna, que será a participação em Deus. A qualidade de vida poiética é, *per naturam suam*, uma qualidade de vida plesiológica, que irá abrir caminho, pelo Desvalido no Caminho, a outra qualidade de vida, que é a "escatológica", a partir da Ressurreição do *Homo Viator*.

A parábola do Bom Samaritano inspira uma nova morada da conduta humana, como "ética de alteridade", assente na vocação plesiológica do Samaritano. Trata-se de uma parábola sobre a qualidade de vida plesiológica, que também é poiética. A preocupação ética de Jesus está no verbo aramaico *abdad*, em grego *poieo* (fazer) e

[13] Cf. *Ibidem,*280.

não na *praxis*. A qualidade de vida plesiológica surge como ética poiética e define-se, segundo Jesus Cristo, numa ortopoiética plesiológica, para se atingir uma ortopoiética teológica, pela contemplação de Maria aos pés de Jesus (Lc 10, 38 - 42). [14] Esta qualidade de vida caracteriza-se como uma ortopoiética axiológica devido ao personagem principal da parábola – o Desvalido no Caminho – como aquele que vai, para a Cruz, em nome de uma qualidade de vida soteriológica. Trata-se, pois, de uma qualidade vida redentora.

A parábola do Bom Samaritano é uma narrativa sobre a qualidade de vida plesiológica, porque foi poiética no sentido soteriológico da proximidade do próximo. Daqui se infere que esta narrativa do comportamento aretológico é um apelo e vivência à conduta plesiológica. Esta nova conduta é uma qualidade de vida poiética, que fora vivenciada pelo Samaritano. A nova qualidade de vida plesiológica tem um novo ditame, que é o discurso da Nova Aliança, quando diz: vai e faz a misericórdia, que já estava dito em Os 6,6: "Não quero sacrifícios, mas sim a misericórdia".

Esta nova qualidade de vida poiética, como conduta plesiológica, encontra-se alicerçada na consciência plesiológica, que vem do *eventum Dei misericordiae* pelo fazer, com esmero e dedicação dos cuidados do Samaritano ao Desvalido no Caminho (Jesus Cristo), em virtude da "comoção das vísceras". [15]A nova modalidade de consciência, que brilhou (*phaino*) pelo fazer (*poieo*), referencia-se como "consciência plesiológica". Assim, o Samaritano, sob influência desta forma poiética de consciência, teve o cuidado de executar, com sentido agápico, tarefas sem necessitar da consciência prática, nem de saber quem era o seu próximo. Aqui está a qualidade de vida poiética de um Samaritano bom. A razão e a consciência poiéticas determinam uma nova qualidade de vida, que tem o seu discurso narrativo na parábola lucana do Bom Samaritano (Lc 10, 25-37).

A atitude do Samaritano faz passar a qualidade de vida telúrica (estalajadeiro e salteadores) para uma qualidade de vida plesiológica em virtude da "deliberação esplancnofânica". A qualidade de

[14] Cf. MENESES, Ramiro Délio Borges de - *O Desvalido no Caminho: o Bom Samaritano como paradigma de humanização em saúde*, 72; Cf. MENESES, Ramiro Délio Borges de - "Solicitude em Betânia (Lc 10,38-42): pela ética do acolhimento",in: *Angelicum,* 88 (2011),681-692.

[15] Cf. *Ibidem,*72-73.

vida plesiológica é caracterizada pelo "amor de alteridade" de muitos Samaritanos a Desvalidos no Caminho (nus, doentes, drogados, marginais, etc).

Para Diego Garcia, o termo e conceito de qualidade de vida é evolutivo, isto é, quando dizemos que alguém tem qualidade será valorizá-lo *per se* e relativamente a outras entidades. A qualidade de vida é um valor e não um *factum*. O Desvalido no Caminho é sem valor, mas está com valor, quando se anuncia na "quenose" da Carta aos Filipenses. O Desvalido no Caminho não fala, nem tem voz, não pensa, não age, não faz. Mas, é este Desvalido (*Homo Viator)* que determina a qualidade de vida poiética do Samaritano.

É o Desvalido que salva o Samaritano e aqui se constitui como o valor dos valores. Aqui está uma qualidade de vida axiológica. Os valores não se percebem, estimam-se. Segundo Diego Garcia, a estimação é absolutamente necessária na nossa vida. Ninguém pode viver sem estima. [16] A qualidade de vida plesiológica do Samaritano é dada pela misericórdia do Desvalido, que vem do Pai das Misericórdias, constituindo-se pela comoção das vísceras do estrangeiro (leigo e agnóstico): um Samaritano. As decisões mais importantes dependem mais de valores do que de factos. As decisões agápicas (*caritas*) do Samaritano são a realização de valores, que surgem do rosto do Desvalido, na sua nudez, orfandade, necessidade, fome e pobreza. A qualidade de vida tem uma dimensão ética, *in stricto sensu*, segundo D. Garcia, visto que a encontramos no *ethos* do Samaritano e do Desvalido no Caminho (Jesus Cristo). Esta qualidade de vida é uma sacralidade da vida. Esta está representada no Desvalido. Tratase,pois, de uma qualidade de vida denotada pela vocação agápica.

O Desvalido no Caminho é *homini res sacra* pela comoção das vísceras (*rahamim*) do Samaritano. A qualidade de vida axiológica, que o Samaritano poieticamente autodeterminou no Desvalido no Caminho, será o resultado da realização de juízos prudenciais sobre as vivências concretas dos personagens da parábola perante o *Homo Viator*. A percepção do sentido plesiológico é uma tarefa poiética do Samaritano, porque essencial à qualidade de vida soteriológica de Jesus Cristo como Desvalido no Caminho. O re-encontro ou a des-

[16] Cf . GARCIA, Diego - *Fundamentacción y ensenñanza de la Bioetica*, Editorial El Búho, Bogotá, 1998, 157 ss.

coberta do sentido plesiológico do Desvalido pelo Samaritano dá valor pelos *rahamim* ao nascer, ao morrer, ao viver, ao trabalho e às alegrias da vida, à audição, à decisão e à recitação da vida. Segundo D. Garcia, a qualidade de vida é um atributo de consciência. [17]Aqui, na parábola, foi uma consciência plesiológica. Ao fazer a misericórdia (Lc 10, 37), o Samaritano realizou a consciência plesiológica, que será a soteriologia do Desvalido no Gólgota (Cruz).

O Samaritano fez a qualidade de vida plesiológica do Desvalido, porque criou uma qualidade axiológica, determinada de fora, na sua autoconsciência poiética. O verdadeiro sentido da qualidade de vida, pelos caminhos do Samaritano, fez-se em nova aretologia plesiológica. A qualidade de vida, professada pelo Samaritano, é uma qualidade de vida agápica, que vai do bem comum até aos bens axiológicos.

4 *A qualidade de vida litúrgica na parábola do desvalido no caminho.*

O Sacerdote e o Levita não estavam faltosos de amor a Deus. A dedicação à sua tarefa foi um testemunho fascinante, porém quando se pôs à prova o seu amor ao próximo, encontraram-se num profundo vazio, enquanto o Samaritano brilhou em todo o seu esplendor. A narrativa faz referência a um Sacerdote que tinha estado de serviço no Templo de Jerusalém e que, ao concluir os dias do seu turno, voltava tranquilamente a casa, porque Jericó era uma cidade onde residiam sacerdotes e levitas do Templo de Jerusalém, dado que era uma cidade dormitório . [18]

Lucas emprega um verbo pouco comum, composto por dupla proposição: *anti-para-erchesthai*, querendo significar "que passou para o outro lado". Logo, se significa que o Sacerdote evita qualquer espécie de contaminação ritual, por contacto, mesmo por mera proximidade com um cadáver (Nm 5, 2c; 19, 2-13). Um Sacerdote só poderia contaminar-se, se fosse a enterrar algum dos seus parentes

[17] Cf. BEZERRA, João - *Contributos para uma Outra Qualidade de Vida no âmbito da Bioética Teológica*, 30-31.

[18] Cf . DE VAUX, René - *Instituciones del Antiguo Testamento*, tradução do francês, Editorial Herder, Barcelona, 1992, 423-431.

mais próximos (Ez 44, 25-27), tendo sempre em atenção as prescrições do Levítico (5, 3; 21, 1-3) e a tradição rabínica posterior. No Antigo Testamento, usava-se o termo Levita para os descendentes de Levi, uma vez que não tinham nascido do ramo de Aarão. Ao seu cargo estavam reservadas certas funções secundárias, relacionadas com o culto e com o serviço do Templo. Poucos foram os levitas que, regressados do exílio da babilónia (Esd 2, 36-43), conseguiram uma posição social perante o Templo, que não lhes outorgava o direito a cobrar o dízimo pelos serviços. [19]O Sacerdote e o Levita representam a qualidade de vida litúrgica. Trata-se de uma qualidade de vida formal, que está centrada na prática do culto. Este é o centro desta qualidade de vida. É uma vida intermédia, que tem um espaço, chamado Templo de Jerusalém. Tudo gira em torno deste espaço. Naturalmente é uma qualidade de vida jurídica, que filosoficamente se referencia à praxis e não à plesiologia poiética. Aqui, temos representada, nas atitudes do Sacerdote e do Levita, uma qualidade de vida ortoprática, motivada pelo estrito cumprimento da *Torah*.

A qualidade de vida litúrgica radica num serviço formal e extrínseco, que não vem *ab imo corde* e que tem um modelo na responsabilidade identitária. O paradigma da responsabilidade de identidade, em que me comprometo só pelos sucessos e interesses, apresenta a pauta de comportamento revelada, metaforicamente, no Sacerdote e no Levita, que não se detêm e seguem o seu caminho. O "desvalido no caminho" é considerado um ser sem categoria, sem dignidade, sem posição, um estranho, não pertencendo ao "in - group" e/ou "out-group" e. entretanto, ao ciclo dos amigos. Isto quer dizer que aquelas duas personagens, do Templo de Jerusalém, representam o amor de identidade, porque não se comprometeram pela "qualidade agápica". Referem antes uma qualidade de vida identitária. Trata-se, pois, de um amor que deseja o Outro, se pertencer ao seu mundo, enquanto ignora o "desvalido": viu, desviou-se e passou para o outro lado (Lc 10, 31- 32). O Sacerdote e o Levita amam aqueles que já estão dentro do seu mundo afectivo pelo sangue, pelo parentesco ou pelo interesse, mostrando-se desconhecedores

[19] Cf. MILGROM, J. - "Studies in the Temple Scroll", in: *Journal of Biblical Literature*, 97 (1978), 501-523.

dos demais. [20]Aqui reside o paradigma da qualidade de vida cultual. A qualidade de vida cultual é formatada pelos rituais litúrgicos e caracteriza-se pelo amor de identidade e não pela alteridade, como a do Samaritano.

A qualidade de vida litúrgica será decifrada num "amor de identidade", como sendo um amor paradoxal, tanto para o Eu, que, em vez de se realizar, fica perdido na Lei e nos Profetas, quanto para o ritual, quanto para o Outro que, no momento em que é possuído ou incorporado, em vez de estar próximo, se revela inacessivelmente distante. Este é inexoravelmente um não dar-se. Trata-se, pois, de uma qualidade de vida egolátrica. O discurso de Jesus, não admoestando o Sacerdote e o Levita, descreve a conduta ética de identidade, não contém palavras piedosas, parecendo criticar as posições religiosas do seu tempo e do seu povo, dado que um Sacerdote e um Levita, servidores do Templo, como símbolos da *Torah* (Lei de Moisés), esqueceram a profecia, pelas palavras de Oseias: pois, o que eu quero é o amor e não os sacrifícios.

O Sacerdote e o Levita estavam eticamente preocupados com a norma objectiva da moralidade (*recta ratio*), expressa na *Torah*, mas pouco interessados na consciência do fazer ou na consciência plesiológica. [21]Assim se estruturou a qualidade de vida ortoprática. O fundamental, para estes personagens, era a ortodoxia. Tratou-se de viver segundo uma qualidade de vida prática e não poiética como a do Samaritano.

O cumprimento da Lei era considerado como melhor caminho para evitar o pecado e para alcançar a santidade. Bailey descreve o ritual a que um Sacerdote, se violasse as leis da pureza, deveria submeter-se para voltar a exercer o seu magistério. O Sacerdote aparece como vítima de um sistema. Não é um homem sem coração, é, antes, um escrupuloso cumpridor da Lei. [22] Havia, na verdade, uma qualidade de vida jurídica. A qualidade de vida cultual vai na linha de uma concepção religiosa, sendo Jesus Cristo crítico na parábola. O Sacerdote e o Levita são prisioneiros do próprio sistema legal e teo-

[20] Cf. MENESES, Ramiro Délio Borges de - *O Desvalido no Caminho: o Bom Samaritano como paradigma de humanização em saúde*, 41-47.

[21] Cf. *Ibidem,*156-157.

[22] Cf. REGENSDORF, K. H. - *Il Vangelo secondo Luca*, tradução do alemão, Paideia, Brescia, 1963, 273-280.

lógico do seu tempo. [23]Para manter o respeito pela *Torah*, o Sacerdote passou "para o outro lado da estrada". Deste lado do caminho, estava a necessidade do cuidado agápico do "meio-morto". Significando-se, desta forma, uma qualidade de vida litúrgica. Esta qualidade de vida não é axiológica, mas tem algo de ético pelo cumprimento da *Torah*. Esta era a instrução de Israel, sendo esta terra uma sociedade teocrática, marcada pela vida litúrgica do Templo de Jerusalém. Toda a qualidade de vida, neste tempo, era marcada pelo compasso do Templo. Era uma qualidade de vida liturgica ou ritual definida pelas dimensões sociológicas e jurídicas.

5 *A qualidade de vida soteriológica no conto exemplar do* homo viator.

Como refere J. Bezerra, Cristo quer a qualidade de vida de todos os seres vivos, pois Ele veio para dar vida e dar em abundância! É a palavra e a vida do amor de alteridade (doação desinteressada), que dá sentido à qualidade de vida. Cristo, como Desvalido no Caminho, teve "qualidade de vida" na Cruz, precisamente porque amava a humanidade. Por ela se ofereceu: quem ama entrega-se, doa-se e sacrifica-se. Mesmo sofrendo, nunca se perde a capacidade da gratuitidade, o valor de se dar e de se entregar. Aqui reside o segredo da Outra Qualidade de Vida. [24]

A Qualidade de Vida, professada e afirmada pelo Desvalido da Parábola, é uma qualidade soteriológica, porque é o caminho da Cruz. Trata-se, pois, de uma qualidade de vida que salva e que redime toda a humanidade.

Pela carta apostólica *Salvifici Doloris*, João Paulo II diz-nos que *Boni Samaritani parabola, ad doloris evangelium pertinet* no sentido de que nos aproxima da dor e do sofrimento *ad doloris evangelium*. De forma nova, e segundo a qualidade de vida soteriológica, propomos: *Boni Samaritani parabola, in doloris evangelium*. Encontramos, na narrativa exemplar, uma boa notícia soteriológica, como

[23] Cf. BLINZLER, J. - "Die literarische Eigenart des sogenannten Reiseberichts im Lukasevangelium", in: *Synoptische Studium*, 1 (1953), 28-30.

[24] Cf . BEZERRA, João - *Contributos para uma Outra Qualidade de Vida no âmbito da Bioética Teológica*, 44.

uma Outra Qualidade de Vida, dado que a parábola está dentro do sofrimento de Cristo e de todos os desvalidos (doentes, presos, nus, famintos, etc.). Deste o facto de esta parábola, exclusiva de Lucas, estar integrada na última viagem de Cristo, para Jerusalém, até ser o protoevangelho das narrativas da Paixão e Morte de Cristo, a narrativa - conto do Bom Samaritano revela, dialecticamente, o sofrimento de Jesus Cristo, na flagelação e crucificação, perante Pôncio Pilatos, como Servo Sofredor.

Este Servo simboliza a qualidade de vida soteriológica, como Desvalido pelo Caminho da dor e do sofrimento, como *logos* e síntese do sofrimento de Deus na Cruz, no Pretório, sendo o *Ecce Homo*[25]. A qualidade de vida soteriológica, retratada no *Homo Viator* (Lc 10, 25-37), será a "casa da salvação", como morada da conduta humana e pertencente a uma cultura ética e a uma civilização axiológica segundo o pensamento do Romano Pontífice. Encontramos, no Servo de YHWH, o homem das dores, que vivencia tudo quanto a narrativa do sofrimento prefigura e mostra pela teodramática de Deus, que está na Cruz. Segundo a qualidade de vida soteriológica, o Deus na Cruz é um *logos*, que se humanizou e se fez um de nós no sofrimento e na dor, como grande pretexto do homem, em condição de Desvalido, que teve uma morada na natureza humana.

A experiência do sofrimento terá de ser perspectivada, como acontecimento escatológico, porque se enraíza no plano salvífico de Deus (paixão – morte – ressurreição) e, como tal, será portador de felicidade e de qualidade de vida[26]. Da qualidade de vida soteriológica, pela Ressurreição, entramos na qualidade de vida escatológica (*De Novissimis*). A parábola do *Homo Viator* como expressão cristológica, inicia-se, logo, no *quidam homo*, que é a recitação (síntese) de Deus-Pai (o Pai das Misericórdias), que faz a audição (tese) da Palavra e a Palavra é Jesus Cristo (Desvalido no Caminho). Esta audição (*fides*) vem da pregação, sendo o seu argumento Jesus Cristo. Aqui temos o primeiro momento da qualidade de vida soteriológica. A audição, que sente o Samaritano, vem do "ver" (escuta da voz sem voz, do poder sem poder do Desvalido). O sentido apologético da

[25] Cf. MENESES, Ramiro Délio Borges de - *O Desvalido no Caminho: o Bom Samaritano como paradigma de humanização em saúde*, 107

[26] Cf. BEZERRA, João - *Ibidem*,43-44.

parábola do Bom Samaritano (Lc 10, 25-37) justifica-se nesta "audição". No segundo momento da qualidade de vida soteriológica do Desvalido no Caminho, quando ao Samaritano se "comoveram as vísceras" (Lc 10, 33), toma-se a decisão (antítese) que é um "amor visceral", que o leva a prestar cuidados. Será a decisão justificada pela dimensão agápica. A qualidade de vida soteriológica, em Cristo, é agápica.

Na parábola do Bom Samaritano (Lc 10, 25-37), o Desvalido no Caminho é a recitação do Pai das Misericórdias, que determinará a missão do Samaritano pela "comoção das vísceras". Todavia, interpretamos que o contexto missionário da parábola se descreve, no caminho de Jerusalém para Jericó, e, depois, em sentido inverso para o Gólgota, como ser e estar *in viatoris statu*, que é a *spes*. [27]

A justificação da "recitação", último momento da qualidade de vida soteriológica, como centro da parábola do *Homo Viator*, far-se-á pela apologética da missão do Samaritano. Toda a parábola é a evocação apologética de uma qualidade de vida soteriológica em virtude da "quenose" de Cristo na Cruz. A Cruz é uma vida quenótica em Deus. Naturalmente, a parábola do Bom Samaritano é uma narrativa plesiológica sobre o sentido soteriológico da proximidade do próximo. Daqui se determina que a narrativa do comportamento exemplar é um apelo e vivência da conduta plesiológica. [28]A grande novidade desta parábola de Lucas está no sentido plesiológico, dado por Jesus Cristo, ao ponto de se poder dizer que surge uma nova qualidade de vida soteriológica, que será a propedêutica para a Outra Qualidade de Vida, denominada qualidade de vida escatológica, que é uma "conversão ao que há-de vir" (Zu-kunft). Aqui se inicia a qualidade de vida elpídica (esperança), que refere o amor de alteridade no encontro entre Marta e Maria em Betânia.

Como refere Moltmann, citando Marcos: "Na verdade, quem quiser salvar a sua vida, há-de perdê-la; mas, quem perder a sua vida por causa de mim e do Evangelho, há-de salvá-la" (Mc 8, 35), assim se motiva o chamamento ao seguimento de Jesus escatologicamente. Trata-se de uma vocação plesiológica ao "Zukunft des Gotes" que

[27] Cf. MENESES, Ramiro Délio Borges de - *O Desvalido no Caminho: o Bom Samaritano como paradigma de humanização em saúde*, 71.

[28] Cf. *Ibidem*,72.

irrompe no "agora soteriológico" em Jesus Cristo e que, por esse futuro, não somente poderá deixar as vinculações do mundo, que agora surgem e as solicitudes, pela própria vida, que se devem deixar. A vocação, para seguir a Jesus, é o mandamento da hora escatológica: *Vade et tu fac similiter* (Lc 10, 37). Este futuro de Deus, o seu Reino, conquista-se mediante a inserção em Cristo, que tem um proémio na parábola do Bom Samaritano[29]. A perspectiva escatológica, que tem o seu epílogo na parábola do Bom Samaritano, aporta-se no Desvalido do Caminho, que vai para a Cruz, como patíbulo da qualidade soteriológica da vida de Deus e do homem.

A Cruz é acontecimento escatológico, que começa na parábola do *Homo Viator* (Jesus Cristo), visto que é acontecimento escatológico, no além do tempo, enquanto pela audição (*fides*) é sempre actualidade. [30]A parábola do *Homo Viator* anuncia, como prefácio, a qualidade da Morte, pelas acções dos salteadores, de uma morte verdadeiramente humana e torna-se o melhor prelúdio da definitiva "qualidade de vida escatológica", da qual a expressão telúrica é mera prefiguração, na marca da esperança (*spes*) da eternidade, entre o antes e o depois de cada existência humana. É pela ética que nos sentimos entusiasmados a lutar pela felicidade do ser humano, reflexo de que se aprendeu o significado e alcance dum viver com Qualidade de Vida, como imperativo fundamental do nosso *ethos*.

A qualidade de vida é uma questão ética, não sendo uma simples questão técnica. A outra qualidade de vida,na parábola do Bom Samaritano, implica, *per naturam suam*, o caminho *in viatoris statu* do amor a Deus, pelo próximo, como a via do amor ao próximo para chegar ao amor a Deus. Estas duas vias, fundamentais da qualidade de vida agápica, referem o duplo mandamento do amor (Dt 6, 5; Lv 19, 18). [31] Daqui surge uma nova forma de conduta plesiológica, que tem a ver com a óptica poiética do Samaritano, pela misericórdia, perante o apelo poiético do Desvalido no Caminho: cuida de mim!...

[29] Cf. MOLTMANN, Jürgen - *El Dios Crucificado*, tradução do alemão, Ediciones Sígueme, Salamanca, 1975, 83.

[30] Cf. *Ibidem*,92.

[31] Cf. MENESES, Ramiro Délio Borges de - "Na Parábola do Bom Samaritano: o sentido da fruição pela humanização", in: *Acção Médica*, LXIX, 4 (2005), 229.

6 Conclusão.

A Qualidade de Vida é um tema e uma leitura sempre presente na parábola do Bom Samaritano, que tem raízes nos personagens fictícios da narrativa-conto, que vai da qualidade de vida telúrica (salteadores e estalajadeiro), passando pela qualidade de vida do Samaritano, que foi uma "qualidade plesiológica", pelo caminho poiético, até se atingir a "qualidade de vida soteriológica", que tem o seu termo no Desvalido no Caminho, em Jesus Cristo, como protagonista do conto. A parábola professa uma Outra Qualidade de Vida, que tem um rosto, que é a do Desvalido no Caminho. O rosto fala, porque é ele que torna possível e começa todo o discurso. A "qualidade de vida soteriológica" é um "dizer" que, diante do rosto, não fica a contemplar, mas passa à acção[32]. O Outro (Desvalido no Caminho), metafisicamente desejado, não é o Outro como o pão que como; o país que habito; a paisagem que contemplo, e, por vezes, Eu, para mim próprio, este Eu, que é esse Outro. Dessas realidades posso alimentar-me e, em grande medida, satisfazer-me como se tivesse faltado a qualidade de vida telúrica. Daqui que a sua alteridade (qualidade de vida soteriológica) se incorpora na minha identidade.

O desejo metafísico tende para uma coisa inteiramente diversa, para o absolutamente Outro, esse Outro é o *Homo Viator*, o protagonista da parábola. A narrativa - conto do Bom Samaritano é uma metáfora sobre a qualidade de vida, que equaciona, permanentemente, o dom (comoção das vísceras – misericórdia de Deus- Pai) e o contra-dom (tarefas do Samaritano), como fundamentação segura para um viver com "outra qualidade de vida", para uma vida com qualidade, em ordem a uma vida nova em qualidade, pela novidade da "esplancnofania agápica", que vem como *eventum* do Pai das Misericórdias.

[32] Cf. LÉVINAS, Emmanuel - *Totalidade e Infinito*, 21-22.

CAPÍTULO SÉPTIMO

Dignidade no fim da vida: com qualidade de vida

Adalberto Hiller
Ramiro Délio Borges de Meneses

1 Introdução.

O valor da vida humana é inquestionável e hoje, cada vez mais, as pessoas estão conscientes deste valor. A carta dos direitos humanos, reconhecida internacional, é uma referência que evidencia a preocupação e a determinação na defesa da vida de cada pessoa, como valor absoluto, bem como para a dignidade, ao dar-lhe tal estatuto. Queremos, neste trabalho, reflectir sobre a dignidade, no fim da vida, apontando especialmente para o modo como a nossa sociedade encara a morte, que é também o resultado como ela encara a vida.

A morte hoje, afastada do seio familiar, relegada para os corredores ou quartos dos hospitais, é uma amostra de como não se quer ter a morte por perto. A pessoa que está a morrer, permanece só ou rodeada de profissionais de saúde, que estão encarregues de seu cuidado, mas com os quais não tem nenhum laço afectivo e que não fazem parte da história da sua vida.

A morte, entregue nas mãos dos médicos e/ou profissionais de saúde, passa a ser da sua responsabilidade, de tal forma que, muitas vezes, ela é vista como fracasso e, especialmente, como sinal do fracasso dos médicos e da Medicina. Por detrás destas atitudes e pensamentos, está o sonho da imortalidade, mas, é apenas um sonho. Tudo tem um limite, a vida também. Ao reconhecer que o homem é mortal, que tem um tempo de vida limitado, de nada adiantam certas recorrências, que servem apenas para mascarar a morte e aldrabar a vida. É preciso encarar a morte como parte de nossa vida. Aliás, vida e morte caminham juntas e, por isso, deveríamos ser seus discípulos.

Num mundo como o nosso, que não gosta de falar da morte e que tenta enganar-se a si e aos outros, a respeito da mesma, é preciso perceber e aprender que é importante viver. Mas o viver por viver não é suficiente. É preciso encontrar um sentido para a vida. E a certeza da morte pode ajudar a que se compreenda que é preciso ter um objectivo nesta caminhada. Por isso, também, pela nossa preocupação e pela reflexão do sentido da vida é que poderemos encontrar sentido para a morte. De contrário, como poderá ter sentido a morte se nem a vida o tem?

Quem não viver bem, dificilmente morrerá bem. O nosso objectivo é pois que se desperte para a vida, para que, quando esta chegar ao fim, seja vivida com dignidade.

2 *O que é a dignidade da pessoa: pela mundividência do bom samaritano.*

Olhando para o problema e tentando uma resposta fenomenológico-gnoseológica, Kant referiu, na "Metafísica dos Costumes" (1785), como *conditio sine qua non*, para que algo seja fim em si mesmo, como valor interno, isto é, a dignidade. Segundo o deontologismo kantiano, a dignidade humana aparece numa das formulações do imperativo categórico: actua de tal modo que trata da humanidade, quer na tua pessoa, quer na pessoa do outro, não como mero meio, mas como fim. Segundo Kant, a "gutte Wille", na medida em que agisse só sob a condição de uma legislação universal possível, pelas suas máximas, que nos é possível na ideia, é o objecto próprio do respeito e a dignidade da humanidade consiste na capacidade de ser um legislador universal, se bem que com a condição de estar, ao mesmo tempo, submetido a essa mesma legislação. M. Vidal aponta a dignidade humana como qualidade ôntica e axiológica, que não admite o mais ou o menos.

Entretanto, na sua singularidade práxica, a categoria ética da dignidade humana possui uma orientação preferencial, para todos aqueles que se encontram como desvalidos ou desfigurados (doentes, pobres, oprimidos ou marginalizados, etc.). [1]A dignidade é um conceito analógico ou polissémico, que se pode predicar universalmente da pessoa humana. Dizer que algo é digno ou tem dignidade significa *a priori* reconhecê-la como sendo superior a outra realidade e implica uma conduta de respeito[2]. Assim, a dignidade humana não é um atributo físico ou natural, mas antes um predicado, que se revela universal e transcendentalmente a toda a pessoa. A dignidade não se tem, será algo que se realiza no ser, referenciando a lógica do ser, por isso como transcendental que é, será o *splendor boni*.

Tratando-se de uma característica do *bonum ac vallere*, coloca o homem num nível superior de existir (*esse*), como perfeição suprema e absoluta, com superioridade sobre todos os existentes[3]. Um dos problemas fundamentais da epistemologia da ética reside em referir a dignidade humana, ora como uma tautologia, ora como dimensão da pessoa. Segundo o Circulo de Viena (neopositivismo), muito particularmente por influência de L. Wittgenstein, a dignidade da pessoa é uma "tautologia". Sob orientação da lógica simbólica, a "tautologia" passou, à filosofia da linguagem, como um não "Bilder der Realitaet", (deixa à realidade todo o espaço lógico-infinito),

[1] Cf. VIDAL, M. - "Valor absoluto de la persona" in: *Communio*, 4 (1982), 64. Segundo este famoso bioeticista e teólogo da moralidade, um paradigma bíblico encontra-se na narrativa lucânica do Bom Samaritano. A dignidade humana marca encontro com o "semi-morto", que está no caminho, porque Ele é o caminho, a verdade e a vida.

[2] Respeito e dignidade são conceitos correlacionados axiologicamente. A dignidade conleva o respeito e este é o sentimento adequado, frente a uma realidade como a pessoa, na linha da inteligência emotiva de D. Golman. O Bom Samaritano, no seu comportamento (viu, aproximou-se, comoveram-se as vísceras, cuidou, levou à estagem, pagou os cuidados prestados ao desvalido),trespassou todos os marcos da inteligência emotiva, elevando o sentimento à qualidade de cuidados humanizados.

[3] F. TORRABA assevera a dignidade humana a partir de dimensões básicas, entendendo-a como o mais sublime do ser humano: *a dignidade ontológica*, (que se refere ao *esse*, ao acto como perfeição); *dignidade ética* (expressão valorativa do agir humano); *dignidade jurídica* (reflexo dos textos legais); *dignidade volitiva* (relacionada com o exercício da liberdade). Logo, o termo "dignidade" indica um atributo comum a todos os homens e sem o seu reconhecimento não se pode exercer a liberdade e, muito menos, a justiça. (Cf. *Idem* - *Antropologia del cuidar*, Instituto Borja de Bioética, Madrid, 1998, 99-107).

sendo a dignidade a "imagem da pessoa" e esta *per* se surge valorada, acrescentando algo ao seu desvelamento axiológico. [4]

A dignidade, além de tautológica, radica na linguagem, sendo esta a "fala do mundo místico"[5] de L. Wittgenstein. Contudo, a forma clássica de abordar epistemologicamente a dignidade surge como dimensão ou atributo da pessoa. A pessoa, na sua dignidade, como dimensão ontológica, tem um primeiro eco em Aristóteles, ao considerar na *Ética a Nicómaco*, o homem como único animal, dotado de *nous* (*ratio*), que serve para que este escolha entre o útil e o prejudicial ou entre o justo e o injusto. Há um elemento divino, que o eleva e o torna virtuoso.

Igualmente, S. Tomás de Aquino coloca o Homem no ápice da natureza criada, quando diz: *persona significat id quod est perfectissimum in tota natura, scilicet subsistens in natura rationali*[6]. A dignidade da pessoa radica no ser (*esse*) e não no *agere*. É-se digno por ser pessoa. Nesta perspectiva metafísica, a pessoa é digna intrinsecamente, não por razões acidentais (*accidens*). Afirmar a dignidade da pessoa significa que não se pode atentar contra ela, nem tratá-la de forma inferior à sua categoria ontológica. Porém, S. Tomás vai mais longe e permite-se uma inferência teológica, tirada do Génesis, onde o homem é uma criatura feita à "imagem e semelhança de Deus" e capaz de orientar as suas opções numa contínua tensão para com Ele. Esta tensão leva-o à conquista da dignidade[7].

A dignidade ontológica é irredutível e constitutiva, pertence a toda a pessoa pelo facto de ser pessoa, incondicionalmente ligada à natureza racional e livre. Assim, a pessoa é digna de amor e respeito fundamentais, independentemente de condições singulares. A dignidade ontológica tem um carácter *esse ad* e, neste sentido, diz R. Guardini que sacrifica a integridade da pessoa, por um fim qualquer,

[4] Cf. MENESES, Ramiro Délio Borges de - "Tautologia", in: *Enciclopédia Luso-Brasileira de Cultura*, vol. 17, Editorial Verbo, Lisboa, 1975, 1104-1105.

[5] WITTGENSTEIN, L. - *Tractatus Logico – Philosophicus*, 4. 46; 4. 482.

[6] S. THOMAE AQUINATIS - *Summa contra Gentiles*, III, q. 110, in: *Opera Omnia*, 2, F. Frommann Verlag, Stuttgart, 97-98.

[7] Pela abertura a Deus, no amor, o Homem exprime o máximo respeito para com Ele, retribuindo-lhe o mesmo respeito que Deus teve para com o homem, como o livro da Sabedoria assinala: *cum magna reverentia disponis nos*. (*Ben-Sirá*, 12, 10).

incluindo o mais elevado. Isto significaria não só um crime, como também uma delapidação. A pessoa possui uma dignidade absoluta[8].

A dignidade humana, também, aparece como uma dimensão ética. Aqui, manifesta-se por actos (*agere*), que dignificam o ser humano e existem actos que são indignos, sendo orientada esta dignidade moral pelo axioma: *bonum est faciendum malumque vitandum*, que não a fundamenta, somente a orienta ontologicamente. De acordo com Kant, o homem possui valor *per se*, que não será substituído por outra realidade e possui uma dignidade moral em virtude da sua racionalidade e autonomia.

O Homem é o único sujeito de actos morais bons e rectos. A moralidade é a condição da sua dignidade (*dignitas*). O imperativo categórico (age de maneira que trates o homem, tanto em ti, como nos outros, sempre como um fim e nunca apenas como meio) não depende de nada externo, mas unicamente da vontade livre, que se manifesta na obediência à lei moral, independentemente do conhecimento de Deus. A razão prática, segundo Kant, orienta-nos para a dignidade humana, dado que é a combinação do intelecto e da vontade, a união fundamental das faculdades decisivas da vida moral. A nossa vontade é o objecto próprio do respeito e a dignidade humana consiste nesta capacidade de ser legislador universal. [9]

Para Schüller, no seguimento de Kant, a expressão da liberdade do espírito chama-se dignidade. A exigência do homem fundamenta-se no facto de ele ser fim em si mesmo e identificar-se com a dignidade. A moralidade do homem consiste na tomada de posição antropológica, perante o seu ser considerado, na sua totalidade e só a vontade livre determina a opção moral[10]. Segundo Kierkegaard, a dignidade é como um estar ante Deus por meio do amor e da liberdade, onde o homem se decide por Deus, escolhendo-o como objecto radical e fim último da sua existência. A dignidade depende do

[8] Cf. GUARDINI, R. - *Mundo y persona*, tradução do alemão, 2ª ed., Cristiandad, Madrid, 1967, 212.

[9]Assim, enquanto a dignidade está submetida à lei moral, não há nela sublimidade alguma; mas, há sim na medida em que ela é, ao mesmo tempo, legisladora em relação a essa lei moral e só, por isso, lhe está subordinada. Também se poderá dizer que será o respeito à lei, que constitui o móbil, que pode dar à acção um valor ético.

[10] Cf. SCHŰLLER, B. - *L'uomo veramente uomo*, tradução do alemão, Ofter, Palermo, 1987, 16-20.

amor e da liberdade. A dignidade da pessoa sugere uma dimensão existencial, estando em estreita relação com a condição de vulnerabilidade. Aqui aparece a ética da fragilidade.

O *homo habilis*, como reflectira P. Ricoeur, expressando de forma precisa a natureza da realidade humana, fundamenta uma ética humanizadora a partir da compreensão da pessoa, na sua dignidade, como vulnerável, débil e pertencente à comunidade humana, capaz de fazer sê-la. A vida humana é digna, porque especialmente frágil e sempre no limite, exprime-se ora no riso ora no pranto. [11] Esta expressão de pranto, como símbolo da fragilidade humana, constitui um rasgo fundamental, que revela a condição humana da vulnerabilidade e desencadeia a dimensão ética. Nesta dimensão, a dignidade apresenta-se na condição de vulnerabilidade. [12] A fundamenta-

[11] Assim, interpreta P. Ricoeur: "... nous reviendrons ensuite au moyen terme *θυμός* afin de comprendre la fragilité de l'homme tout entier par celle du sentiment. La amplitude et la disproportion du sentiment sont donc d'abord une suite de celles du connaître. " (Cf. RICOEUR, P - *Finitude et culpabilité*, 1, *L' Homme Faillible*, Aubier, Paris, 1960, 108). (...) »On peut placer sous le signe de ce *θυμός* ambigu et fragile, toute la région médiane de la vie affective entre las affections vitales et les affections spirituelles, bref toute l'affectivité qui fait la transition entre le vivre et le penser, entre βιός et λόγος. Il est remarquable que c'est dans cette région intermédiaire que se constitue *un soi*, différent des êtres naturels et différent d'autrui. Le vivre et le penser, dont nous avons exploré les affections spécifiques sons le signe de l'*epithumia* et de l'*eros* , sont tout à tous en deçà ou au-delà du Soi; c'est seulement avec le *θυμός*, que le désir revêt le caractère de différence et de subjectivité, qui en fait tenance à une communauté ou à une idée. Le Soi est en a sens lui-même un entre-deux, une transition » (*Ibidem,*123).

[12] "Ce qui j'attends d'autrui c'est qu'il me rendre l'image de mon humanité, qu'il m'estime en me déclarant mon humanité. Ce reflet fragile de moi-même dans l'opinion d'autrui a la consistance d'un objecte, il recèle l'objectivité d'une fin existante, qui limite toute prétention à disposer simplement de moi-même, c'est dans et par cette objectivité que je puis être reconnu. " (*Ibidem,*139).

"La fragilité est le nom que prend dans l'ordre affectif la disproportion dont nous poursuivons l'exégèse à travers le connaître, l'agir et le sentir. " (*Ibidem*, 142).

A disposição do sentimento suscita uma mediação nova, aquela que vem do *θυμός* (humanidade do coração). Esta mediação corresponde, na ordem do sentimento, à mediação silenciosa da imaginação transcendental na ordem do conhecimento, como refere finalmente P. Ricoeur: "Mais alors que l'imagination transcendantale se réduit tout entière à la synthèse intentionnelle au projet de l'objet en face de nous, cette médiation se réfléchit en elle-même dans une requête affective indéfinie ou s'atteste la fragilité de l'être humain. " (*Ibidem,*148).

ção da dignidade, pela hominização, está em que Deus mesmo assumiu a condição humana — dignificando-a — e fez triunfar o amor, precisamente, na "debilidade" do Desvalido (semi-vivo), na narrativa de Lucas (Lc10, 25-37), que está presente, pela paixão e morte, na Cruz. A dignidade humana, como dimensão teológica, interpela à razão o testemunho de um homem, que a contradiz permanentemente pela dinâmica do amor, ao contrariar a razoabilidade das situações de exclusão de doentes e de marginais, mediante o abrandamento que produz a admiração do rosto humano fragilizado, como critério para encontrar nele a dignidade incondicional. A dignidade humana, pela fragilidade, é uma "quenose" de Deus no Homem, expressa no Desvalido no Caminho (Lc 10, 25-37). Assim, o hino da Carta aos Filipenses refere que Cristo Jesus, que era de condição divina, não reivindicou o direito de ser equiparado a Deus, mas despojou-se a si mesmo, tomando a condição de "servo", tornando-se semelhante aos homens. Tido pelo aspecto como homem, humilhou-se a si mesmo, feito obediente até à morte e morte de Cruz (Fil 2, 6-7).

A humanização do Verbo de Deus é uma "quenose". Assim, a humanização em saúde é uma "quenose" quer do clínico (impotente para sarar os males físicos), quer do doente, porque está no "aniquilamento" da doença ou na sua *sanitatis instauratio*. O Desvalido no Caminho é uma narrativa da "quenose" do semi-morto, (Jesus Cristo) que está a caminho da cruz. A respeito desta atitude de Cristo, Sto. Hilário afirma que "a sua baixeza é a nossa grandeza e a sua fraqueza é a nossa honra. "[13] O aniquilamento e fraqueza do Desvalido no Caminho, para a Cruz, que começou na narrativa do comportamento exemplar, serão a grandeza e a honra do Samaritano. É o amor e o sofrimento do Desvalido que provocam a "comoção das vísceras" do Samaritano.

Entre a condição divina e a condição humana ocorreu uma analogia das Naturezas na identidade da pessoa. Em Cristo, é o próprio Deus que assume a condição de servo, incluindo o "sofrimen-

[13] (...) *Non ille egit homo effici, per quam homo factus est: sed nos egimus, ut Deus caro fieret, et habitaret in nobis, id est, assumptione carnis humi interna universae carnis incoleret. Humilitas ejus nostra nobilitas est, contumelia ejus honor noster est: quod ille Deus in carne consistens, hoc nos vicissim in Deum ex carne renovati.* (SANCTI HILARII - *Opera Omnia*, In: *De Trinitate*, *Liber* II, 41, MIGNE, J.,*Patrologiae Latinae*, *Parisiis*, 1845, col. 67).

to". Na verdade, a "quenose" tem a ver não apenas com a liberdade divina, mas também com a omnipotência de Deus que se torna "impotente", Naquele que encarnou (desvalido no caminho para o calvário). Assim, S. Gregório de Nisa afirma que é no facto da natureza omnipotente se considerar em posição de descer até à baixeza do homem, que temos uma prova muito mais evidente do seu poder, do que na grandeza dos seus milagres. A descida de Deus é como um excesso de poder, para o qual não existem barreiras, mesmo naquilo que se mostra como oposto à sua natureza. A majestade manifesta-se na baixeza e, apesar disso, a majestade não é rebaixada por causa deste facto14.

A humanização é a majestade do doente no ocultamento da saúde, pela baixeza das patologias, que "aniquilam" o doente até à morte. Assim, a humanização em saúde é uma "redenção", (tal como a de Cristo), a qual vive, segundo M. Scheler, do interesse soteriológico, para conduzir o doente a uma nova vida. Entretanto, a dignidade humana fundamenta-se na sua origem e no facto de ter sido criada à imagem e semelhança de Deus, pertencendo à natureza, na qual o mesmo Deus encarnou, humanizando-se, assumindo a sua fragilidade (quenose) e indicando, quanto ao agir livre e responsável, que tudo quanto se faz aos mais frágeis e desvalidos é feito a Ele-mesmo (Mt 25, 40). Este agir é a vivência do mandamento, do exercício da misericórdia, como termina a parábola do "Desvalido no Caminho" (semi-morto): *Vade et tu fac similiter* (Lc 10, 37).

Assim, o Concílio Vaticano II, na constituição *Gaudium et Spes*, reclama que a natureza humana foi elevada a uma sublime dignidade[15]. A mesma *Gaudium et Spes* refere que, no mais profundo da sua consciência, o homem descobre a existência de uma lei, que ele

[14] *Atque primum quidem, quod omnipotens natura potuerit descendere ad humilitatem humanitatis, id potestatem magis ostendit, quam magna et qua naturam superant miracula (...) Ad id autem quod est humile et abjectum descensus, est quaedam insignis et redundans copia potestatis, quae minime impeditur in iis quod sunt praecter naturam.* (SANCTI GREGORII NYSSENI - *Opera Omnia*, - *Oratio Catechetica*, cap. XXIV, col. 63/64, *tomus secundus*, MIGNE, J. *Patrologiae Latinae*, *Parisiis*, 1963).

[15] *Cum in Eo natura humana assumpta, non perempta sit, eo ipso etiam in nobis ad sublimem dignitatem erecta est.* (AA. VV. –*Gaudium et Spes*, in: *Enchiridion Vaticanum*, II - Documenti del Concilio Vaticano II, testo uficiale e versione italiana, Edizioni Dehoniane, Bologna, 1988, 810).

não dita por si mesmo, mas à qual deve obedecer e cuja voz ecoa aos ouvidos do seu coração, advertindo-o que deve amar e praticar o bem e deve evitar o mal. (...) Porque o homem tem uma lei escrita por Deus no seu coração, em cuja obediência consiste a dignidade humana. (...) É a consciência que de modo admirável, dá a conhecer essa lei, cujo cumprimento consiste no amor a Deus e ao próximo. [16] Foi por aqui, sob a forma de pergunta e leitura da *Torah*, que Jesus começou a parábola do Bom Samaritano.

3 *Vida e morte.*

À primeira vista, a vida parece excluir a morte e muitos optam por, enquanto vivos, distanciar o pensamento da morte, como se esta não fizésse parte da existência humana. A vida, como um bem fundamental, possibilita ter dois tipos de discursos éticos no âmbito da ética da vida: o paranético e o nómico. Falando-se da sacralidade da vida, utiliza-se a explicação parenética, ao falar-se em qualidade de vida e,assim, surge o discurso normativo.

Na ética da sacralidade da vida, no discurso parenético, a vida é considerada propriedade de Deus, dada ao homem para administrá-la. É um valor absoluto que só a Deus pertence. O ser humano não tem nenhum direito sobre a vida própria ou alheia. O princípio fundamental é a inviolabilidade da vida. Numa abordagem nómica, a vida é um dom recebido, mas que fica à disposição daquele que o recebe, com a tarefa de valorizá-lo qualitativamente. Nesta, o ser humano é o protagonista e o princípio fundamental é o valor qualitativo da vida. Desta feita, apresenta-se como dom axiológico. Os defensores da sacralidade da vida acusam os que defendem a qualidade de usarem este argumento para atentar contra a vida, dado que defendem que uma vida, sem qualidade, não vale a pena ser vivida e isso é uma justificação para a eutanásia.

[16] *Nam homo legem in corde suo a Deo inscriptam habet, cui parere ipsa dignitas eius est et secundum quam ipse indicabitur. (...) Conscientia modo mirabili illa lex innotescit, quae in Dei et proximi dilectione adimpletur.* (*Ibidem,* 798).

Segundo Pessini e Barchifontaine17, o princípio da sacralidade da vida afirma que a vida física é um bem fundamental, mas não absoluto, que deve ser preservado a todo o custo.

A morte é um acontecimento biológico inevitável, porque a vida está organizada como um programa finito. Pela sua inteligência e pela sua afectividade, os homens reconhecem este carácter finito e atribuem à vida um valor elevado, mas aceitam o fim inevitável, com naturalidade, sem angústia nem temor, embora com algum desgosto[18]. A morte é escondida e camuflada. O cortejo fúnebre, desaparecido da cenografia urbana, a cuja passagem toda a gente tirava o chapéu, diante da majestade da morte, e, também, o afastamento do moribundo do meio doméstico e familiar, a afastam do mundo dos vivos. O prolongamento da vida acaba por ser um prolongamento da agonia e um ofuscamento da experiência do eu, culminando no desaparecimento da experiência da morte.

A morte passa a ser uma decisão do médico encarregue do caso. Isto exclui os sobreviventes de qualquer participação e intervenção no irreparável acontecimento. Frequentemente, nem o auxílio espiritual, oferecido pela Igreja, consegue aceder ao moribundo nem aos familiares e amigos. A experiência da morte ocupa um lugar central na história da humanidade. Enterrar os mortos é um sinal distintivo do homem. Trata-se, pois, de uma obra de misericórdia.

Para todo o homem, é inconcebível o facto de que a consciência humana, capaz de se arrojar ao futuro, um belo dia se extinga! A morte é um mistério, mas a vida também o é. Ésquilo, o poeta trágico grego, expõe o problema da morte e da sua importância para a vida do homem. Prometeu, amigo dos homens, declara que o seu mérito a favor destes não foi tanto pelo facto de lhes ter entregue o fogo e todas as habilidades a ele ligadas, quanto em tê-los privado de saber, quando chegaria a sua morte. Conferindo-lhes o dom de ignorar o momento da própria morte, os homens teriam levado uma existência miserável e teriam habitado, nas cavernas, sem poder criar ne-

[17] Cf. BARCHIFONTAINE, Christian Paul de; PESSINI, Leo (org.) - *Bioética. Alguns desafios*, 2ª edição, Loyola, São Paulo, 2001.

[18] Cf AA. VV. - *Bioética*, Editorial Verbo, Lisboa / S. Paulo, 1996.

nhuma das obras da cultura, que os distinguiria de todos os outros seres vivos[19].

Alguém tem futuro enquanto não sabe que o não tem. A repressão da morte é, portanto, vontade de viver. Viver é morrer, mas, antes e acima de tudo, é preciso saber viver. É possível que parte da relação interna, entre a vida e a repressão da morte, consista na certeza de que o fim da própria existência permanece oculto, apesar de se ir afirmando, lentamente, em todo o ser em desenvolvimento, como um conhecimento interno . O mundo modernizado desloca, por completo, a experiência da própria morte ao ponto de marginalizá-la da vida. Há uma transformação da imagem do desaparecido, pois, já só se podem dizer coisas boas sobre o morto. É quase impossível estabelecer porque é que com o adeus definitivo se sente uma espécie de presença diferente do defunto.

A morte de um pai, por exemplo, pode avivar no filho momentos vividos e palavras ditas, que agora, na ausência do pai, tem um peso e um sentido muito maior, que irão permanecer até ao fim dos seus dias. Ateus e crentes põem-se de acordo em honrar a majestade da morte. Haverá um reencontro, dizem os crentes, para lá também vamos, dizem os ateus. Não queremos, mas quem vive, vê-se obrigado a aceitar a morte. E esta não depende de ser aceite ou não, pois de certeza acontecerá. A vida eterna, pregada pela Igreja Cristã, é incompreensível, mas não menos do que a morte.

Na promessa da Ressurreição, segundo Gadamer, o indivíduo ganhou, como em nenhum outro lado, grande preponderância para a sua vida. No âmbito da cultura cristã, mesmo para lá de todas as secularizações, isso conferiu à vida e à morte uma profunda dignidade. A vida e a morte são dimensões axiológicas.

A vida, que desperta para o pensar e para o perguntar, interroga-se para além de todos os limites. Conhecer a angústia e não poder entender a morte será o grito do homem ao nascer e que jamais se extinguirá. Viver e morrer caminham juntos. É impossível falar da vida, sem falar da morte. A vida vive-se no tempo e, por isso, vive-se morrendo e morre-se vivendo. No entanto, a vida tem de seguir o seu caminho e tem de cumprir o seu ritmo. É preciso viver a vida em

[19] Cf. GADAMER, Hans-Georg - *Über die Verborgenheit der Gesundheit*, Suhrkamp, Frankfurt -am-Main, 1993.

toda a sua dimensão, com tudo aquilo que ela traz consigo e realizá-la, de tal forma que a morte não seja o fim, não signifique uma derrota, mas que se torne em meta final. O caminho da vida e da morte, segundo a axiologia cristã, será a escatologia.

4 Sentido da vida.

O que é que morre no ser humano? Na verdade, a vida clama por um sentido, e, por isso, mais do que a busca de uma resposta do porquê da morte será, na verdade, um sentido para a vida que pode dar sentido à morte. Segundo Miranda[20], Séneca lembra-nos que, quando eu sei que estou condenado a sofrer dores sem fim, então quero deixar esta vida não para evitar a dor, mas porque esta dor será um impedimento para todas as outras coisas que constituem a razão para viver; o filósofo estoico compreendeu com grande lucidez o ponto da questão: uma pessoa pode ficar sem razão para existir quando não tem um sentido para a sua vida.

G. Vattimo diferencia entre uma vida biológica e uma vida biográfica, referindo-se a esta última como as experiências com sentido que a pessoa pode realizar ao longo da sua existência. Porém, há situações que tornam a vida biológica insignificante, muda ou mesmo intolerável do ponto de vista biográfico[21]. E assim o que está envolvido na discussão da eutanásia " será o problema geral do significado a dar à vida[22]. A vida biográfica será a marca, que cada um deixa da sua passagem por este mundo. Viktor Frankl dedicou a sua longa vida a reflectir sobre o sentido da vida e a ajudar os que tinham perdido este sentido a voltar a encontrá-lo. Ele estava convencido do papel central do sentido da vida na existência de cada ser humano e das consequências catastróficas, para o indivíduo, da perda deste sentido que criou uma nova metodologia psicoterapêutica, a que chamou Logoterapia.

[20]Cf. MIRANDA, G. - "O Sentido da Vida e a Aceitação da Morte", in: *Brotéria*, 150 (2000), 157-174.

[21] VATTIMO, G.- " Il senso della vita" in: *La Stampa*, 27 de Agosto de 1998, 1.

[22] *Ibidem,* 8.

Mesmo nos campos de concentração, V. Frankl viu que a chave para sobreviver, estava na capacidade, mesmo nestas circunstâncias, de encontrar um sentido para a própria vida. Daí que nos lembre que a resposta típica com a qual alguém rejeitava todos os argumentos encorajadores era: "Não tenho nada a esperar da vida, nunca mais. E, então, adverte-nos mais uma vez: "Aquele que não via na sua vida qualquer sentido, objectivo ou propósito, nenhum ponto para continuar a breve trecho estava perdido".

Pensamos ser decisivo para a questão que queremos reflectir, neste trabalho, o sentido da vida, ao falarmos de dignidade no fim da vida. Pois, uma vida sem sentido, também não encontrará na morte sentido algum. Por isso, não é possível falar da morte, sem falar da vida. Vivemos hoje um vazio existencial. Os suicídios e as depressões são mostra disso. Não estaria na altura de termos uma disciplina de logoterapia, uma escola para educar para a vida, para o seu sentido, que orientasse nesta busca? Frankl verificou que as pessoas que tem de lutar pela vida todos os dias raramente perdem o interesse por ela. E a sua prática terapêutica criou-lhe a convicção de que a perda do sentido da vida é uma fonte de profundo sofrimento, causado por um estado, a que chamou de vazio existencial. O problema da busca de um sentido, para a vida, não é certamente uma descoberta recente, mas é comum e particularmente opressora no nosso século. Hoje já não estamos confrontados com a frustração sexual, como no tempo de Freud, mas antes com a frustração existencial. As causas são uma liberdade, sem maturidade, a pressão consumista dos "mass media", a perda das tradições e do sentido da transcendência. A última tendência motivadora é encontrada no ser próprio do homem, na sua estrutura ontológica, como ser autotranscendente.

Por isso, V. Frankl afirmou que o homem está sempre orientado para outra coisa que não é ele próprio; quer seja um sentido que procura realizar, quer outro ser humano com o qual quer encontrar-se. De qualquer modo, o facto de ser homem projecta-o para além de si próprio e esta transcendência constitui a própria essência da existência humana. O sentido — como nos lembra ainda V. Frankl — não pode ser dado, tem antes de ser encontrado. O sentido é uma coisa para descobrir, não para criar. Ele também reconhece que a consciência, que nos torna capazes de encontrar um sentido para a vida, sendo humana, é marcada pela finitude e pode enganar o homem. Na verdade, mesmo no fim da vida, não podemos saber se encontramos o verdadeiro significado da vida. Mas esta incerteza não deve fazer-nos evitar o risco da busca.

Paul Tillich disse que ser religioso significa investigar, apaixonadamente, qual é o sentido da nossa vida e L. Wittgenstein referiu, também, que acreditar em Deus quer dizer descobrir que a vida tem um sentido. É sempre possível encontrar o sentido para a nossa vida. Nenhuma situação da vida é, de facto, desprovida de sentido. No entender de Miranda, isto quer dizer que os mesmos elementos, que parecem carregados, com qualidades negativas, como é o caso da trágica tríade da existência humana — sofrimento, culpa e morte — pode sempre ser transformada numa vitória, num autêntico serviço, logo que sejam objecto de uma atitude e de formulações correctas. Nenhuma dor pode aniquilar o homem que está disposto a buscar o sentido dessa dor. O pedido de eutanásia é assim um pedido para anular a própria vida. É dizer que a minha vida não tem mais sentido.

Concordar com ela seria simplesmente dizer: "sim, tens razão, a tua vida não tem mais sentido, já não tem valor nenhum e, portanto, tu não tens nenhum valor, é melhor que morras. Ao não concordar com a eutanásia, o médico está a dizer ao seu doente"não é verdade que a tua vida não tenha mais sentido, não estás capaz de o encontrar e eu compreendo-te. Mas a tua vida, mesmo nestas condições, tem um sentido. Porque tu tens um valor que não depende do teu estado: tens valor porque és tu próprio. Continuarei a estar junto de ti e a ajudar-te e continuarei a tentar ajudar-te, para que possas encontrar o teu sentido e o teu valor até ao último momento. Simplesmente porque gosto de ti. "O sentido da vida encontra aqui, no amor, a sua última inspiração. A salvação do homem é através do amor e no amor.

Quando não há mais nada para dar, pode ainda amar-se e sentir-se amado e muitos doentes terminais, no momento de partir desta vida, deixaram-me esta mensagem: não ignore a vida, não ignore o amor23. O sentido da vida está em viver para o outro e em direcção

[23] Cf. MIRANDA, G. - "O Sentido da Vida e a Aceitação da Morte", in: *Brotéria*, 150 (2000), 157-174.

ao outro, para a relação. O Homem é um ser relacional, no sentido horizontal em direcção ao próximo, com os outros, no matrimónio, na família, na sociedade, e, no sentido vertical, com o transcendente, o espiritual. É Deus, que lhe proporciona uma esperança, que ultrapassa a dimensão terrena e temporal da vida.

5 A dignidade e a morte.

O fim da vida é uma derrota ou uma vitória? O conhecimento científico e o desenvolvimento da Medicina, com toda a sua tecnologia, trouxeram muito mais conhecimento ao ser humano sobre o seu corpo e suas doenças. Também, por causa deste conhecimento, aumentou consideravelmente a esperança de vida das pessoas. Mas, este conhecimento não tornou a morte um evento mais digno. O conhecimento biológico e as destrezas tecnológicas serviram para tornar o nosso morrer mais problemático, difícil de prever, mais difícil ainda de lidar, fonte de complicados dilemas éticos e escolhas difíceis, geradores de angústias, ambivalências e incertezas.

A Medicina hoje trabalha para promover uma vida boa, saudável, aumentando o tempo de vida e a sua qualidade. A morte é admitida com relutância no âmbito da Medicina. É sentida como falha e, por isso, difícil de aceitar. Como é que a Medicina se deveria comportar para promover uma vida saudável e uma morte digna? E se a Medicina aceitasse a morte como um limite, que não pode ser vencido e usasse esse limite como um ponto indispensável para pensar a respeito da doença? Se a morte faz parte do ciclo da vida humana, então cuidar do corpo, que está a morrer deve ser parte dos objectivos da Medicina, que tem hoje, diante de si, um intrigante desafio ético, o de humanizar a vida e a saúde, do seu início ao seu ocaso, devolvendo-lhe a dignidade perdida. Pessini e Barchifontaine24 afirmam que, quando a vida física é considerada o bem supremo e absoluto, acima da liberdade e da dignidade, o amor natural pela vida, transforma-se em idolatria.

[24] Cf. BARCHIFONTAINE, Christian Paul de ; PESSINI, Leo - *Problemas Atuais de Bioética*, Ed. Loyola, São Paulo, 2001.

A Medicina promove implicitamente esse culto da vida, organizando a fase terminal como uma luta sem quartel contra a morte. Também, a responsabilidade de curar termina quando os tratamentos estão esgotados. A Medicina orientada, para o alívio do sofrimento, estará mais preocupada com a pessoa-doente do que com a doença da pessoa.

Não somos nem vítimas, nem doentes de morte. Podemos ser sim curados de uma doença classificada como mortal, mas não da nossa mortalidade. Quando esquecemos isso, acabamos caindo na tecnolatria e na absolutização da vida biológica pura e simplesmente. É a obstinação terapêutica, adiando o inevitável, que acrescenta somente sofrimento e vida quantitativa, sacrificando a dignidade. Para Daniel Serrão25, há muito a fazer no sentido de levar a sociedade a compreender que, morrer com dignidade, é consequência de viver dignamente e não meramente sobrevivência sofrida. Se não há condição de vida digna, no fim do processo garantiríamos uma morte digna? Antes de existir um direito para a morte humana, há que ressaltar o direito à vida. É chocante, e até irónico por vezes, verificar que a mesma sociedade que negou o pão, para o ser humano viver, lhe oferece agora a mais alta tecnologia para bem morrer. O objectivo último da Medicina é curar às vezes, aliviar frequentemente, confortar sempre. A implementação dessa visão, na prática de cuidados, na área da saúde, vai garantir-nos a certeza de que poderemos, quando chegar o momento do "adeus" a este mundo, viver com dignidade a própria morte.

Qual é a pergunta que a morte põe à vida? Porque somos mortais, viver é preciso. Viver bem para poder morrer bem. Viver de tal forma que a morte não seja o momento de uma grande derrota, mas o momento da coroação, da vitória de uma vida, que concluiu a sua trajectória. Para Pacheco 26, a dignidade da pessoa está, ainda, intimamente relacionada com a condição de ser livre, pelo que podemos nela distinguir dois aspectos: a dignidade ontológica ou constitutiva, que é irrenunciável e não se pode perder, porque está indissoluvel-

[25] SERRÃO, Daniel - "Viver, Envelhecer e Morrer com Dignidade", in: *Colóquio sobre a Eutanásia*, Publicações do II Centenário da Academia das Ciências de Lisboa, Lisboa, 1993, 184 ss.

[26] Cf. PACHECO, S. - *Cuidar da Pessoa em Fase Terminal*, Lusociência, Loures, 2002.

mente ligada à natureza do ser humano, e a dignidade, que deriva do carácter livre do homem e da sua capacidade de aperfeiçoamento, podendo assim dignificar-se mais ou menos, conforme se aproxima ou não da perfeição. A dignidade humana é uma eleuteria.

De facto, o homem quando nasce, embora sendo já pessoa, é um ser inacabado. Isto porque toda a nossa vida é um projecto, um processo que se desenvolve na senda da perfeição. O homem vive não na satisfação do que já é, mas na esperança do que ainda não é e toda a sua vida é um caminho até à sua realização como pessoa. A consciência é a luz que guia o seu caminho, levando-o a distinguir os actos, que aumentam a dignidade daqueles que a diminuem. "Antes viver, do que apenas estar vivo! Sentir, amar, reflectir e inventar", como diz Daniel Serrão27. Neste viver activo e criativo, fazer a nossa parte como co-criadores, com as capacidades que nos foram confiadas e no amor aos que nos cercam, encontramos a transcendência com sentido bem maior, que ultrapassa o entendimento humano. O desafio é viver a vida e não morrer a vida. Na luta pela vida, encontramos a dignidade humana, no sentido de uma vida que não vive por viver, mas para algo, em direcção a alguém, em busca do sentido do existir.

Nesta reflexão, a respeito do morrer com dignidade, pensamos ser relevante a ortotanásia. O grande desafio da ortotanásia, o morrer correcta e humanamente, é o resgatar da dignidade do ser humano na última fase da sua vida, especialmente quando ela for marcada pela dor e sofrimento. A ortotanásia é a antítese de toda a tortura, de toda a morte violenta. Nesta compreensão, dizem Pessini e Barchifontaine que não somos a favor da eutanásia, mas também não aceitamos a distanásia, que é falaciosa na própria palavra, pois o prefixo *dis* que vem do grego, tem o significado de um "acto defeituoso, dificuldade e/ou uma alteração ", e quer dizer, morte lenta, com dor e sofrimento, e significa "prolongamento exagerado da morte de um paciente" ou ainda um tratamento inútil. E, nesse caso, convém perguntar: manter a pessoa "morta-viva" interessa a quem? A ortotanásia significa a morte, em tempo certo, sem abreviação nem prolongamentos desproporcionados no processo de morrer. Diferentemente da eutanásia será sensível ao processo de humanização da morte,

[27] SERRÃO, Daniel - "Viver, Envelhecer e Morrer com Dignidade", 184 ss.

alívio das dores e não incorre, em prolongamentos abusivos, com a aplicação de meios desproporcionados, que impõe sofrimentos adicionais.

No mundo cristão pré-moderno, a arte de morrer tinha seus parâmetros culturais bem definidos. Morrer bem significava morrer na própria cama, em casa rodeado pelos familiares e amigos, tendo-se confessado, recebido a Eucaristia e colocado, em ordem, os seus negócios, enquanto vivo ou por testamento. Hoje, com a medicalização da morte, o cenário muda para a cama do hospital, rodeado de cuidados técnicos, mas longe do convívio dos que lhe são queridos. O paradigma tecnocientífico da Medicina procura prolongar a vida humana, custe o que custar, e o paradigma empresarial procura prolongar a vida humana enquanto se pode arcar com o custo.

O conceito de ortotanásia permite ao doente, e àqueles que o cercam, enfrentar a morte com certa tranquilidade, porque, nesta perspectiva, a morte não é uma doença a curar, mas algo que faz parte da vida. Uma vez aceite o facto que a cultura ocidental moderna tende a esconder e a negar a certeza da morte, abre-se a possibilidade de trabalhar com as pessoas a distinção entre curar e cuidar, entre manter a vida, quando esse é o procedimento correcto e permitir que a pessoa morra quando a sua hora chegar.

Este bem-estar global inclui muito mais do que simplesmente morrer sem dor. Iste, segundo Pessini e Barchifontaine[28], vai muito além do bem-estar físico; insistimos que a saúde abrange também o bem-estar mental, social e religioso. Não basta morrer sem dor. É bom, também, morrer reconciliado consigo mesmo, com as pessoas ao seu redor, com seu mundo e, para quem possui fé, com o seu Deus. As fases do morrer são a última oportunidade de vivenciar a experiência de amar e ser amado e, no fundo, a ortotanásia não é outra coisa a não ser morrer, saudavelmente, cercado de amor e carinho, amando e sendo amado. Estar com a pessoa, na hora da sua morte, é participar com alguém de um momento único da sua vida. Para os familiares, muitos destes momentos são para as reconciliações, para as confissões e para o perdão. São momentos de inesque-

[28]Cf. BARCHIFONTAINE, Christian Paul de; PESSINI, Leo - *Problemas Atuais de Bioética*, Ed. Loyola, São Paulo, 2001.

cível intimidade e o simples facto de ali estar é de grande ajuda e significado para quem morre e, de grande consolo, para quem fica.

A dignidade do homem traduz-se num reconhecimento do direito, que cada homem tem de ser reconhecido como um fim e nunca como um meio ao serviço dos fins dos outros. A tradição cristã afirma que cada pessoa é insubstituível, pois cada pessoa é criada e amada por Deus e este amor confere-lhe a dignidade. E é, também, por esta mesma dignidade, conferida pelo amor de Deus, que o mesmo lhe promete uma vida eterna, que lhe é oferecida por Jesus Cristo. Para nós, isto é dignidade no fim da vida, tal como se observa na pergunta do *nomikos*, a Jesus, na parábola do Bom Samaritano (Lc 10, 25).

A dignidade, no fim da vida, pode ainda revestir-se de especial significado, quando por vontade livre da pessoa, que morre, num acto de solidariedade humana, seus órgãos forem doados e sendo assim de utilidade para a vida de outras pessoas. Logo, uma tal vida, mesmo na morte, ainda transmite vida.

6 *O amor como fundamento.*

O apóstolo Paulo, em sua carta do amor (1. Co 13), escreve que temos que acreditar no amor, se não nos quisermos enganar a respeito do mais importante na vida. O Cristianismo não se resume a uma doutrina, mas uma fé e uma forma de existir e seguir. É um discipulado. Seguir a Cristo é mais do que ser religioso. É estar ligado a Ele pelo seu amor. O amor é a verdade que existe antes de tudo e permanece depois de tudo ter acabado. Falar de amor, escrever e dizer do amor não é apropriado. É contraditório, porque o amor não se vê, não é dizível, nem visível. O que se vê são os frutos, o seu resultado, porque o que, em sua plena riqueza, é essencialmente inesgotável é, também, essencialmente indescritível.

Qualquer empreendimento, que queiramos fazer, só poderemos dizer que é edificante se colocarmos nele amor. Na construção das nossas vidas e das dos que nos cercam, o lema deveria ser: “faça tudo para a edificação”. Poder-se-ia dizer igualmente: “faça tudo por amor”. E com isso teríamos expressado exactamente o mesmo. Além de todo o Poder e Inteligência, qual o sentimento que acompanhou o Criador na sua obra? Para edificar serão preciso bons alicerces. Quanto mais alto quisermos chegar, mais fundo teremos de ir. O caminho para cima, começa de baixo e bem fundo. Assim é o que é edificado no amor e com amor. Ele brota de dentro, aliás o coração só se abre por dentro e qualquer força externa, que o empurre, só serve para fechá-lo ainda mais.

O fundamento da vida espiritual é o amor, que é o princípio de todas as coisas. O amor é a fundamentação mais profunda da vida com Deus, na qual se pode reconhecer tanto a Sua Criação, quanto a Salvação. Construir relações, sem este fundamento, seria como construir castelos na areia. A construção e edificação de nossas vidas e a nossa relação com Deus e com o próximo estão fundamentadas no amor de Deus, que nos ofereceu o dom da vida e, em Sua graça, o sentimento de Pai pelos seus filhos. Amar a Deus é deixá-lo viver em nós. Amar o próximo é reconhecer que Deus também vive nele. E por isso, o cristão é aquele que se sente amado e é feliz. Pode amar-se a si mesmo, mas porque ao amar a Deus, que o ama, ama tudo o que pertence a Deus, e, por isso, ama-se a si mesmo e ao próximo por pertencerem ao mesmo Deus que os ama.

O amor trabalha com calma e solenidade e, no entanto, todas as forças da eternidade estão em movimento. O amor passa desapercebido precisamente nos momentos em que mais trabalha. Ele não é uma qualidade reservada para si mesmo, mas é aquilo mediante o qual tu existes para os outros. O amor não é emoção, é oferta e acolhimento. O amor tende a ser permanente e aponta para a eternidade. Quem ama, de facto, deseja que o amor torne eterna a relação, onde ele existe. Estamos a falar do amor que reconhece no outro a necessidade e o direito de se considerar digno de amar e ser amado, respeitado, ouvido, apoiado. Se não podemos amar a todos, com igual intensidade, também não devemos desamar alguém.

O ódio é o princípio da desintegração de todas as relações sociais e humanas. O "não matarás" aponta directamente para o próximo, pois, quando amamos alguém, fazemos com que este alguém viva. No ódio, matamos a pessoa, sendo esta eliminada da nossa vida. O amor é um vínculo básico entre as pessoas e das pessoas com o mundo. Sem ele, não há perdão, não há crescimento nas relações, não há maturidade emocional, não há esperança de melhoria em qualquer domínio. Perder o amor é perder a esperança. De facto, de todas as formas de estar na vida, o amor é aquela que mais eleva o homem, já que o conduz à maior gratuidade e à justiça.

7 *O amor como cumprimento da lei.*

O amor cristão é incessante actividade e cada uma de suas obras é sagrada, posto que ele é o cumprimento da Lei. (Rm 13,10). Deus é aquele que há-de ensinar a cada homem, em particular, a forma que é preciso que ame, para que seu amor possa ter, em definitivo, alguma relação com a lei que aqui se trata conforme as palavras do Apóstolo: "o amor é o cumprimento da lei". Se a relação com Deus é o que determina o que é o amor, entre dois seres humanos, então o amor não poderá nunca enveredar por algum engano ou ilusão, mas ao contrário. Por isso, o amor que não conduz a Deus, o amor que não encerra esse ideal único de levar os amantes até ao amor de Deus, será um amor ancorado no juízo meramente humano.

O mundo tem uma concepção diferente acerca do amor, uma concepção mundana e meramente humana, toda ela trespassada de agudeza e poesia, que nos explica que tudo isso da relação com Deus não é mais que uma quimera ou, então, contenta-se em falar do amor e silenciar a sua relação com Deus. Nos tempos actuais, tem-se tentado, das mais variadas maneiras, libertar os homens de todos os laços, inclusivamente daqueles, que lhes seriam proveitosos, assim se tem buscado também desligar as relações sentimentais, entre homem e homem, do laço que vincula cada indivíduo a Deus e o vincula em todas e em cada uma das manifestações da sua vida. Pretende-se ensinar aos homens a liberdade que consiste em "estar sem Deus no mundo". Tenta-se, mais ou menos abertamente, suplantar a Deus e colocar no seu lugar o homem. Em lugar da "lei divina", estão os "direitos humanos", fundamentados em leis e vontades humanas.

Para uma liberdade sem Deus, o homem escraviza-se numa lei feita de homens para homens. E esta tem de ser revista, de tempos a tempos, e precisa ser sempre renovada, pois depende da participação de representantes étnicos, culturais e religiosos e que ensinem, aos demais, qual a exigência da Lei. Torna-se, também, num motivo para escusas em ser respeitada. O que acontece é que a exigência desta lei não é mais do que um falso alarme. O endereço a quem é direccionada parece ser um castelo assombrado, pois são fantasmas ou pessoas imaginárias, pois, pensa no todo, em tudo e todos, mas não interessa ao indivíduo, com o qual Deus se ocupa.

O que se passa, na verdade, é que o mundo não tem ideia do que é o amor. O Deus amoroso da Criação, da Redenção e da Santificação não passa pela cabeça deste século. Mas, é só por amor que ele também pode chegar lá. A meta mais elevada, na vida humana, é criar vínculos interpessoais duradouros para alcançar fins especialmente valiosos. A conversão à fé cristã permite o alcance de horizontes superiores, onde a actividade humana adquire uma significação nova e acrescenta seu sentido, porque o recebeu em adequada medida d'Aquele que é a fonte do amor verdadeiro.

8 O amor como tarefa de vida.

Casar, para contribuir para a propagação da espécie, poderia parecer uma razão eminentemente objectiva e natural. E, no entanto, o matrimónio contraído com essa intenção é tão pouco natural como arbitrário e desprovido até do apoio das Escrituras Sagradas, pois lemos nelas que Deus instituiu o matrimónio, porque não era bom que o homem estivesse só (Gn 2. 18.) e para lhe dar uma companheira. Mas constituir família é um dos privilégios dado aos que tem coragem para o matrimónio e amor para viver nele, e, aí, os filhos tornam-se bençãos e o casal em co-criador com Deus.

O amor em família é o amor no qual se amam as pessoas que se vêm e conhecem. O pequeno mundo familiar é uma miniatura do universo onde ensaiamos o amor ao próximo mais próximo, pois, aqui não há espaço para ilusões, fantasias, pois cada um é bem real com feitios, defeitos e formas de estar, que não poucas vezes geram conflitos e atritos com suas diferenças. É na família que aprendemos a amar o próximo, os filhos, os irmãos, os cônjuges, apesar dos seus erros e defeitos. É aqui que vemos a força do erro, e, também, nos faz exercitar o amor cristão, que nos ensina a detestar o pecado, mas não o pecador. Tarefa grandiosa, mas tantas vezes falha entre os cristãos. Há na família a comunhão sagrada de gerações, que nos une aos mais distantes e nos coloca em comunhão com a humanidade.

O amor ao próximo é um dever, por mandamento divino, por causa da necessidade que o nosso próximo tem do nosso amor. E o amor ao próximo não é, segundo Kierkegaard, o amor a um outro eu, mas ao primeiro tu, ao outro. Trata-se de amá-lo como ele é, não idealizado, como nós gostaríamos que fosse. O amor cristão não é platónico, porque não é idealizado, mas é o amor concreto ao tu que o próximo é. Não espera recompensa e é incondicional. Por isso também este amor e o seu mandamento é escândalo para os judeus e loucura para os gentios, mas para o cristão é o seu critério. Esta dimensão agápica está expressa na conduta plesiológica do Samaritano (Lc 10, 33).

9 Conclusão.

Há um mistério que envolve a vida e encobre a morte. Sempre permanecerão perguntas sem respostas, mas que servirão para reflectir na vida e no seu sentido. A vida e a morte são como uma estrada de uma só via, pois andam no mesmo sentido, uma vez que um dia tem mais de vida, é também um dia a menos. Por isso, a morte não nos espera no fim, está sempre presente, em nossa vida, é uma companheira nesta caminhada.

Assim sentiu o Desvalido no Caminho (Jesus Cristo), perante os salteadores, que o transformaram no *Ecce Homo* do Pretório de Pilátos.

O desenvolvimento da tecnologia e o avanço da Medicina afastaram a morte, não só do convívio doméstico, como do pensamento das pessoas, de tal forma que hoje se aceita menos a morte do que no passado, pois antes ela era natural, agora parece artificial. E há uma razão de ser para esta artificialidade, visto que o prolongamento da vida tornam artificiais muitas vidas nos seus dias finais. Não concordamos com a eutanásia, mas também não somos a favor do prolongamento da vida, uma vez que ela ocorra no tempo certo. A Dignidade da vida está no facto ontológico do ser humano e, também, no biográfico, onde escrevemos cada página da existência. E aqui encontraremos não só o sentido, mas a dignidade de quem viveu. A vida não tem valor matematizável, porque ela é um valor em si mesma. É a própria vida que dá valor às coisas. A dignidade da pessoa permanece com ela até ao fim da vida e diríamos que, até mesmo, ultrapassa o fim da vida, quando na memória, dos que ficam, permanece a lembrança do que foi e continua a ser o ente querido que morreu.

Se quisermos, é até mesmo, uma mostra da transcendência da vida humana, que não se extingue, mas permanece viva, e, muitas vezes, com muita intensidade na memória dos que ficam. Na biografia de uma vida contam os afectos criados, mantidos e vividos, onde não se mede a mesma, pelos anos e ou dias vividos, mas pela intensidade do amor recebido e retribuído. Na parábola do Bom Samaritano, surgem as duas vidas de Vattimo, desde a biológica até à biográfica. A vida biológica está estampada no rosto do Desvalido no Caminho, enquanto a vida biográfica manifesta-se nas vivências plesiológicas de um Samaritano. A sua dignidade torna-se maior ainda quando, como cristãos, aceitamos a vida como uma dádiva de Deus e a eternidade que ele oferece pela fé em Cristo, como sua graça máxima, e que dá à vida o seu verdadeiro sentido e reveste a morte de um novo significado, pois por ela passa-se para a vida eterna, qual pergunta de um *nomikos:* que fazendo para alcançar a vida eterna? Na parábola do Bom Samaritano, (Lc 10, 25-37), o Desvalido no Caminho é a "recitação" do Pai das Misericórdias, que determinará a missão pela "comoção das vísceras" (misericórdia). Todavia, interpretamos que o contexto missionário da parábola se descreve, no caminho de Jerusalém a Jericó, e, depois, em sentido inverso, para o Gólgota, como ser e estar *in viatoris statu* que é a *spes*. Todavia, a parábola do Bom Samaritano é uma "narrativa plesiológica" sobre o sentido soteriológico da proximidade. Daqui se determina que a narrativa do comportamento exemplar é um apelo à conduta plesiológica.

A grande novidade desta parábola de Lucas está no sentido plesiológico, dado por Jesus Cristo, ao ponto de se poder dizer que aqui surge uma nova "razão procedimental", longe da razão prática, segundo Kant, e até mesmo da discursiva de Habermas, mas que se poderá chamar de "razão poiética" (τί ποιήσας). Este novo ditame, como "razão poiética", encontra-se alicerçado na consciência plesiológica, que vem segundo o *eventum Dei misericordiae*, pelo "fazer" com esmero e dedicação do Samaritano ao Desvalido no Caminho, em virtude da "comoção das vísceras". Logo, a nova modalidade de consciência, "que brilhou" (φαίνω) pelo "fazer", referencia-se como “consciência plesiológica”. Assim, o Samaritano, sob a influência desta forma poiética de consciência, teve o cuidado de executar, com sentido agápico, “tarefas” sem necessitar da”consciência prática”, nem de saber quem era o seu próximo.

A razão e a consciência poiéticas determinam uma nova “fenomenologia plesiológica”, que tem o seu discurso narrativo na parábola lucana do Bom Samaritano (Lc 10, 25-37). A parábola inspira uma nova morada da conduta humana, como “ética de alteridade”, que assenta na vocação plesiológica do Samaritano. A preocupação ética de Jesus está no ποιέω (fazer) e não na “prática”. Surge, segundo a antropologia bíblica, uma ética do “fazer”. Com efeito, a humanização vive e alimenta-se do “fazer plesiológico” entre um Bom Samaritano e um Desvalido no Caminho.

CAPÍTULO OITAVO

A dignidade humana como dom na qualidade de vida

Carlos Manuel Costa Gomes
Ramiro Délio Borges de Meneses

1 *Introdução.*

Na imparável e contínua procura do desenvolvimento do progresso científico e técnico, nasce, como corolário de toda a situação neste âmbito, uma certeza: a incerteza do comportamento ético que, não raras vezes, desemboca na degradação do homem, enquanto pessoa no seu mais profundo mistério[1]. A dignidade da pessoa humana, hoje, como sempre, é uma referência indispensável na forma de vida, projectando um ideal de respeito e de razão, que faz com que a pessoa seja capaz de viver moralmente e dirigir a sua vida para o bem ou para o mal. Podemos mesmo dizer que a categoria moral da dignidade humana «constitui um lugar primário de apelação ética, tanto nos sistemas morais e religiosos, quanto nas pretensões de construir uma ética civil fundada na autonomia da razão humana»[2]. Existem, actualmente, aliás, como sempre, formas diversas de pensamento humanista, que assentam numa convergência para o reconhecimento da grandeza da dignidade do homem. Como sabemos, na generalidade e na pluralidade de pensamentos, é condição geral e aceite universalmente que o homem é um ser de dignidade (ainda que muitas vezes esta dignidade seja ameaçada e mesmo obstruída) e constitui um centro nevrálgico de valor indiscutível que é preciso salvar e ser plenamente respeitado3. Vamos

[1] *DICIONÁRIO DE BIOÉTICA* - Dir. Salvatino Leone; Salavatore Privitera; Jorge Teixeira Cunha. Editorial Perpétuo Socorro, Vila Nova de Gaia, 2001, 275-278.

[2] *DICIONÁRIO DE MORAL* - Marciano Vidal, Editorial Perpétuo Socorro, Porto, 1991, 161-166.

[3] 1. A dignidade humana, os direitos humanos e as liberdades fundamentais devem ser plenamente respeitados. 2. Os interesses e o bem-estar do indivíduo devem prevalecer sobre o interesse exclusivo da ciência ou da sociedade. Cf. Declaração Universal sobre Bioética e Direitos Humanos; UNESCO.

penetrar na hermenêutica da dignidade humana como um acto de reconhecimento fundamental, ao longo da história humana, visando contextualizar esta realidade como princípio, fim e dom da vida do ser humano, segundo uma fundamentação e perspectiva cristãs. Num primeiro momento, aludiremos ao conceito da dignidade humana e sobre o valor e a defesa da pessoa humana, mostrando uma certa ambiguidade no modo como a vida é defendida. Num segundo momento, a nossa reflexão abordará a questão da dignidade humana, numa perspectiva do dom e da dádiva que a dignidade humana encerra em si mesma, enquanto obra criadora de Deus. Partindo da definição do termo dom, procura-se mostrar a viabilidade do pensamento e pensar a dignidade como dom intrínseco da pessoa humana. Tendo a noção do difícil trabalho a que nos propormos e, precisamente, porque sabemos que muito se tem escrito sobre esta temática, atrevemo-nos a afirmar sobre a dignidade, aquilo que S° Agostinho4 opinou sobre o tempo: "Se não nos interrogam, todos sabemos o que é; mal nos perguntam, entramos em dificuldade para o definir". Isto mesmo acontece sobre a dignidade da pessoa humana.

2 *Dignidade humana: do termo ao conceito.*

[4] Se ninguém me perguntar, eu sei o que é; se o quiser explicar a quem me fizer a pergunta, já não sei. Santo Agostinho estuda o problema apenas sob o aspecto psicológico.

O termo e conceito da dignidade[5] (*dignitas)* humana deriva do latim e integra a pertença a uma casta de nobreza de elevado padrão de vida. Contudo, à dignidade da ostentação exterior, o sentido deste conceito foi sendo, gradualmente, associado a dignidade como valor interior da pessoa, cujo fundamento se encontra na natureza humana, natureza superior à vida animal, uma vez que aquela é vista segundo a imagem de Deus. Aqui, sem dúvida, na nossa perspectiva, e nas palavras de Roque Cabral, reside a insuperável dignidade do ser humano, dignidade altíssima, que o pecado não destruiu[6]. Como facilmente nos apercebemos, a dignidade infere uma graduação de excelência na pessoa humana, uma vez que torna a pessoa mais perfeita e mais próxima do Ser autêntico, que é o Criador. Nesta linha, S. Tomás de Aquino afirma que as formas dos seres dotados de conhecimento têm um modo de ser mais elevado que o das formas naturais. [7] No mesmo alinhamento, o autor conclui que é grande a dignidade que subsiste na natureza racional[8], encontrando-se nesta condição uma relação de privilégio e de excelência, a qual se reveste de forma particular na pessoa humana[9], considerando-a *sicut naturae rationalis dignitas qualitas est.* A dignidade humana é a grande qualidade da vida axiológica.

S. Tomás de Aquino[10] coloca a pessoa como centro do universo e o lugar dos valores morais. Encerra no ser humano a dimensão

[5] Dignidade: qualidade moral que infunde respeito; consciência do próprio valor; valor particular que tem todo o homem como homem, isto é, como ser racional e livre, como pessoa pelo qual a pessoa humana é em si mesma e na relação com os outros; princípio moral baseado na finalidade do homem, não como meio, mas como fim em si mesmo. *DICIONÁRIO* DE LÍNGUA PORTUGUESA - COSTA, José Almeida ; SAMPAIO E MELO, A. ,8ª edição, Porto Editora, Porto, 1999.

[6] CABRAL, Roque, S.J. - *Temas de Ética*, Universidade Católica Portuguesa, Braga, 2000, 274-280.

[7] AQUINO, Tomás - *Suma Teológica*, I, Q. 80, art. 1. BAC, Madrid, 2001.

[8] *Idem,* I, Q 29, art. 3.

[9] *Idem*, I, Q 29, art. 1.

[10] Cf. CABRAL, Roque, S.J. - *Temas de Ética*, 274-280.

ética do horizonte axiológico, no qual o termo dignidade é algo absoluto e pertence à essência humana. Nesse sentido, a dignidade humana é uma característica intrínseca da natureza do homem enquanto pessoa. Sintetizando, em traços gerais, a história que percorreu o conceito de dignidade da pessoa humana, vemos que o mesmo tem sido um factor de interesse e de estudo, como facilmente podemos demonstrar: O legado romano, como já referimos, diz respeito ao conceito de dignidade numa perspectiva sócio-política e à dignidade do cargo, contudo vai lentamente associando-se à dignidade e ao valor interior. Segundo a Patrística Ocidental, a pessoa é o fundamento da dignidade, mas o maior significado da dignidade refere a pessoa como "imagem de Deus". Os escolásticos, como já aludimos, através do pensamento do *Doctor Angelicus*, com forte cariz teológico, afirmam que a dignidade humana assume relevância na pessoa, enquanto ser racional. No século das luzes, a dignidade humana teve um retorno ao pensamento romano, motivado pela carga teológica, limitando a ideia de que o homem é "natureza". Kant foi um autor decisivo. Segundo o filósofo de Königsberg, o ser humano é um valor absoluto, fim em si mesmo, porque dotado de razão. A autonomia, porque ser racional, é a raiz da sua dignidade, pois é ela que faz do homem um fim em si mesmo[11]. Tal é a dignidade, ou prerrogativa, do homem acima dos seres materiais. Dignidade que é, ao mesmo tempo, princípio moral subjectivo e objectivo. Assim, a dignidade fundamenta-se na Liberdade.

A novidade de Kant foi criticada e rejeitada. Contudo, mantém a sua influência e validade no tempo de hoje. No século XIX, as correntes materialistas não foram, obviamente, favoráveis ao tema dignidade humana, havendo fortes críticas a partir de Friederich Nietzsche e Artur Schopenhauer, embora com pontos de vista diferentes, sobre a pretensa dignidade humana. Porém, os neokantianos voltaram a colocar a ideia da fundamentação ética nos seguintes termos: "A dignidade humana é a liberdade para o bem, é o que o eleva acima dos animais". No plano internacional, o facto mais importante no século XX, foi a proclamação, em 1948, da Declaração Universal dos Direitos do Homem das Nações Unidas. Nesta declaração, por di-

[11] KANT, Immanuel - *A Metafísica dos Costumes*, tradução de Paulo Quintela, Edições 70, Lisboa, 1995, 77.

versas vezes, faz-se menção da dignidade humana. Ao nível da religião, e aqui só fazemos referência à Igreja Católica, afirma-se nos documentos do Vaticano II, "que os homens estão mais conscientes da dignidade da pessoa humana e, cada vez em maior o número, reivindicam a capacidade de agir segundo a própria convicção e com liberdade responsável"[12]. Em Schopenhauer, a dignidade reside na compaixão, em Nietzsche, encontra-se na Vontade de Poder.

A história da humanidade está carregada de contrastes, de avanços e recuos, sobre o valor a atribuir ao conceito da dignidade humana. Cometeram-se e cometem-se muitos delitos sobre a pessoa humana: é o mercado dos escravos; a liberdade religiosa, a cidadania e o estado dos imigrantes; o critério da produtividade prevalece, em muitos casos, na decisão de quem é a pessoa; a instrumentalização do corpo da pessoa humana; a comercialização de órgãos humanos; os seres humanos que vivem sob ameaça constante, quer da fome, quer da perda de liberdade de expressão; a manipulação genética e o homem fabricado (...). Outros poderíamos acrescentar e que, constantemente, atentam contra a dignidade da pessoa humana, como é o caso do aborto, da eutanásia, do genocídio e do terrorismo.

Entretanto, na desenfreada e imparável maratona do progresso científico e técnico, na investigação espasmódica e quase doentia de certezas e verdades, nasce a incerteza das avaliações morais e a perda de uma visão unitária do homem e do seu mais profundo mistério. [13] Por isso, mais do que nos séculos passados, o homem actual precisa de uma tal sabedoria ética[14], para que se humanizem as novas descobertas dos homens[15], de forma que a pessoa humana seja protegida e respeitada na sua privacidade; na sua totalidade e completude unitária e intrínseca da integralidade[16]. Conquanto, e ainda paradoxal-

[12] IGREJA CATÓLICA - II Concílio do Vaticano. *Declaração Dignitatis Humanae*, nº 1, AAS 58, 1966.

[13] Cf. *DICIONÀRIO DE BIOÉTICA* – CUNHA, J. ; PRIVITERA,S.; LEONE,S., Perpétuo Socorro, Vila Nova de Gaia, 2001, 275-278.

[14] Sabedoria ética aplica-se à pessoa que tem grande abundância de conhecimentos e um conhecimento rigoroso da verdade, que usa a ciência e o conhecimento de que é sabedor com prudência, rectidão e razão.

[15] Cf. IGREJA CATÓLICA - II Concílio do Vaticano, *Gaudium et Spes*, n. 15: *Acta Apostolicae Sedis*, 58 (1966), 1042.

[16] Cf. COMISSÕES DE ÉTICA - *Das bases teóricas à actividade quotidiana*. 2ª ed. (coord. NEVES, Maria do Céu Patrão), Gráfica de Coimbra, Coimbra, 2002, 57.

mente, nos séculos passados, mas também no nosso, a consciência individual e social da humanidade, considera a vida humana como um valor sagrado e intangível. Contudo, parece sofrer de um eclipse, uma vez que um mar de sangue atravessa a mesma humanidade, produzindo, em muitos pontos do universo e de formas diversas, uma cultura de morte como objecto descartável.

Ao terminarmos esta pequena incursão pela história, vemos que o termo dignidade flutuou, do sentido sociológico para o antropológico, sendo certo que é este último que nos interessa. Portanto, a dignidade humana está ligada ao respeito pela pessoa humana; a dignidade impele ao respeito e a pessoa é digna de respeito. Por conseguinte, a dignidade leva-nos a respeitar o outro. Dito doutro modo, é o outro, que, na sua liberdade e gratuitamente — como dádiva e dom —, se apresenta diante de mim e que, por isso, deve ser respeitado também por mim e por nós[17]. A dignidade humana, segundo a parábola do Bom Samaritano, expressa-se numa aretologia plesiológica, que tem o seu início e fim na Teologia Plesiológica, recitada pela narrativa do Desvalido no Caminho (Lc10. 25 - 37). A dignidade, segundo a parábola, reside na "comoção das vísceras"(*rahamim*).

Assim sendo, a partir do pensamento de Ricoeur, Michel Renaud alude que a dignidade do ser humano "torna-se um conceito não puramente formal, mas inscrito no espaço-tempo de uma cultura e no diálogo das culturas. É por isso que a dignidade do homem é um conceito não estático, mas dinâmico, exigindo permanentemente os ajustes e melhoramentos que o diálogo é susceptível de alcançar"[18]. Dinâmico, acrescentamos nós, não em relação à dignidade humana, mas em relação à percepção que a cultura ou as culturas vão tendo da dignidade humana. Por isso, consideramos que a dignidade humana é não só um dom anterior, mas também simultânea à pessoa, isto é, a pessoa não adquire dignidade — a dignidade é-lhe

[17] RENAUD, Michel - *A ética dos direitos humanos e a secularização da moral*, in: *Bioética ou Bioéticas na evolução das sociedades*, (coord. de NEVES, Maria do Céu Patrão, LIMA, Manuela), Edição Luso-Brasileira. Gráfica de Coimbra, Coimbra, 2005,. 201-211.

[18] RENAUD, Michel - "A Dignidade Humana reflexão retrospectiva e prospectiva", *in: Cadernos de Bioética*, 23 (2000), 15-36.

dada de graça, porque fundada no acto criador do amor humano — imagem e semelhança de Deus —, onde a vida atinge a plenitude.

Contudo, e reforçando a anterioridade e simultaneidade da dignidade em relação à pessoa, servimo-nos da afirmação de Daniel Serrão quando diz: «a dignidade humana é a Vida. O ser humano tem uma dignidade intrínseca e específica[19], porque é vivo – qualidade que partilha com todos os outros seres vivos animais e vegetais – e porque é animado por uma forma de inteligência[20] que não partilha com nenhum outro ser vivo, mesmo os que lhe são mais próximos. Com esta forma particular de inteligência, o ser humano representa o mundo – o que já é muito importante; mas representa-se também a si próprio como um outro»[21], (le soi-même comme un autre), na feliz expressão de Paul Ricoeur. Ora, como tal, ninguém pode dar a vida a si mesmo. Por isso, se a vida humana é uma dádiva de alguém a um outro, e se a Vida é ela mesma já entendida, como afirma o autor, como dignidade, logo podemos concluir e pensar a dignidade da vida humana como dom, como dádiva que recebemos gratuitamente.

3 *A dignidade humana: como responsabilidade de alteridade.*

Responsabilidade, enquanto resposta (*re-spondere*), é o peso que a subjectividade carrega. Por outras palavras, a responsabilidade como não qualificação é o ser da subjectividade. É o sofrer pelo Ou-

[19] Entendemos esta afirmação como algo que não admite alterações. A dignidade é aquilo que é independentemente da cultura ou culturas. A dignidade é o que é. A pessoa lentamente vai percebendo que a dignidade está na pessoa. Por isso, como diz, e muito bem, Daniel Serrão: a dignidade é algo intrínseco e específico.

[20] O homem, enquanto pessoa, é o ser por excelência amado e querido por Deus. O Criador – força inteligente —, porque ama a mais maravilhosa obra da sua criação, harmoniza um espaço para a humanidade viver: um jardim (Gn 2,15-16). Vemos nesta intenção do Criador que o homem é colocado neste jardim com uma tarefa a cumprir. Cuidar e tratar em harmonia com todos os seres a obra criada. A vivência no jardim implica esta obediência, pois o ser humano está nas mãos de Deus como o barro nas mãos do oleiro. É nesta relação vital, fonte de amor e dignidade vivencial, que a vida existe como comunicabilidade com Deus. Deus está no princípio, mas é, ao mesmo tempo, o sustentáculo da vida, como é também por antonomásia a perenidade da vida do homem.

[21] SERRÃO, Daniel - *A dor e a dignidade humana*. Jornadas da Cofanor, 19 de Outubro de 2001.

tro. Significa ser responsável por Ele, suportá-Lo, estar no Seu lugar, consumir-se por Ele. A subjectividade é uma responsabilidade pelos Outros como vulnerabilidade extrema. A tese, desenvolvida por Lévinas, dá ênfase à responsabilidade do Eu em relação ao Outro até chegar à substituição, o "para-o-outro" do desvelamento, da mostração ao Outro, convertendo-se em "para-o-outro" da responsabilidade[22]. Portanto, a responsabilidade, enquanto princípio de individualização, é a impossibilidade de não-indiferença e de abandono ao próximo, que se "aproxima". A responsabilidade, pelo Outro-homem, é a impossibilidade de O deixar sozinho no mistério da morte e, concretamente, através de todas as modalidades do dar, suscepção do "dom-último" de morrer por Outrém. [23] De uma maneira geral, ser responsável por alguém não depende da decisão pelo *re-spondere* em relação ao qual se compromete.

Com efeito, a responsabilidade, que Lévinas, propõe não é medida por "compromissos", é antes anterior a qualquer compromisso. É uma responsabilidade vivencial que se não fecha num código de decisões livres. Uma tal responsabilidade é, por tudo e por todos, aquela que investe o "eleito", sem esperar pelo seu assentimento, sem que tenha tempo para discutir. Aparece como subjectividade investida em que a metáfora mais adequada vem de Isaías: *Εγώ ειμι αυτός* (Eis-me aqui).

Em *Totalité et Infini*, esta identificação far-se-ia mediante a "fruição" num contentamento de si e agora pela identificação faz-se num sentido inverso e exterior: Eis-me aqui. O "envia-me" clarifica-se na subjectividade de Um para o Outro, obtido num "autrement qu'être" do eleito. Este coloca-se na ordem da responsabilidade, não se decifrando para decidir nada a seu respeito. Uma tal eleição assemelha-se a uma carga obsessiva e inquietante, que interdita o repouso. Aquilo que faço, ninguém pode fazer no meu lugar. O eleito não pode fugir à responsabilidade. Mas, o contexto de Lévinas coloca a noção de responsabilidade no centro do imperativo ético, dado que é a partir do Outro que a liberdade recebe o seu estatuto. Por tal motivo, a responsabilidade está no coração da ética, porque a relação com o Outro, antes de ser recíproca, é "assimétrica" no sentido em

[22] Cf. *Ibidem*,152-153.
[23] Cf. *Ibidem*, 112.

que o relacionamento entre o Eu e o Tu é interpretado a partir do Outro e não de si mesmo[24].

A eleição para o serviço enraíza-se na passividade, que faz com que cada um de nós seja responsável pelo seu irmão, mesmo quando a nossa liberdade o recuse[25]. O despojamento do Eu consiste numa responsabilidade irrenunciável pela sorte do Outro-homem. Assim, esta passividade mais passiva que qualquer passividade reside na obsessão da responsabilidade pelo "outro-homem" oprimido, que compreende não só o que o "Outro-homem" sofre, mas também o que livremente elege.

Eu devo receber quem se apresenta para mim como vivência de alteridade (imperativo ético). O "des-valido" estende-me a mão, olha-me (Samaritano) e diz-me: preciso de ti!

Quando o Outro se entrega a mim, liberta-me e dá-me a vida e a salvação. O Samaritano só encontrou a sua identidade quando *respondit* pelo moribundo do caminho de Jerusalém a Jericó.

Logo, Jesus Cristo está naquele Outro que a mim se dirige. Pelo Novo Testamento, surge a prioridade ao Outro sobre mim. O pobre, o moribundo, o "des-valido" na estrada é Aquele que é imperativo de alteridade e me provoca.

Naquele Rosto, não temos uma representação, mas antes uma epifania. Há nele uma presença ausente, que é a ideia de Infinito que ordena. É um Rosto completamente nu e indefeso, que nos lança na intriga e nos leva ao Infinito.

Porventura, a nudez deste Rosto tem significado em si, além da abertura ao transcendente, como abertura ao pobre, ao doente, ao marginal. Enquanto Outro, o "rosto" é o homem da rua, é o primeiro que chega e aparece (Des-valido no Caminho).

A glória de Deus manifesta-se no Rosto do sacrificado. Na fragilidade do Outro, do pobre e do doente, está o verdadeiro poder salvador. Por isso, o Rosto do Outro nunca me deixa indiferente. Logo, perante o Rosto do Outro (desvalido no caminho – Jesus Cristo) só poderei ter uma atitude: Εγώ ειμι αυτός (Eis-me aqui). De ou-

[24] Cf. ZUCCARO, Carolo - *La Vita umana nella riflessione etica*, Queriniana, Brescia, 2000, 40-41.

[25] Cf. SOARES, M. Conceição - "Emmanuel Lévinas e a obsessão do Outro", in: *Didaskalia*, 30 (2000), 179.

tra maneira, o "eis-me aqui" de Isaías, que se apresenta como resposta, está expresso na narrativa do Bom Samaritano (Lc 10, 25-37). Este não vive para si e a partir de si, debruçado sobre si mesmo, mas vive para o Outro e a partir do Outro, não com preocupação autorealizadora e com autosatisfação, pelo proveito próprio ou pelo lucro, mas destituindo-se de si para servir incondicionalmente o Outro pelo fazer do Samaritano[26]. O acolhimento do Outro não é mera contemplação, mas uma dádiva, porque acolher o Outro é oferecer-Lhe o meu mundo. Este despojamento do Eu, que aparece na parábola, consiste numa responsabilidade irrenunciável pela sorte do Outro-homem. Lévinas vai descobrindo a condição de subjectividade, desde sempre afectada pela obrigação para com o Outro, pelas significações seguintes: perseguição, expiação e substituição[27].

A subjectividade constitui-se na passagem da perseguição à expiação e à substituição: o sujeito é um "refém". Substituição que não é alienação, mas inspiração pela qual o próprio Eu se transcende e onde dilui a sua essência em favor do Outro. Assim, a justiça só tem sentido se conservar o espírito do "des-interesse", que anima a ideia de responsabilidade pelo "outro-homem". A subjectividade, ao constituir-se no próprio movimento em que lhe incube ser responsável pelo Outro, vai até à substituição por Outrém. Assume a condição ou a incondição de "refém" e responde até expiar pelos outros[28]. A subjectividade é a instauração de um ser, que não é para si, mas é para todos. O "ser-para-todos" significa simultaneamente ser e desinteresse como responsabilidade pelos outros. O Eu, dominado pela obsessão do Outro, como responsável, torna-se "possesso", sem eira nem beira e como nómada[29].

Lévinas diz que a liberdade já está chamada e promovida à responsabilidade pelos Outros. A responsabilidade pelos Outros, anterior a todo o "compromisso" e a qualquer decisão, aparece como imposição ou como eleição. A alteridade do Outro-homem ecoa na

[26] Cf. COUTO, António José da Rocha - "Desafios bíblicos à prática da vida humana e cristã, uma leitura de Lc 10, 25-37", in: *Igreja e Missão*, 187 (2001), 197.
[27] Cf. RŐMPP, Gerard - "Verantwortung als obsession?", in: *Theologie und Philosophie*, 74 (1999), 536.
[28] Cf. LÉVINAS, Emmanuel - *Éthique et Infini*, Librairie Arthème Fayard, Paris, 1982, 103-105.
[29] Cf. RŐMPP, Gehrard - "Verantwortung als obsession?", 537-539.

minha responsabilidade. Assim se rompe a ordem homónima do ser e alcança-se a singularidade única e irredutível de cada ser humano. [30] Este responder não se revela como fruto da liberdade, será anterior à distinção entre ser livre ou não livre. É, com efeito, uma responsabilidade antes de qualquer iniciativa e encontro-me com o Outro nessa responsabilidade[31]. Segundo a leitura talmúdica, a responsabilidade mostra-se como constituição da identidade própria, sendo a génese e o fundamento uma atitude estruturante. Assim, a responsabilidade é a razão de um processo de auto-identificação, sendo de natureza dialógica. A responsabilidade é a resposta indeclinável pelo "outro" e um dar-se inexorávelmente. Existe o paradoxo de uma responsabilidade da qual eu não sou responsável. Tal asserção leva-nos a pensar que existem três concepções de responsabilidade. Por um lado, a concepção corrente, a de uma "responsabilidade por imposição" e, por outro, a de uma "responsabilidade assumida", e, finalmente, a concepção de "responsabilidade anárquica", que precede toda a iniciativa pessoal e toda a intervenção prévia da liberdade[32].

Pela figura mítica de Caim, a quem Deus pergunta: Onde está o teu irmão Abel? Aquele responde: Não sei. Serei eu o guarda do meu irmão? A resposta, na sua negatividade, é altamente reveladora de uma responsabilidade que Caim não "escolheu". Caim não pediu para ser responsável do seu irmão. É responsável d'Ele, como de todos os outros, em virtude desta fraternidade originária, que ultrapassa o parentesco. Biblicamente, Caim é incapaz de reconhecer a benção concedida ao seu irmão. A narrativa veterotestamentária dá a entender que Caim não compreendeu que a presença de Abel era uma Aliança, porque é dele que recebeu a vida. Como dom, Deus oferece a benção, à humanidade, pelos Patriarcas do Antigo Testamento. O eleito, ao recebe-la, oferece-a à comunidade e, finalmente, o não-

[30] Cf. TUDELA, J. A. - "Porqué escuchar a Lévinas?", in: *Studium*, *Filosofia y Teologia*, 4 (2001), 147-180.

[31] Cf. LÉVINAS, Emmanuel - *Éthique et Infini*, 101-102.

[32] Cf. SIMON, René - "Vers une nouvelle approche de la responsabilité", in: *Église et Théologie*, 26 (1995), 17-18.

eleito (Caim) deveria alegrar-se com a benção e pela escolha, que Deus faz do eleito[33].

Segundo A. Couto, Deus confia nos homens, no eleito e nos outros, escolhendo entregar-se a eles, a acolher e a oferecer a alegria da salvação. Daqui, a necessária responsabilidade de cada vértice do triângulo: Deus, o eleito e o não-eleito. O fundamento da responsabilidade, para Lévinas, reside naquilo que a eleição confere. Sentir-se como eleito é fazer parte da Aliança e ser único, como sujeito-escolhido, na condição de "refém"[34].

A eleição, expressão da responsabilidade, nomeia-se nas seguintes flexões: consumar-se, entregar-se, etc. [35]A responsabilidade supõe o reconhecimento da Aliança, dado que somos recebidos como "dom". Exige-se, assim, uma responsabilidade que faça da "resposta" uma tarefa (Aufgabe). Perante esta responsabilidade, o Desvalido no Caminho (semi-morto) constitui-se como "Gabe" (dom) e o Samaritano apresenta-se como "Aufgabe" (contra-dom / tarefa). A responsabilidade é uma "Vorgabe" (afirmação), aparecendo como "condição para a misericórdia", que vem de Deus-Pai, através do Des-valido, para o Samaritano. Finalmente, há uma "Eingabe" (petição / apelo) pelo silêncio e pelo sofrimento do Outro (des-valido). Porém, o Samaritano, pela eleição do Desvalido, realiza uma "Vergabe" (entrega) pela comoção ou estremecimento das vísceras, aplicando óleo e vinho e curando-Lhe as feridas (Lc 10, 33-34).

O Samaritano, pela responsabilidade, "entrega-se" ao Desvalido no Caminho, porque Este se entregou primeiro ao Samaritano. O Sacerdote e o Levita foram a ausência do dom e realizaram a "Űbergabe" (rendição) e perderam-se na responsabilidade de "identidade". Toda a parábola, única nos sinópticos, é uma Palavra que foi *eventum*, marcando o acontecimento da "palavra". O Bom Samaritano surge na proximidade da Bondade e do Bem por causa da "Ga-

[33] Cf. COUTO, António José da Rocha - "Da cobiça à aliança – uma leitura de Gn 4-11", in: *Igreja e Missão*, 189 (2002), 20-21.

[34] Cf. WENIN, Andre - *L'Homme biblique*, trad. do alemão, Éditions du Cerf, Paris, 1999, 53.

[35] Cf. LÉVINAS, Emmanuel - *Humanisme de l'autre homme*, L. G. F., Paris, 1987, 112-125.

be" divina, que se tornou humana[36]. Logo, a responsabilidade pelo Outro refere-se como uma "eleição". O eleito nada faz para ser bom, ele é solicitado pelo Bem na proximidade. Assim se passou com o Samaritano que foi "eleito" pelo Outro, no caminho, porque Este o chamou. O protagonista é o Desvalido. A esta parábola deveria chamar-se "narrativa do Desvalido no Caminho" com um sub-título: o Samaritano pelo comportamento misericordioso, podendo, também, denominar-se narrativa do *Homo Viator*. A responsabilidade, assim compreendida, ultrapassa a fundada sobre uma "livre escolha". Aqui está presente uma responsabilidade de Infinito, uma responsabilidade por tudo e por todos. A minha responsabilidade é anterior à minha liberdade na medida em que sou chamado a responder ao "amor". A dignidade é um dar-se inexoravelmente ao Outro (Desvalido no Caminho) como viveu poieticamente um Samaritano pela deliberação esplancnofânica. Esta dignidade é, *per naturam suam*, uma responsabilidade agápica, porque se trata de uma responsabilidade axiológica, como um dar-se por alteridade de forma valorativa. A dignidade humana, segundo a fenomenologia poiética, assume-se como uma aretologia axiológica do Outro (*Homo Viator* da parábola).

4 A dignidade humana: como dom criador de Deus.

O conceito etimológico de dom[37], deriva do latim *donum* (dono) ou *dominus* (senhor); é dádiva e presente natural. É um conceito polissémico, significando mérito e merecimento, privilégio e poder, faculdade e aptidão, condão e dote de qualidade, encerrando em si mesmo o título honorífico, do qual a pessoa é portadora, enquanto obra superior da Criação. A criação, como acção de Deus, significa não só chamar do nada à existência e estabelecer a existência do mundo e do homem, mas também significa, segundo a primeira narrativa «berechit bará», *doação*; doação fundamental e «radical», quer dizer, doação em que o dom surge precisamente do nada. Todavia,

[36] Cf. NEUSCH, N. - "Emmanuel Lévinas: responsabilité d'Otage", in: *Nouvelle Revue Théologique*, 116 (1994), 574.

[37] Seguimos a reflexão de JOÃO PAULO II - *A criação como dom fundamental e original*. Roma (Audiência Geral, 2 de Janeiro de 1980).

ao mesmo tempo, o conceito de «doar» não pode referir-se a um nada. Indica aquele que dá e aquele que recebe o dom, e, também, a relação que se estabelece entre ambos. Ora, tal relação surge na narrativa e no mesmo momento da criação do homem.

Contudo, esta relação é manifestada sobretudo pela frase: Deus criou o homem à Sua imagem, criou-o à imagem de Deus (Gn 1, 27). Na obra da criação, só o Adam (humanidade) se pode dizer que foi beneficiado com um dom: o mundo visível foi criado «para ele». A criação oferece-nos motivos suficientes para tal compreensão e interpretação: a criação é um dom, porque nela aparece o homem que, como «imagem de Deus», é capaz de compreender o sentido mesmo do dom[38] no chamamento desde o nada à existência. Ele é capaz dc responder ao Criador com a linguagem desta compreensão. Interpretando, precisamente, com tal linguagem a narrativa da criação, pode deduzir-se que ela se constitui dom fundamental e original. Ohomem aparece, na criação, como aquele que recebeu em dom o mundo e o mundo recebeu o homem como dom[39]. O homem aparece gratuitamente no mundo, como ser criado, isto é, como aquele que, no meio do «mundo», recebeu como dom o "outro" ser humano.

5 *Pensar a dignidade humana como dom.*

Pensar a dignidade humana como dom supõe compreender o encontro com Deus, iniciativa gratuita do Criador, como novo conhecimento de estudo distinto do saber científico; supõe permanecer numa atitude intelecto/espiritual perante si mesmo e a realidade. A dinâmica do dom é aqui entendida como compreender-permanecer e promove um novo início do pensar como conhecimento da realidade e só a partir dele acedemos à verdade, que ilumina o nosso ser: sentimento, razão, vontade e acção. Este modelo para pensar a dignidade humana como dom supõe uma novidade: consiste em que este novo pensar nasce no encontro com Deus e não de um produto pessoal.

[38] *Ibidem.*
[39] *Ibidem.*

A dignidade humana como dom, ou melhor o dom, não consiste num "saber-fazer", não é um conhecimento positivo, nem científico, nem técnico. O dom situa-se no âmbito da vida e não no âmbito dos conceitos. Isto é, o dom não se pode demonstrar, mas sim acolher como caminho vital. Pensar a dignidade humana como dom é pensar uma nova forma de aceder ao ser e à essência da realidade do homem, que não é só uma verdade antropológica e ética, mas uma verdade que se encontra no encontro gratuito com Deus. Então, a partir daqui, podemos perguntar: Qual é o caminho de que o homem se deve afastar ou percorrer para viver e pensar a dignidade humana como dom? Podemos responder como o Rabi Simeão respondeu: "Pedir emprestado e não restituir" e logo acrescenta que "é a mesma coisa receber emprestado de um homem ou de Deus"[40]. Certeiramente, a este propósito, alude o filósofo hebreu Abrham Joshua Heschel: "Talvez esteja aqui o núcleo da miséria humana, quando nos esquecemos que a vida do homem é um dom e também um empréstimo"[41]. Na verdade, se pensarmos bem, a nossa vida foi-nos entregue como uma dádiva. Isto é, como um dom. Precisamente, quando entendemos a vida como dom, percebemos que, como recebedores, recebemos além do presente que é a vida, também o amor do doador – daqueles, que nos dão a vida. A vida humana como dom é, neste sentido, um vaso cheio de afecto, que se quebra logo que o recebedor, erradamente, o comece a considerar seu[42].

Por conseguinte, a vida humana, na nossa perspectiva, é não só um dom que nos é dado, mas também emprestado, pelo qual todos devemos tratar, não como posse, mas como dádiva. Uma dádiva modelada, embalada, acariciada, animada, mimada pelo sopro do beijo no rosto do homem[43]. Pois, ser homem assim é nascer, viver e

[40] Cf. DEL, Valle - *La Misna*, 2ª ed., Ediciones Sígueme, Salamanca, 1997, 841.

[41] HESCHEL, Abraham Joshua - *Dio alla ricerca dell'uomo. Una filosofia dell' ebraismo*, Borla, Roma, 1983, 379.

[42] Cf. *Idem* - *L'uomo no é solo. Una filosofia della religione*. Borla, Roma, 2001,. 48; 250.

[43] Do ponto de vista da visão do mundo ocidental este modo de ver a dignidade radica na mensagem do cristianismo. Porém, para o mundo grego – Platão e Aristóteles – é impensável que Deus ame alguma coisa, isto é, qualquer coisa diferente de si, uma vez que amar é sempre tendência para possuir qualquer coisa que se não tem e Deus não está privado de nada. Além disso, Deus não pode amar, porque é inteli-

morrer na incrível intimidade, que o dom confere à dignidade da pessoa humana. No entanto, acreditamos que anda por aí o "homem estranho"[44] ao dom. Este homem que vem de longe — perde-se nos séculos da história da humanidade, está outra vez, e mais uma vez, entre nós. O "estranho homem" que não vê a pessoa como dom, atravessa um tempo espacializado e especializado, movendo-se no tempo e no espaço, de que em parte é sujeito e em parte objecto, onde tudo é mais ou menos explicável pela lei da natureza. Este homem da história, sem história, nasce, cresce, luta e morre num tempo incolor e indolor. Vive o tempo do *chronos*[45], que é um tempo atomatizado e automatizado, incomunicável e vazio, que nada entrega e nada recebe. Vive-se um tempo para se gastar como mercadoria, que se compra e vende. Vive-se um tempo barato para usar e deitar fora. Um tempo sem liberdade, sem ética e sem responsabilidade. Um tempo, sem interpelação e sem resposta, da vida como dom. Um tempo morto, fechado e deitado fora. Um tempo horizontal.

A dignidade humana, como dom, destrói este "homem estranho" entalado no *chronos*, porque apela à interioridade e à consciência do ser humano, santuário secreto, onde a pessoa descobre uma lei, que não se impôs a si mesmo, mas à qual deve obedecer; essa voz, que sempre a está a chamar ao amor do bem e fuga do mal, soa, no momento oportuno pela intimidade do seu ser, do seu coração: faz isto, evita aquilo[46]. Assim e deste modo, a dignidade humana como dom anuncia um tempo aberto ao *kairos*[47], um tempo aberto ao homem, à liberdade[48], à dádiva; um tempo que marcará, de forma

gência pura, e, segundo Aristóteles, a inteligência pura é impassível e como tal não ama. Cf. REALE, G. - *Storia della filosofia antica*. Milão, 1976, 308.

[44] O homem- estranho não é o investigador sério, honesto, aquele que se preocupa com a pessoa humana, mas aquele que, no seu egocentrismo, procura a todo custo ganhar.

[45] Tempo cronológico.

[46] Cf. IGREJA CATÓLICA - II Concílio Vaticano, 1963 – 1965 - *Gaudium et Spes*, n. 16. AAS 58 (1966). (Ap 22, 12,13).

[47] Tempo interior que se vive como *chronos*.

[48] Só na liberdade é que a pessoa se pode converter ao bem. Os homens de hoje apreciam grandemente e procuram com ardor esta liberdade e com toda a razão. Muitas vezes, porém, fomentam-na, dum modo condenável, como se ela consentisse na licença de fazer tudo o que é possível. A liberdade verdadeira é um sinal privilegiado da imagem divina do homem. Pois Deus quer deixar o homem entregue à sua

profunda a humanidade desumana. Um tempo com sentido, um tempo de comunicação, de interpelação e de resposta. Uma resposta que (re)liga o passado ao presente e prevê o futuro, no qual nos inserimos, situamos, empenhamos, trabalhamos, dedicamos, como pessoas livres e responsáveis, na construção da humanidade futura. O dom, que nos é dado, é mais do que qualquer determinismo da existência humana. O homem vive a três dimensões como afirma Hobbes: «Tudo o que existe tem três dimensões, a saber, comprimento, largura e altura, e aquilo que não tem três dimensões não existe e não está em parte alguma»[49].

Tal afirmação leva a considerar um homem feito ou fabricado à sua medida e um mundo formatado num espaço e tempo determinados, onde a dignidade da pessoa humana nada influi no existir humano. Um homem feito cadáver e um mundo programado como cemitério. Ou ainda, na visão de Dostoievski, um mundo que vive a contabilidade do "dois vezes dois igual a quatro, e do qual o mesmo homem tem medo"[50]. Porém, a dignidade humana como dom, contraria esta visão e, habitando no mundo, habita a pessoa, que nos faz ser e faz ser o mundo. Então, a dignidade humana, como dom, é a razoabilidade da intencionalidade, que anima a pessoa e anima o mundo, que nos ama, amando os outros e amando os outros, ama o mundo.

O dom, como fonte de dignidade humana, constitui um evento (do latim *evenio* – vir de fora do horizonte humano), que provém de fora do eu e que irrompe e julga o eu egoísta e egocêntrico do mundo fechado em si mesmo[51]. Neste sentido, o dinamismo do dom refere que a dignidade humana não é subjectividade produzida pela cultura ou pelas culturas, mas objecto primeiro e anterior às culturas, que faz de cada pessoa humana, não um produtor de sentido, mas um receptor responsável de si e do outro. Pois, o dom é dádiva de

própria decisão. Cf. IGREJA CATÓLICA. II Concílio Vaticano, 1963 – 1965, - *Gaudium et Spes*, n. 17. AAS 58 (1966). (Ap. 22, 12,13).

[49] HOBBES, Th. - *Leviathan*. Cap. 46; citado por J. Thrower, *Breve história do ateísmo ocidental*. Lisboa, 1982, 95.

[50] DOSTOIÉVSKI, Fiódor - *A Voz dos Subterrâneos,* tradução de Natália Nunes, Edições Quasi, Vila Nova de Famalicão, 2008, 15 e 55.

[51] SANTE, Carmine di - *Responsabilitá. L'io-per-l'altro*, Fossano, Roma, 1996,. 39.

um outro a um outro "de um outro modo de ser"[52], não a partir de si, mas a partir do outro, uma vez que quando um "eu" tem consciência de si, quando tem, na expressão de Daniel Serrão, autoconsciência, o espanto primeiro que o invade não é o mundo, mas um outro que amorosamente se abre e estende a si, não como centro e senhor do mundo, mas um outro que se dispõe num "eis-me aqui"[53]. Eis-me aqui é, neste sentido, a resposta do dom que não é posse. Mostra-se, assim, que a dignidade humana não é para possuir, mas antes para ser aceite e reconhecida como "conhecimento novo"[54] e beijar, com amor, este homem e este mundo, que a criação[55] nos oferece como dom. A dignidade humana, como dom, compagina ainda "a prioridade do outro sobre o "eu", isto é, o "eu", ao reconhecer o outro, reconhece o dom da sua dignidade e ao reconhecer-lhe dignidade, encontra em si a dignidade, que a reciprocidade do encontro confere. Mais, é, precisamente, no reconhecimento que o "eu" faz do outro, que o "eu" encontra o dom, como dignidade, note-se bem, encontra-a, não a perde[56].

Pensar a dignidade humana, como dom, na nossa perspectiva, significa que dizer "eu" é o mesmo que dizer "eis-me aqui" para o outro que não é objecto, mas dom que se torna ética privilegiada de autorealização pessoal e colectiva da relação dinâmica e vivencial da humanidade. Esta deve procurar, no encontro da pluridimensionalidade e do pluralismo multicultural, (razão de ser da bioética), a "dignidade transcendente"[57] da pessoa humana, como conservação e

[52] LEVINAS, E. - *Autrement qu'être ou au-delá de l'essence*, Nijhoff, La Haye, 1974. Seguimos a tradução italiana; in E. Levinas - *Ética e infinito. Diálogos com Philippe Nemo*, Lisboa, 2000,. 114-116.

[53] GIULIANI, M. - "Lévinas e il giudaismo, ovvero al di là della filosofia", in: *Studia Patavina*, 47, (2000), 70.

[54] Reconhecida e aceite como conhecimento novo, não como fez a modernidade que reduziu o conhecimento em objecto, nem como o mundo grego que apenas viu nele contemplação e mistério.

[55] Aceitamos a presença de Deus como Criador e modelo de sentido, mas também o homem como ser que é capaz de continuar a obra do universo.

[56] Cf. COUTO, António José da Rocha - *Como uma dádiva*. Universidade Católica Portuguesa Editora, Lisboa, 2002, 40.

[57] PAPA Bento XVI - *Mensagem para o dia mundial da Paz*, 2008.

Nas palavras de J. Moltmann, a transcendência é a possibilidade à abertura de um futuro qualitativamente novo, com passos concretos para a abertura de um futuro quantitativamente novo. O salto da dignidade transcendente a uma outra qualielevação da vida e da vida humana, pela configuração e representação inteligível da intuição e da simbólica do mundo e, em particular, nas grandes obras do perceptível e comunicável (linguagem), da verdade (ciência), da beleza (arte), da celebração e adoração (culto), do domínio sobre a natureza (técnica) do domínio sobre os homens para a realização do bem comum e do sentido (Estado) e do serviço funcional das obras (cultura). Toda esta realidade, abandonada a si mesma, não teria sentido e residiria no nada da insignificância, se o dom da transcendência da pessoa[58], ser de dignidade, não a captasse, na sua interioridade, e dela fizesse o uso e o cuidado, para o bem da realização da humanidade. Pensar a dignidade humana como dom, mais ainda, pensar a dignidade humana como dom a partir daqueles que estão mais vulneráveis na sua fragilidade é, precisamente, recuperar as palavras de S. Agostinho: *Ama et fac quod vis* (Ama e faz o que quiseres), porque tudo o que quiseres fazer e dar ao outro será sempre por amor e, portanto, para o seu melhor bem[59], pois o amar — dar-se — reclama a realidade do dom, que também reclama a presença do doador, presença não apenas real, mas de intimidade e de amor[60]. A dignidade humana como dom viverá nesta lógica de amor e não na lógica da lei e dos contratos. O caminho a percorrer leva o homem ao encontro do próximo, ao encontro do outro, que é, precisamente, aquele que é capaz de viver a relacionalidade e a reci-

dade significa a plenitude de uma realidade, como fundamento e portadora de uma dinâmica de futuro absoluto, não como futuro sem limites, mas onde a experiência humana seja o advento da modificação do mundo, cuja fecundidade o homem deve trabalhar e conhecer para chegar à essência da perfeição. Cf RAHNER, Karl *et al.* - *Sacramentum Mundi*, Editorial Herder, Barcelona, 1986, 714-726.

[58] O uso do temo transcendente não significa, neste aspecto, o sentido absoluto do Criador. A transcendência da pessoa humana é imanente, à própria pessoa, pela existência da sua alma, da sua autoconsciência (Daniel Serrão), que domina o tempo e a morte. É o espírito que é a raiz da pessoa. Cf. SGRECCIA, Elio - *Manual de Bioética:Fundamentos e ética biomédica*, trad. Orlando Moreira. Edições Loyola, São Paulo, 2002, 129. Ainda neste aspecto reforçamos que a alteridade do ser humano e da pessoa tem abertura transcendental e encontra em Deus a possibilidade da sua máxima realização. Cf. COUTINHO, Vítor - *Bioética e Teologia: Que paradigma de interacção*. Gráfica de Coimbra, Coimbra, 2005, 329.

[59] Cf. SERRÃO, Daniel - *Ética em medicina hospitalar*. 18ª Jornada de Medicina do Porto, (7 de Novembro 2001).

[60] Cf. COUTO, António José da Rocha - *Como uma dádiva*, 267.

procidade da lógica do amor[61]. Este, por ser recíproco, processa um comportamento digno por parte de uma pessoa que provoca no outro a mesma atitude de dignidade[62], da qual irradia uma luz própria, que só é revelada quando sobre o outro incide a nossa própria dignidade[63], vendo o valor intrínseco e incondicionado da dignidade humana, que proíbe a redução do sujeito humano ao estatuto de objecto[64].

Pensar a dignidade humana, como dom, não significa que Deus viva em nós e que nos devemos sentir especiais, mas, pelo contrário, mostra-nos que devemos ser vida no sentido em que Deus o é. Isto quer dizer que o dom não é nem a vida de quem a dá, nem a vida recebida por aquele a quem é dada. O dom, como dignidade da vida humana, é uma passagem diacrónica[65] em que Aquele que passa é Deus[66].

6 Conclusão.

[61] Cf. MENESES, Ramiro Délio Borges de - *O Desvalido no Caminho*, Edições Passionistas, Santa Maria da Feira, 2008, 176.

[62] SZASZ, Thomas - *La théologie de la médecine*, Biblioteque Payot, Paris, 1980, 49-50.

[63] ANTUNES, João Lobo - *Viver e morrer com dignidade*. Colecção de Bioética, CNECV, Presidência do Conselho de Ministros. Lisboa, 2001, 26.

[64] Cf. NEVES, Maria do Céu Patrão - "Ética e experimentação humana: novas vulnerabilidades", in: . *Cadernos de Bioética*, 42 (2006), 269-283.

[65] Entenda-se como o dinamismo de sucessão do tempo do *kairos* que nos é dado a viver.

[66] Dizem os autores infraindicados: "Qué significa la vida como donación? Significa tener, en cuanto vivente, la experiencia de que nuestra vida nos há sido dada, de que nos hemos topado com ella y la hemos padecido. Pero si la vida es una donación, entonces debe ser lo que es, debe convertirse en donación. Solo cuando ello ocurre, cuando dejamos que la donación se done, cuando convertimos nuestra vida, que es un don del Otro en un don al otro, sólo entonces se testimonia en nosotros la verdadera vida, la que no muere, pues el darse es darse que insta a dar. Esta vida como dar la vida es una vida fuera del tiempo, porque al tiempo la donación com que nos topamos (Henry) y la donación en que nos convertimos (Lévinas) son diacrónicas respecto al tiempo de la conciencia. Si la donación es Vida, pero no como esta vida que siente a si, sino como "Pan de Vida", Vida como dar Vida, y si esta Vida no está en el tiempo, tal vez esta Vida verdadera, que no es el sentir o vivir lo donarlo, sea Dios en nosostros y no muera. Pero, toda la vida por el otro qué es sino amar? Y acaso no dicen las Escrituras que solo el que ama a su Hermano tiene a Dios em él? Porque al fin y al cabo Dios es amor". Cf. GARRIDO; MATURANO, A. E.- " El tiempo y el don. Lectura crítica de C'est moi la verité de Michel Henry"; in: *Diálogo Filosófico*, 49 (2001), 61-74.

Ao sublinharmos, sinteticamente, o percurso histórico sobre a dignidade humana, não devemos circunscrevê-la só a uma época. Certamente, que há acontecimentos, como a II Guerra Mundial, entre outros, que marcaram de forma indelével a mudança estrutural da sociedade, face à necessidade de perseverar a dignidade da pessoa humana. No entanto, a dignidade da pessoa humana sempre foi, como vimos, uma preocupação do homem. Porém, ainda que muito se tenha feito, julgamos, da mesma forma, que muito há ainda por fazer, ao nível do respeito e do valor, que a dignidade humana é em si mesma.

Segundo a leitura, que temos vindo a realizar, a dignidade do ser humano (em modo kantiano) é um fim em si mesmo, nunca pode ser só meio. Esta dignidade reside, pois, na própria pessoa[67] e, por isso, só pode ser violada pelo próprio homem a partir do momento em que o próprio homem, deixa de ser fiel, a si mesmo, aniquilando o dom que ele próprio recebeu gratuitamente e que o torna pessoa digna.

Mais ainda, mesmo que os outros homens violem os valores e os direitos correspondentes, à sua dignidade, a pessoa não a perde, por isso,[68] uma vez que a dignidade enquanto dom é inesgotável e não pode ser absorvida enquanto mero acto. Em última instância, a dignidade da pessoa humana, em verdade, só pode ser ferida pela própria pessoa[69]. Ao afirmarmos com Kant que cada ser humano é um fim em si mesmo, ou ao utilizar a expressão bíblica da "imagem e semelhança de Deus", pretendemos acentuar a especificidade do ser humano, na medida em que cada pessoa recebe uma tarefa específica, que lhe é confiada a realizar. Uma tarefa que lhe é dada e oferecida. É uma dádiva e, se é dádiva, é dom que o doador por amor – realização e tarefa - doou à pessoa que recebe. Por isso mesmo, a pessoa humana é uma realidade ética e isto faz a diferença entre as outras criaturas; mais, a dignidade humana não consiste em cada um

[67] Kant parte da raiz cristã para fundamentar a pessoa com um fim sem fazer uma referência religiosa. No entanto a ideia de pessoa em Kant é concomitante ao pensamento cristão.

[68] Cf. FUCHUS, J. - " I Fondamenti spirituali del cambiamento della societá"; in: *Ricercando la veritá morale*, Balsamo, Roma, 1996, 168.

[69] *Ibidem.*

viver a sua vida segundo o modo da sua condição humana, mas pelo facto de que em cada pessoa, em cada ser humano subsiste a dignidade como dom (dádiva), à qual é confiada uma missão consciente, responsável, livre e pessoal, que no encontro de um tu com um eu, fazendo-se um nós, encontra, na verdade, um "Outro", que é alguém moralmente capaz de se dizer e de nos dizer quem é o outro e como é o outro. Este Outro supõe que o dom nos faz crer em alguém e não em algo; supõe o encontro pessoal, no qual se entende o permanecer como constitutivo primário que, por sua vez, revela e proporciona a luz que nos permite compreender Deus, o mundo e o próprio homem.

O dom é, por assim dizer, o lugar onde nos situamos e no qual entendemos a realidade e o dinamismo da vida. O dom é o caminho da vida, que nasce do encontro com o Criador, é a circularidade de todo o dinamismo da vida, que tem como fim a identificação de todo o agir humano. Nesta linha, a dignidade humana como dom é construída no tempo de cada vida individual, centrada na autoconsciência[70], onde tudo acontece, onde a criação maravilhosa de outras vidas humanas mostra a indiscutível revelação de que o ser humano enquanto pessoa não é só um mero acontecimento biológico, mas também não é só uma figuração angélica. A dignidade humana como dom é sabedoria. No mesmo sentido, a dignidade humana na sua grandeza é critério de actuação e relacionalidade como pessoa e entre pessoas, uma vez que, só através deste modo, se chega à verdade da dignidade da pessoa humana.

A dignidade da pessoa recorda permanentemente que cada um de nós é único, insubstituível, com valor em si mesmo, é livre e pode eleger por si mesmo o seu destino e a sua própria vida. Esta é a grandeza da dignidade da pessoa humana que, pela sua livre vontade e capacidade intelectiva e reflexiva, descobre por si mesma o dom de si no encontro pessoal e comunitário com outros e com Deus, que o acolhe e a chama à vida para viver a grandeza da dignidade em comunhão e em solidariedade. Pensar e compreender a dignidade humana, como dom, em toda a sua extensão e, em particular, nos mais

[70] Daniel Serrão afirma que a "autoconsciência" é a designação moderna do "espírito"; é onde tudo o que é verdadeiramente humano acontece, é o núcleo central da nossa intimidade pessoal; autoconsciência é igual a espírito.

vulneráveis, na perspectiva que apontamos, é intuir que a minha decisão nunca deve prevalecer em função dos interesses pessoais ou de um grupo, mas, pelo contrário, presumir o que decidiria o outro se, na sua vulnerabilidade, fosse capaz de autodeterminação.

Sem dúvida, o bem realizado como acção humana, como já dissémos, conjuga-se na relação com os outros[71]: o homem realiza a sua própria natureza em conjunto com as outras pessoas e no dom de si mesmo aos outros[72]. Neste sentido, a nossa hipótese de aprofundar o sentido da dignidade humana, como dom, confere à realidade pessoal, a perfeição da essência humana e a plenitude de vida, à qual a própria pessoa aspira, fundando raízes na fonte inexaurível[73] da vida — espírito e corporeidade — bem e valor maior da essência humana, bem e valor superior onde "tudo o que existe sobre a terra deve ser ordenado em função da pessoa, crente ou não crente"[74], sendo a primeira verdade da dignidade humana como dom.

Finalmente, pensar a dignidade humana como dom é integrar a visão da pessoa humana como primado do ser humano[75], quer na sua dimensão biológica, quer na sua dimensão antropológica (filosófica e teológica), segundo a perspectiva personalista que defendemos[76]. O homem, enquanto pessoa, é dom *(donus vel dominus)* de um corpo e de um espírito, que não pode ser separado na sua unidade e que, por isso, o constitui verdadeiramente como pessoa, única e original, insubstituível e de valor incondicional[77].

[71]Ver Elio SGRECCIA sobre o personalismo ontológico, o qual se conjuga com o personalismo comunitário e relacional, em:" A dignidade da pessoa humana na bioética de inspiração católica", in: *Cadernos de Bioética*, 32 (2003), 97-109.

[72] SGRECCIA, Elio - "A dignidade da pessoa humana na bioética de inspiração católica," in: *Cadernos de Bioética*, 32 (2003),. 97-109.

[73] *Ibidem.*

[74] Cf. IGREJA CATÓLICA - II Concílio Vaticano, 1963 – 1965 – Const. Past. *Gaudium et Spes*. n. 12. AAS 58 (1966).

[75] NEVES; Maria do Céu Patrão - *O primado do ser humano*, in: *Direitos do homem e biomedicina*, Universidade Católica Editora, Lisboa, 2003, 27-44.

[76] Seguimos a perspectiva bioética personalista de Elio SGRECCIA: princípio do respeito da vida física e corpórea do homem; principio terapêutico ou da totalidade; princípio da liberdade e responsabilidade; princípio da sociabilidade e responsabilidade.

[77] NEVES, Maria do Céu Patrão - *O genoma e a identidade da pessoa, in*: *Genoma e dignidade humana*. (coords. Rui Nunes e Cristina Nunes), Gráfica de Coimbra, Coimbra, 2002, 25-35.

A dignidade humana, como dom, é aquela dignidade intrínseca[78], como refere Daniel Serrão, sendo atributo de todos os seres humanos, seja qual for o modo como se realizam como seres humanos concretos, no tempo e no espaço da sua identidade pessoal, na alegria e tristeza, na grandeza e miséria, na esperança e frustração[79]. Esta é a inefável vivência de cada pessoa humana em ser ela mesma na sua corporeidade, isto é, na unidade e totalidade do seu corpo (matéria) e do seu espírito (vida).

Pensar e viver a dignidade da pessoa humana como dom é viver a existência do tempo do *chronos* no tempo do *kairos*; é a vivência de uma unitotalidade e de uma "autoconsciência universal da qual tudo provém e à qual tudo retorna"[80]; é o encontro e a simultaneidade do ser humano na sua plenitude: o homem – vida *(bios)* com a conduta pessoal *(ethos)*, isto é, o encontro de si mesmo com o outro e com Deus. Segundo Lévinas, a responsabilidade é o que exclusivamente me incumbe e que, humanamente, não posso recusar. O Samaritano não recusou o Desvalido. O Sacerdote e o Levita não O receberam e não se entregaram ao "semi-morto". Este encargo é uma suprema dignidade do único Eu, não intercambiável, porque sou Eu apenas na medida em que "sou responsável". Pela responsabilidade posso substituir-me a todos, mas ninguém pode substituir-me. A minha responsabilidade não cessa, ninguém pode substituir-me. Ninguém substituiu aquele Samaritano. Trata-se, pois, de afirmar a própria identidade do ser humano na responsabilidade (anárquica), isto é, a partir da posição ou da deposição do Eu soberano na consciência de si, deposição que é, precisamente, a responsabilidade por Outrém.

Lendo a parábola, pelo pensamento de Lévinas, no Samaritano encontramos representada a "responsabilidade de alteridade", dado que este deu "prioridade" ao Outro (Desvalido no Caminho) num "despojar-se de si". Tendo-se aproximado de "certo homem" (άνθρωπός τις), "meio morto", sem nenhum poder, nem dizer, o Samaritano sentiu-se interpelado por um mandamento: cuida de mim,

[78] SERRÃO, Daniel - *A dor e a dignidade humana.* Jornadas da Cofanor, 19 de Outubro 2001.

[79] *Ibidem.*

[80] SERRÃO, Daniel - "No tempo de morrer", in: *Cadernos de Bioética*, 42 (2006), 315.

salva-me!... Estava ali, porque se entregava completamente ao Samaritano, deixando toda a Sua vida nas mãos deste, porque a este se "comoveram as vísceras". A parábola mostra-nos que a proximidade do Samaritano não surge da visão, mas está antes desta, produzindo-se diante do Outro como "apelo" (Eingabe), que me precede e me constitui como próximo. Mas, próximo, segundo a parábola do Bom Samaritano, é o semi-morto, que será o mesmo que encontro no meu caminho, no hospital, na soleira da minha porta e que me institui na condição do dom e da responsabilidade. A parábola mostra outra responsabilidade, a de identidade, que será dada no Sacerdote, no Levita, no νομικός e nos salteadores. Todos estes personagens, com "fazeres" de identidade, representam a "não-proximidade". Toda a parábola do Bom Samaritano (Lc 10, 25 -37) é acolhimento plesiológico da dignidade humana como vocação agápica da mesma.

CAPÍTULO NONO

Sobre o envelhecimento humano: a qualidade de vida e a violência nos idosos

Maria de Fátima Pinto Ribeiro

1 *Introdução.*

As transformações demográficas, especialmente as mudanças dos padrões de distribuição de idades, conduzem a uma atenção especial aos mais velhos. O aumento do número de pessoas, com mais idade, levanta muitos desafios às sociedades contemporâneas e faz aparecer novos problemas sociais, entre os quais sobressai a Qualidade de Vida (QV). O prolongamento da vida motivou o aparecimento de dificuldades próprias no envelhecimento: o prolongamento da existência torna mais frequente o convívio com portadores das muitas doenças degenerativas, que atingem os idosos. Assim, o idoso tem a sua imagem associada à decadência, à perda de habilidades cognitivas e de controlos físicos, emocionais, como dimensões importantes da autonomia dos sujeitos. As várias doenças crónicas[1], de que são portadores, colocam-nos em estado de dependência, que exige cuidados para os quais a família nem sempre está disponível, motivada e/ou mesmo preparada.[2] O processo de envelhecimento[3],

[1] Para um perspectiva do corpo doente como autopercepção, como "illness" e respectiva visão autobiográfica, ver: SERRÂO, Daniel - *Procurar a Sabedoria, Partilhar o Conhecimento*, Cofanor, Porto, 2010, 87 ss. Ver, também: MARQUES, Adelino - *Qualidade de vida em doenças crónicas*, in: *Novos Desafios à Bioética*, Porto Editora, Porto, 2001, 232-235.

[2] Cf. NOGUEIRA, Maria Assunção - *Competências dos cuidadores principais: perspectiva dos enfermeiros comunitários*. (Tese de Doutoramento policopiada). Universidade Portucalense, Porto, 2008.

que acontece naturalmente a todos os seres humanos, caracteriza-se por mudanças a nível físico, psicológico, social, económico, espiritual, etc. Este processo condiciona alterações fisiológicas, nos vários órgãos, aumentando a predisposição para a ocorrência de patologias.

Enquanto profissionais de saúde, devemos reflectir sobre as questões ligadas às vulnerabilidades sociais[4], onde se insere a qualidade de vida do idoso. É nossa opinião que este problema, de grande sensibilidade, merece muita atenção social, educativa e clínica, por parte de todos os profissionais de saúde, cuja missão passa pelo contacto com os idosos. [5] Mais tarde ou mais cedo, muitos idosos vão acabar os últimos dias de vida num Hospital ou noutras instituições. Muitos encontram-se , se estivermos atentos, sob a condição de grande vulnerabilidade[6]. Esta situação, aliada ao enfraquecimento dos sistemas de protecção social, à alteração da estrutura e dinâmica familiares (em alguns casos rupturas dos laços familiares), predispõe a um fenómeno cada vez mais frequente de violência. [7]

Neste sentido, compete aos profissionais de saúde fomentar estratégias no sentido de prevenir e despistar situações, que precipitam a violência, determinando desse modo e, consequentemente,

[3] RAMOS, Henrique Vilaça - *Qualidade de vida e envelhecimento*, in: *Novos desafios à bioética*, Porto Editora, Porto, 2001, 225-231. Ver, também: MOURA, Cláudia - *Século XXI. Século do Envelhecimento*, Lusociência, Edições Técnicas e Científicas, Loures, 2006.

[4] SERRÃO, Daniel - *Vulnerabilidade: uma proposta ética*, in: *Revista: Autopoética, Sentir, Pensar e Agir*, 1990; Disponível "online", in: http:www. danielserrão. com/gca/index. php?id=124. Acedido em 9 de Agosto de 2010.

[5] TORTOSA, J. M. - *Personas Mayores y Malos Tratos*, Pirâmide, Madrid, 2004, 18.

[6] Cf. NEVES, Maria do Céu Patrão - "Sentidos da vulnerabilidade: características, condição, princípio", in: *Revista Brasileira de Bioética*, 2, 2 (2006) 157-172. Ver, também, o ensaio em que "O vulnerável é atingido no seu ser e no seu agir, segundo a parábola do Bom Samaritano e traduz o sentido etimológico na *Bíblia Sacra* de S. Jerónimo: *vulnera* (as feridas) (Lc. 10, 34)": MENESES, Ramiro Délio Borges de, RIBEIRO; Maria de Fátima Pinto - "Vulnerabilidade como proximidade segundo a parábola do Bom Samaritano", in: *Carthaginensia*, 26 (2010), 155-167, (cit., 155).

[7] ALVES *et al.* - Maus tratos e negligência: Identificação e Caracterização de casos no Serviço de Urgência de um Hospital Central, in: www. actassnip2010. com/conteudos/actas/Geront 6. pdf., 471, Acedido em 10 de Julho de 2010.

promovendo o envelhecimento activo[8], o envelhecimento produtivo[9] e a qualidade de vida do idoso e/ou sénior[10].

2 *Definição do conceito "qualidade de vida" e a sua multidimensionalidade.*

O conceito de Qualidade de Vida (Q V) é difícil de definir, na medida em que abarca inúmeros aspectos, múltiplas dimensões e, em termos subjectivos, é sentido de forma diferente por cada indivíduo. O conceito é complexo, ambíguo, lato, volúvel[11], diferindo de cultura para cultura. [12] Para o mesmo indivíduo, este pode ter sentidos diferentes ao longo do tempo. A Q V está intimamente relacionada com a percepção que cada um tem, não só de si, mas também dos outros e do mundo que o rodeia. A Q V é um termo que tem sido constantemente usado, quer nos meios académicos, quer no nosso quotidiano. É uma temática que tem merecido o interesse de várias áreas de estudo e nas áreas directa ou indirectamente relacionadas com o ser humano e com o seu bem-estar. Todos querem gozar de QV, independente de sua idade, raça, religião e meio sóciocultural.

[8] De salientar a emergência das designadas universidades ou academias - sénior que fomentando a educação, ao longo do ciclo de vida, devem ser apontadas como um meio eficaz de manutenção de actividade e interacção para os mais idosos. PETERSON, D.; TOMPKINS, C. J. - *Adult education*, in: M. D. Mezey (Ed.) - *The encyclopedia of the elder care*, Prometheus Books, New York, 2004.

[9] Para o conceito de envelhecimento produtivo, surgido na década de 70, para combater a imagem dos idosos como pessoas frágeis, dependentes e não produtivos, um fardo para a sociedade e para as gerações mais jovens, ver: CARO, F. G., BASS, S. A., CHEN, Y. P. - *Achieving a Productive Aging Society*, in:BASS , S.A.; F. C. Caro ; CHEN,Y.P. *et al.* - *Achieving a Productive Aging Society*, Auburn House, London, 1993, 4-25.

[10] Sobre o estatuto do sénior, neste novo milénio, a longevidade, a qualidade de vida e uma vida com qualidade, ver: SERRÃO, Daniel - "Notas Breves. Os Seniores — um novo estatuto social emergente", in: *Brotéria* 170 (2010), 11-15.

[11] Para aprofundamento desta questão, ver: MAGALHÃES, Vasco Pinto de, S. J. - *Qualidade de Vida: Desafios e Ambiguidades*, in: *Novos Desafios à Bioética*, Porto Editora, Porto, 2001, 222-224. Onde na página 222, especifica: Qualidade de vida será a "conquista, para o maior número possível de pessoas, de uma vida digna e com sentido".

[12] Como afirma Daniel Serrão: "A cultura sénior é, já, e vai sê-lo cada vez mais no futuro, um poderoso instrumento para um envelhecimento partilhado e feliz". SERRÃO, Daniel - "Notas Breves. Os Seniores — um novo estatuto social emergente", in: *Brotéria* 170 (2010), 11-15 (cit. 15).

A Organização Mundial de Saúde (OMS) define Q V como "a percepção que o indivíduo tem da sua posição na vida dentro do contexto da sua cultura e do sistema de valores, onde vive e em relação aos seus objectivos, expectativas, padrões e preocupações"[13]. É um conceito muito amplo que incorpora, de uma maneira complexa, a saúde física de uma pessoa, o seu estado psicológico, o seu nível de dependência, as suas relações sociais, as suas crenças e a sua relação com características proeminentes na estruturação da sua personalidade e influência do ambiente . A partir desta definição, percebe-se que o termo qualidade de vida engloba um conceito amplo de bem-estar e que depende da autoavaliação do próprio indivíduo, ou seja, como ele está ou não satisfeito com a qualidade subjectiva da sua vida[14]. É um conceito subjectivo, dependente de padrões históricos, culturais, sociais e até mesmo individuais.

A avaliação da Q V de determinado indivíduo varia em função de diferentes dimensões e contextos, nas quais o sujeito se encontra inserido. "A teorização e a pesquisa, sobre o tema, reflectem a multiplicidade de critérios e de indicadores, porém ainda não foi possível estabelecer com clareza o grau de importância de cada um, suas inter-relações e a direcção da causalidade entre eles" [15]. Uma nota deste conceito, que merece destaque, é a importância da auto-avaliação, que o indivíduo faz acerca da sua QV: um padrão de vida

[13] ORGANIZAÇÃO MUNDIAL DE SAÚDE (OMS) - *Constituição.* Nova York: OMS, 1946. De facto, do conceito de Saúde como completo bem-estar fisco, psíquico e social, foi-se caminhando para um conceito mais abrangente de qualidade de vida, neste novo milénio, conforme supra-mencionado: é um conceito bem a-brangente, afectado de maneira complexa pela saúde física, pelo estado psicológico, pelo nível de independência, pelas relações sociais da pessoa e por suas relações com características significativas do ambiente". THE WHOQOL GROUP - The World Health Organization Quality of Life Assessment (WHOQOL): *position paper from the world health organization*, in: *Social Science and Medecine*, v. 41, 1409, 1995, (cit. 1404).

[14] PASCHOAL, S. M. P. - *Qualidade de Vida na velhice*, in: FREITAS, E. V. *et al.* - *Tratado de Geriatria e Gerontologia*, Guanabara Koogan, Rio de Janeiro, 2005; *Idem* - *Qualidade de Vida do idoso: elaboração de um instrumento que privilegia a sua opinião*, Dissertação apresentada na Faculdade de Medicina da Universidade de São Paulo, para a obtenção do título de Mestre em Medicina, São Paulo, 2000, 263, cit. 17).

[15] NERI, Anita Liberalesso - *Qualidade de vida no adulto maduro: Interpretações teóricas e evidências de pesquisa, in*: NERI, A. L. (org.) - *Qualidade de Vida e Idade Madura*, 2ª edição, Editora Papirus, S. Paulo, 1999, 10.

que é considerado como de qualidade, para determinada pessoa, pode não o ser para uma outra[16] e, além disso, é necessário levar em conta as condições actuais do indivíduo. Assim, o respeito pela autoia[17] do sujeito é um princípio a respeitar. Não temos dúvida que a qualidade de vida tem sido fonte de preocupação e, ao longo do tempo, os estudiosos foram reflectindo sobre este conceito, QV, e, sobretudo, a partir dos anos 80, considerou-se que este envolvia diferentes perspectivas, tornando-se um conceito multidimensional[18]. Actualmente, verifica-se uma tendência para definir QV com base em aspectos específicos associados a determinados grupos. Assim, têm-se desenvolvido instrumentos de avaliação da QV para pessoas com patologias específicas e para pessoas com mais idade, que é o caso da WHOQOL – OLD[19].

3 Considerações sobre o envelhecimento humano e seus desafios.

Podemos afirmar que o envelhecimento populacional, a nível mundial, é um facto relativamente recente, ao qual, no dealbar do novo milénio, muitos países desenvolvidos ou em vias de desenvolvimento, ainda estão a fazer um esforço de adaptação. Assim, aquilo que, no passado recente, constituía uma característica de alguns paí-

[16] *Ibidem.*

[17] Para mais pormenores, ver: CABRAL, Roque, S. J. - *Os Princípios de Autonomia, Beneficência, não Maleficência e Justiça*, in: *Bioética*, (coord. de Luís Archer, Jorge Biscais e Walter Osswald) Editorial Verbo, Lisboa/S. Paulo, 1996, 53-58. Ver, também: SERRÃO, Daniel - *Autonomia-um difícil conceito*, in: Revista Portuguesa de Bioética, Edição do Centro de Estudos de Bioética, nº 8, Setembro 2009, 175-185; SERRÃO, Daniel Pinto ; MENESES, Ramiro Délio Borges de - " Autonomia em Kant : pela crítica da crítica científica ", in : *Revista de Filosofia* , 35 (2010), 1 – 13.

[18] Para acedermos a um estudo multidimensional sobre a qualidade de vida na velhice, em relação aos critérios socionormativos e interpessoais, que buscam referência tanto nas relações actuais, quanto nas passadas e também prospectivas na relação entre o idoso ou adulto maduro e o ambiente que o cerca, ver: LAWTON, M. P. - *A multidimensional view of quality of life in frail elders*, in: BIRREN, J. E., LUBBEN, J. E., ROWE, J. C. *et al.* - *The concept and measurement of quality of life in the frail elderly*, Academic Press, San Diego, 1991.

[19] O centro brasileiro do Grupo WHOQOL, tendo participado em todas as etapas do projecto WHOQOL-OLD, faculta a versão brasileira electrónica do instrumento, no seguinte endereço: WWW. ufrgs. br/psiq-instrumento de pesquisa.

ses (como a China, o Japão, os países da Europa[20] e da América do Norte e do Sul) tornou-se uma experiência crescente em todo o mundo[21]. Nesta perspectiva, pronunciou-se Rui Nunes quando afirma que "estudos internacionais têm comprovado que a idade média da população aumentou de forma acelerada, nos últimos anos, sendo previsível que, muito em breve, cerca de um terço da população no mundo ocidental se situe acima dos 60 anos de idade (Hanson, 1994). Para além disso, um diferente enquadra - mento da morte, na nossa percepção do que é a vida, contribui, também, para a desvalorização social do idoso"[22]. Desta feita, os países são desafiados a implementar políticas públicas adequadas aos idosos.

Mas, a escassez de recursos, para atender às necessidades destas faixas etárias mais avançadas, é uma realidade que tem de ser encarada, pensada e planeada. Hodiernamente, os pesquisadores são unânimes no reconhecimento de que os avanços biomédicos têm vindo a contribuir para o aumento do período de vida da população. Porém, essa ampliação valencial da longevidade está directamente associada à elevação ou aumento da QV. Pese embora, estarmos longe do ideal, se as condições da vida, nos dias – de - hoje, forem comparadas às de meio século atrás, verificamos francas melhorias na área da nutrição, nos níveis de higiene pessoal, nas condições sanitárias, em geral, nas circunstâncias de saúde laboral e nos lares residenciais[23]. Tanto em Portugal[24], como nos demais países supra-

[20] Cf. COUNCIL OF EUROPE - *Recent demographic developments in Europe*, Council of Europe Publishing, Strasbourg, 1999; EUROSTAT - Statistique Démographiques 1995-1998. Office des Publications du Conseil de L'Europe, Luxemburgo, 1999.

[21] Cf. VERAS, R. P. - *Epidemiologia do envelhecimento na América Latina*, in: FORLENZA, O. V., CARAMELLI, P. (Eds.) - *Neuropsiquiatria geriátrica*, Atheneu, São Paulo, 2000, 7-21.

[22] NUNES, Rui - *Humanização na doença terminal*, in: *Comissões de Ética: das bases teóricas à actividade quotidiana*, (coordenação de Maria do Céu Patrão Neves), Centro de Estudos de Bioética/Pólo Açores,131-146, (cit., 144). Para aceder ao autor indicado, ver: HANSON, M. - How *we treat the elderly*, in: *Hasting Center Report*, Sep/Oct, 1994, 4-6.

[23] Cf. NERI, A. L. - *Qualidade de vida na velhice e atendimento familiar*, in: DUARTE; Y. A. O., DIOGO, M: J. D. (orgs.) - *Atendimento familiar: um enfoque gerontológico*, Artheneu, São Paulo, 2000.

[24] Cf. PAÚL, Constança, FONSECA, António Manuel, CRUZ, F., CEREJO, A. - "EXCELSA — *Estudo piloto sobre envelhecimento humano em Portugal*", in: *Psico-*

mencionados, esse conjunto de factores tem expressão significativa, a nível demográfico, na medida em que se verifica uma redução das taxas de mortalidade com incidência nos primeiros anos de vida[25]. Podemos salientar ainda que o processo é acompanhado, por mudanças físicas, e, nas áreas cognitivas e do comportamento, que se verificam em determinadas esferas e, enquanto processo, implicam uma sequência temporal, ou seja, compreendem a dimensão da temporalidade e a experiência da vida autobiográfica.

Tudo o que vimos referindo é, mencionado, também, por Goldstein[26], quando nos diz que os indivíduos não mantêm, ao longo da sua existência, padrões de comportamentos inalterados e estáticos. Pelo contrário, vão mudando o seu comportamento para poderem fazer face às circunstâncias da vida, que vão sofrendo mutações, ao longo do arco da existência, ou seja — segundo Glover — "refere-se à adaptação na velhice como algo que requer a capacidade para ser flexível", bem como — conforme pensa Fonseca — "algo que é bastante dificultado, em grande medida, devido ao facto do indivíduo ter necessidade de lidar com mais do que um acontecimento em simultâneo, por exemplo, acontecimentos como a reforma ou a morte do cônjuge são acompanhados por outros, como a mudança de residência ou a perda de contactos sociais, exigindo todos eles complexos esforços adaptativos"[27].

Reportando-se ao "stress", por exemplo, ainda a autora Goldstein refere que não é uma experiência nova para os idosos, e mesmo para os adultos maduros, já que a vida se caracteriza por um processo contínuo de mudança e adaptação a desafios e eventos que, em maior ou menor intensidade, podem ser avaliados como "stressores". Porém, salienta ainda que os tipos de eventos "stressores" com os quais um indivíduo tem maior probabilidade de se confrontar, va-

logia: Teoria, Investigação e Prática, 2 (2001), 415-426. Ver, também: PAÚL, C.; FONSECA, A. M. - *Envelhecer em Portugal*. Climepsi, Lisboa, 2005.

[25] Cf. NAZARET, J. Manuel - *Aspectos demográficos da fecundidade*, in: *Novos Desafios à Bioética*, Porto Editora, Porto, 2001, 69-73; *Idem - Introdução à demografia*, Ed. Presença, Lisboa, 1996.

[26] GOLDSTEIN, L. L. - *Stress e coping na vida adulta e na velhice*, in: NERI, A. L. (org.) - *Psicologia do envelhecimento: temas selecionados na perspectiva de curso de vida*, Papirus, Campinas, 1995.

[27] Cf. FONSECA, António - *Desenvolvimento humano e envelhecimento*, Climepsi Editores, Lisboa, 2005, 184.

riam de acordo com a etapa do seu curso de vida. Devido às mudanças físicas, psicológicas, sociais, culturais, espirituais, etc., comuns à sua faixa etária, os idosos terão maior probabilidade de se confrontarem com eventos "stressores" específicos, diferentes daqueles que são enfrentados pelos mais jovens. De facto, na velhice, as mudanças na quantidade de energia e nos recursos disponíveis, para o indivíduo, podem exigir alterações moderadas ou radicais nas actividades rotineiras a efectivar. E se essas alterações, bem como uma nova organização de prioridades, não ocorrerem atempadamente, a pessoa idosa pode correr o risco de continuar a lutar sem possibilidade de sucesso, colocando em risco a sua saúde, bem-estar e vida com qualidade.

É nesta perspectiva que Erikson, Erikson e Kivnick se movem quando afirmam: "(...) A velhice é necessariamente um tempo de abdicação, de desistir de velhas amizades, de velhos papéis, de trabalho anterior que foi significativo e até de bens ou objectos, que pertencem a um estadio de vida anterior e que são agora um impedimento à flexibilidade e à liberdade, que parecem ser requisitos à adaptação, aos desafios desconhecidos, que caracterizam o estadio final da vida"[28]. Ainda, neste âmbito de reflexão e análise, alguns pesquisadores têm feito referência aos padrões de "coping", ou seja, o modo como lidam e enfrentam os problemas associados ao nível etário. Com efeito, nalguns estudos, as pessoas mais jovens usam o "coping" de forma mais interactiva, tais como a expressão de emoções e a busca de informações, enquanto as pessoas mais velhas usam formas mais intrapessoais, como sejam, a reflexão e a reavaliação. [29] Ora, tais restrições podem ser pessoais (físicas, psicológicas, sociais e/ou materiais) e a disponibilidade de recursos varia, não somente, de pessoa para pessoa, mas também na mesma pessoa, de acordo com a sua personalidade e com o período da sua vida. De modo semelhante, a vulnerabilidade para a desesperança pode estar associa-

[28] ERIKSON, E.; ERIKSON, J. M.; KIVNICK, H. - *Vital involvement in old age: The experience of old age in our time*, Norton, London, 1986, 55.

[29] Cf. FOLKMAN, S. - *Coping across of life span: theoretical issues*, in: CUMMINGS, E. M., GREENE, A. L., KARRACKER, K. H. (orgs) - *Life span development Psychology: perspectives on stress and coping*. Lawrence Erlbaum Associates, Hillsdale, 1991.

da à severidade das perdas[30] que a dependência vai impondo ou que é pressuposta por aquele que as vive, como uma vida autobiográfica por oposição à vida física.

Envelhecer satisfatoriamente depende do delicado equilíbrio entre os limites impostos pelos anos vividos e as capacidades e potencialidades do indivíduo. E é, neste equilíbrio, que o idoso — na sua arte de viver e dar mais anos à vida, dando vida aos anos — vai conquistando graus de sucesso, lidando com as perdas, que podem redundar em ganhos de aceitação do seu envelhecimento inevitável, rumo à vida em plenitude. Ainda de salientar que, para um adulto saudável ter boa QV, pode ter oportunidades no campo da saúde, da segurança, do lazer, das boas condições financeiras, de moradia e de educação. Para um outro adulto, portador de necessidades especiais, que se movimenta com o auxílio de cadeira de rodas, pode achar que tem boa qualidade de vida por gozar das questões anteriormente citadas, além de residir numa casa, adaptada para as suas limitações e morar numa cidade, que lhe possibilite a acessibilidade em cadeira. Porém, para um idoso saudável ter boa qualidade de vida, é necessário, para além de envolver as questões anteriormente citadas, ter bom suporte social, contacto com a família e, se tiver alguma doença que ela esteja sob controlo, dispor de políticas públicas elaboradas pelo governo e pelas estruturas da sociedade civil em benefício da pessoa idosa[31].

Também como salienta Adelino Marques[32], a QV pode reportar-se à situação limite da condição dos idosos. E, nesta perspectiva, remetendo para Fernandes, lança as seguintes questões pertinentes:

[30] Para aceder ao conteúdo de estratégias de "coping" e padrões de adaptabilidade, ver: FONSECA, António - *Desenvolvimento humano e envelhecimento*, 182-186.

[31] Neste sentido se pronuncia Patrick, a saber: "Qualidade de Vida é mais abrangente que o *status* de saúde e inclui aspectos do meio ambiente que podem ou não ser afectados pela saúde. *Status* funcional refere-se, habitualmente, à limitação no desempenho de papéis sociais ou em actividades. As medidas de bem-estar referem-se a percepções subjectivas, incluindo relatos de sensações prazerosas e avaliações globais de saúde ou de estado subjectivo". PATRICK, D. - "Patient report Outcomes (PROs): an organizing tool for concepts, measures and applications", in: *Mapi Research Institute Newsletter*, 31, (2003), 1-5.

[32] MARQUES, Adelino - *Qualidade de vida em doenças crónicas*, in: *Novos Desafios à Bioética*, Porto Editora, Porto, 2001, 233.

"Considerando que a QV terá a ver, para alguns, com a capacidade de satisfação das necessidades humanas básicas; para outros, com a oportunidade de alcançarem um estado de felicidade e de realização pessoal, mais espiritual; para outros, ainda, com a escolha do caminho de interajuda aos mais novos, através de uma preciosa experiência acumulada, caberá perguntar como o idoso poderá conceptualizar uma vida com qualidade, quando é segregado do contexto social, quando se torna uma sobrecarga familiar e ainda, por vezes, é colocado em indesejáveis asilos geradores de despersonalização, perda de autorespeito e de isolamento?"[33]. E, continuando em tom assertivo, para um idoso acamado e portador de doença, a cuidadora mais próxima pode considerar que, para ele, naquele momento, ter qualidade de vida é ter uma equipa multiprofissional, que lhe preste assistência, ter medicação para aliviar as suas dores, viver próximo da família, com boas condições de nutrição, higiene e segurança.

Na verdade, percebemos, como em todos estes exemplos, que a definição de qualidade de vida varia em função da percepção, que o indivíduo tem de si mesmo, bem como da sua condição de vida e da existência no meio em que está inserido. O estudo da QV do idoso tem vindo a ocupar lugar de destaque, pois os avanços na Medicina contribuíram para o aumento da expectativa de vida, e no contingente de idosos, mas de que adianta ter uma grande população de idosos, vivendo mais de 80 anos, se não for possível proporcionar-lhes QV?

Segundo Vieira[34], há alguns factores favoráveis como aceitar mudanças, prevenir doenças, estabelecer relações sociais e familiares positivas e consistentes, manter um senso de humor elevado, ter autonomia e um efectivo suporte social contribuem para a promoção do bem-estar geral do idoso e, consequentemente, influenciar numa melhor qualidade de vida.

De facto, alguns factores podem dificultar ou prejudicar a QV, tais como: dificuldades financeiras, problemas de saúde e outras limitações. Porém, é importante procurar alternativas possíveis, res-

[33] FERNANDES, M. J. S. R. - *Conceito de qualidade de vida para o idoso*, Dissertação de Mestrado, Texto policopiado. Universidade Católica Portuguesa, Lisboa,1996.

[34] VIEIRA, E. B. - *Manual de gerontologia: um guia prático para profissionais, cuidadores e familiares*, Revinter, Rio de Janeiro, 1996.

peitando sempre as potencialidades e limitações de cada um, sejam da criança, do adolescente, do adulto ou dos idosos. Independente da nossa idade, é importante procurar sempre melhorar a nossa QV, na saúde, não somente a ausência de doenças, conforme a definição da OMS: "um estado de bem-estar físico, mental, psicológico e espiritual"[35]. Todos sabemos que envelhecer é um processo inevitável e irreversível. Envelhece-se sem outra alternativa. Assim, preparar um envelhecimento sereno e saudável, sob todos os pontos de vista (físico, psíquico, social, cultural, espiritual, etc.), deve ser a preocupação dos indivíduos e das sociedades, o que, muitas vezes, não se verifica conforme se depreende da abordagem que vamos, de seguida, fazer.

4 Violência e maus tratos aos idosos: uma qualidade de vida negligenciada.

Os 65 anos têm sido aceites, tanto pela OMS, como pelo código jurídico português, como um padrão a partir do qual uma pessoa pode ser definida como idosa. Sob esse marco etário, são calculados vários índices de envelhecimento e de dependência, que têm repercussões económicas e sociais. A população idosa é crescente em todo o mundo. As estatísticas nacionais recentes indicam que também, em Portugal[36], o contingente de idosos tem crescido de forma considerável e hoje já é habitual falar-se nos idosos jovens (dos 65 aos 75 anos), dos idosos (dos 75 aos 85 anos) e dos grandes idosos ou de uma 4ª idade, constituída por pessoas idosas com mais de 85 anos, também ela crescente, e, para a qual Daniel Serrão propõe um novo estatuto social emergente[37]. Embora sempre tenha havido, na história humana, casos de rara longevidade, bastará compararmos a esperança de vida no início do século XX com a esperança de vida, na

[35] Este é o desenvolvimento do módulo para avaliar espiritualidade, religiosidade e crenças pessoais do WHOQOL (WHOQOL-SRPB), a saber: THE WHOQOL GRUP. WHOQOL *and Spirituality, Religiousness and Personal Beliefs* (SRPB), *Report on WHO Consultation*, WHO/MSA/MHP/98. 2, 2-23, 1998.

[36] Os dados divulgados pelo INE em 2002 indicam que a população idosa ultrapassa já em número a população jovem: INE (2002) - *O Envelhecimento em Portugal: Situação demográfica sócio-económica recente das pessoas idosas.* Documento preparado pelo Serviço de Estudos sobre a População do Departamento de Estatísticas Censitárias e da População.

[37] Ver a nota 622.

actualidade, para vermos como a generalização do envelhecimento parece ser um fenómeno recente[38]. O envelhecimento demográfico constitui justificadamente uma das preocupações actuais das sociedades ocidentais. Como já foi referido, as alterações demográficas têm provocado mudanças muito profundas, tanto a nível social, quanto a nível económico.

De acordo com Ferreira *et al.* [39], a OMS teme que o aumento do número de idosos, por todo o mundo, venha de alguma maneira agravar as situações de violência e maus tratos, relacionadas particularmente com a ruptura de laços familiares e com o enfraquecimento dos sistemas de protecção social.

A esta possibilidade acresce o risco de alteração, ao nível da autoestima, devido às perdas que se vão experimentando e que não se conseguem solucionar e, também, devido aos estereótipos existentes acerca do envelhecimento e que, muitas vezes, ainda se encontram enraizados na nossa sociedade[40].

Apesar das melhores condições em que hoje se vive, o idoso nem sempre tem boa saúde, autonomia e independência. É natural que, com o avançar da idade surjam, mais ou menos lentamente, algumas limitações, umas decorrentes do próprio envelhecimento, outras decorrentes de processos patológicos crónicos, inerentes também ao próprio envelhecimento. Muitas são as dificuldades enfrentadas pelos idosos, ao longo da sua velhice, sendo várias delas decorrentes da vulnerabilidade, próprias do estado fisiológico, mental e, muitas vezes, social, cultural, económico e familiar. Tais fragilidades podem torná-los vítimas da crescente violência social observada nos nossos dias. "Contudo, quando consideramos as pessoas de idade avançada — da terceira e da quarta idades (cf. Baltes e Smith, 2002) — constatamos a evidência de que algumas culturas parecem ser ainda muito jovens para integrar, em condições de harmonia intergeracional e de valorização humana, uma larga quantidade de gerontes.

[38] ALVES, J. F.; NOVO, R. F. - *Avaliação da discriminação social de pessoas idosas em Portugal*, in: http: //hdl. handle. net/1822/4466. 67. Acedido em 12 de Julho de 2010.

[39] ALVES *et al.* - Maus tratos e negligência: Identificação e Caracterização de casos no serviço de Urgência de um Hospital Central, in: www. actassnip2010. com/conteudos/actas/Geront 6. pdf., 471, . Acedido em 10 de Julho de 2010.

[40] *Ibidem.*

Está em causa uma integração que garanta condições de desenvolvimento do potencial humano individual e de protecção e respeito pela dignidade e individualidade da pessoa idosa, tal como acontece noutros períodos de idade"[41].

Em muitas situações, o facto dos familiares próximos deixarem de ser cuidadores principais das gerações precedentes, aliado à falta de preparação das instituições, dos sujeitos e dos profissionais, para lidar com as questões particulares, que o processo de envelhecimento acarreta, têm incrementado um conjunto de sofrimentos que acabam por atingir os idosos. Entre eles, está a violência que aumenta consideravelmente em todo o mundo.

Na opinião de Dias[42], a emergência da questão da violência contra idosos, como um problema social, está ligada a quatro factores essenciais: o acentuado envelhecimento da população nas sociedades ocidentais; a inclusão desta forma de violência no espectro geral da violência doméstica, o que fez com que os idosos passassem a ser considerados como vítimas possíveis de uma forma particular de violência na família; sentimento ambivalente em relação à terceira idade, o que significa que, a par de uma preocupação social com os idosos e com o seu bem-estar, existe um sentimento negativo relativamente a esta fase da vida (ou seja, os idosos são encarados, cada vez mais, como um peso em virtude de serem pessoas dependentes) e o último está ligado ao crescimento da preocupação social com os idosos, enquanto potenciais vítimas de crime. Assim, estando consciente desta situação, aliada às dificuldades que os idosos e a família vivenciam, nesta fase da vida, torna-se imperioso reflectir, nesta temática, sobre "a violência no idoso: Qual a responsabilidade dos Profissionais?". Deverão, pois, considerar um novo conceito de terceira idade/ quarta idade, vida mais longa, em sentido temporal, colocando a tónica na qualidade durante os anos acrescentados à vida.

[41] ALVES, J. F. ; NOVO, R. F. - *Avaliação da discriminação social de pessoas idosas em Portugal*, in: http: //hdl. handle. net/1822/4466. 67. Acedido em 12 de Julho de 2010.

[42] DIAS, Isabel - *Violência na Família. Uma Abordagem Sociológica*, Edições Afrontamento, Santa Maria da Feira, 2004, 142.

Na opinião de Tortosa[43], a violência é "uma agressão em que vence o poderoso sobre o débil, o abuso deixa uma marca de assimetria do poder. Parece que são os mais fortes que têm o direito de se impor aos mais débeis e vulneráveis, pela força e de forma gratuita, segundo normas que orientam a convivência". Na opinião do mesmo autor, são talvez os maus tratos, às pessoas idosas, que têm sido o último fenómeno violento convertido em fenómeno social. "Há cada vez mais investigações que mostram a existência de maus tratos e negligência a pessoas idosas. É um dado público que muitos idosos sofrem abandono, negligência, desprezo e maus tratos, não só nas instituições, que os acolhem, como também no seio das famílias das quais fazem parte". [44] É um fenómeno praticado de várias formas, em todos os grupos sociais que, longe de ser uma questão isolada, vai aumentando proporcionalmente ao número de idosos[45]. Na sociedade contemporânea, os dispositivos legais admitem, de forma consensual, que os cuidados dos idosos são da responsabilidade concomitante da família, da sociedade e do Estado. Assim, retoma-se a centralidade da família com auxílio e suporte do Estado.

No entanto, a família de hoje é diferente da de outrora, seja na sua estrutura, seja na sua dinâmica, apesar de se esperar que desempenhem as mesmas funções do antigamente, de entre as quais se destaca cuidar dos seus elementos mais velhos. Tal facto nem sempre é realizado pela família com vontade e disponibilidade. Pela falta de respostas sociais e de apoio da comunidade aos idosos, o lar (a casa) é o lugar, onde a violência mais ocorre, e, apesar disso, não ser uma justificação, é preciso também reconhecer que a sociedade contemporânea colocou novas responsabilidades, na vida familiar, que alteram os papéis sociais tradicionais e as estruturas, que sustentam os modos de vida em família. Todos sabemos que, até há poucas décadas, o papel de cuidadora, atribuído à mulher, podia ser desempenhado sem acumular tarefas que hoje, forçosamente, lhe são impostas. Com efeito, o que se verifica, actualmente, é que grande parte da violência contra idosos ocorre em casos em que diferentes gerações

[43] TORTOSA, J. M. - *Personas Mayores y Malos Tratos*. Edições Pirâmide, Madrid, 2004, 13.

[44] *Ibidem.*

[45] KARLI, Pierre - *As Raízes da Violência, Reflexões de um Neurobiologista*, Instituto de Piaget, Lisboa, 2002, 75-91.

convivem na mesma unidade doméstica, sendo uma evidência que o convívio multigeracional nem sempre pode ser visto como garantia de velhice, bem sucedida, e nem mesmo como sinal de relações mais amistosas entre as sucessivas gerações.

O convívio entre as gerações tem sido imposto pelo empobrecimento da população, pela estrutura e crescimento desorganizado das cidades, factores que se associam à ausência de políticas públicas, voltadas para a saúde e para a assistência, contribuindo para que a população idosa fique à mercê da violência social, física e psicológica. Deste modo, a precariedade social e económica tem contribuído, de forma contundente, para a constituição do fenómeno da violência. Por outras palavras, a violência estrutural pode ser o fio condutor da violência, que atinge o idoso e a família. A esse contexto desfavorável soma-se o facto de que, no mundo actual, o idoso deixou de ser o depositário da experiência familiar e comunitária. Ao contrário, a sociedade contemporânea estimula o indivíduo a adoptar estratégias de combate à decadência e gradual perda de autonomia. "Este progressivo envelhecimento da população significa que tem aumentado de forma significativa o número de pessoas idosas e, com esse aumento, a experiência de estar num mundo onde a adaptação, a boa saúde e o sucesso dos mais velhos parece ser constantemente desafiado pelos padrões vigentes numa cultura dominada por estereótipos, que valorizam os símbolos da juventude"[46]. Poderão surgir muitas outras causas para explicar o fenómeno da violência, mas todo este contexto, por si só, poderá criar condições e situações, que a impulsiona.

Tortosa[47] defende que um sector importante da nossa sociedade não aceita que estes casos ocorram na residência, porque considera que somente se dão nas instituições e parece impensável que os idosos possam ser mal tratados nos seus próprios lares. Sem dúvida, hoje, reconhece-se que os idosos sofrem maus tratos e/ou abandono pelas instituições, no seu próprio domicílio e nas famílias que os aco-

[46] ALVES, J. F.; NOVO, R. F. - *Avaliação da discriminação social de pessoas idosas em Portugal*, in: http: //hdl. handle. net/1822/4466, Acedido em 12 de Julho de 2010.

[47]Cf TORTOSA, J. M. - *Personas Mayores y Malos Tratos*, Edições Pirâmide, Madrid, 2004, 15 ss.

lhem. Também Alves (2009)[48] refere que, de acordo com a Associação Americana de Psicologia (APA), as situações de maus tratos não estão confinadas aos que vivem marginalizados pela sociedade ou estão institucionalizados, mas estão bem dentro do nosso meio de vida. A mesma associação (1999) menciona os seguintes factos: a) a maioria dos incidentes de abuso não se dá em lares ou instituições, é importante saber-se que apenas cerca de 4% (dados norte-americanos) dos idosos estão em instituições e que nestes a larga maioria tem as suas necessidades básicas satisfeitas, sem a experiência de qualquer tipo de abuso e que b) a maioria dos casos de abuso se passa em casa, visto que é aqui que a larga maioria de idosos vive. Quando se dá o abuso, ele é perpetrado por familiares ou outros cuidadores pagos para exercerem essa função. Muitas vezes, o abuso é subtil, não sendo fácil discernir entre o "stress" de certas situações interpessoais e o abuso tipificado (Alves, 2006)[49].

Refira -se ainda que não há um padrão único de abuso no lar. Muitas vezes, o abuso é a continuação de um longo padrão de abuso físico ou emocional naquela família. A forma mais comum de abuso será, talvez, derivada de mudanças relacionais e de situações de vida, advindas da progressiva fragilidade e da dependência em que o idoso fica dos seus familiares. Desta sorte, nem só são os idosos, que são frágeis ou doentes (que estão sujeitos ao abuso), há os que têm perturbações mentais. Mas mesmo que não estejam, em nenhuma destas condições, os idosos podem estar sujeitos ao abuso. Nesse cenário, os desafios, que a violência levanta contra o idoso, merecem ser analisados.

Cada vez mais somos confrontados com situações ou relatos de violência por vários meios. O aumento do número de idosos levanta diversos desafios às sociedades contemporâneas e cria novos problemas sociais, dos quais o tema dos maus tratos é apenas um de muitos e que, entre nós, parece ainda não ser reconhecido como tal. " O envelhecimento da população portuguesa está a fazer emergir problemas sociais novos, muitos dos quais ainda não visíveis ou te-

[48] ALVES *et al.* - Maus tratos e negligência: Identificação e Caracterização de casos no serviço de Urgência de um Hospital Central, in: www. actassnip2010. com/conteudos/actas/Geront 6. pdf. Acedido em 10 de Julho de 2010.

[49] *Ibidem.*

matizados. Um desses problemas é a discriminação social veiculada através de comportamentos, atitudes e de preconceitos presentes nas interacções diárias com pessoas idosas e/ou difundidos através dos meios de comunicação"[50].

Também, na comunicação social, a cada passo se lêem e ouvem histórias trágicas de violência familiar. Há relatos da imprensa que mostram a qualidade e a extensão desses conflitos. A Associação Portuguesa de Apoio à Vítima (APAV) registou um aumento de 20,4 % num ano, tendo passado de 545 vítimas de crime, em 2006, para 656 em 2007. Tendo em conta as 7639 vítimas de crime, assinaladas pela APAV, em 2009, os idosos têm vindo a aumentar anualmente. Pelos dados disponíveis, verificou-se que, no ano de 2009, atingiu 642 casos na faixa etária, com mais de 65 anos, 8,4% dos registos totais [51].

Apesar das notícias e das queixas, há quem defenda que a violência sempre existiu. No entanto, por medo e por falta de apoio e de incentivo, as denúncias não eram feitas. Porém, tem aumentado, nos últimos anos, talvez porque há quem afirme que ela é uma verdade camuflada. Os idosos são vítimas silenciosas, já que não apresentam queixa por medo, o que indica ou leva a pensar que a "violência conhecida" será a ponta de um "iceberg", já que na sua maioria é desconhecida. Muitos idosos, vítimas de violência, provavelmente nem terão perfeita consciência de que estão a ser alvo de maus tratos.

Em Portugal, a notificação da violência[52], exigida pela lei, tem um papel fundamental, nomeadamente, no combate à violência contra o idoso. No entanto, esse papel pode ser optimizado, se não se limitar a uma função meramente punitiva. A notificação pode ser um instrumento de protecção dos direitos do idoso e uma medida, que permite articular acções e recursos públicos e privados, que somem esforços para promover acções solidárias e reconstruir relações afectivas. Se os saberes e as práticas institucionais se valerem da notificação para ampliar a análise da dinâmica das relações intra e extrafami-

[50] ALVES, F.; NOVO, R. F. - *Avaliação da discriminação social de pessoas idosas em Portugal*, in: http: //hdl. handle. net/1822/4466, Acedido em 12 de Julho de 2010.

[51] APAV - www. apav. pt/, consultado em 12 de Julho de 2000.

[52] Ver Lei nº 112/2009 de 16 de Setembro. Diário da República, 1ª Série nº 180.

liares, então amplia-se a compreensão dos modos como as condições sociais, económicas e culturais afectam a dinâmica familiar. Se essa compreensão puder contribuir para criar alternativas de intervenção sobre os conflitos, então a notificação pode ser o primeiro passo na protecção do idoso e na defesa dos seus direitos. Ao debruçarmo-nos sobre a violência em família, não temos dúvidas de que estamos cada vez mais ligados aos direitos humanos. Pois, onde não houver respeito pela vida e pela integridade do ser humano, onde as condições dos valores não estiverem asseguradas, onde a intimidade e a identidade do indivíduo forem objecto de ingerência indevida e onde a sua igualdade não for garantida, não haverá espaço para a dignidade da pessoa humana.

Para a OMS, os maus tratos na terceira idade podem ser definidos como "acto único ou repetido, ou ainda, ausência de acção apropriada que cause dano, sofrimento ou angústia e ocorre dentro de um relacionamento de confiança"[53]. Enquanto profissionais de saúde, deveremos reflectir sobre as questões ligadas à vulnerabilidade social, onde se insere a violência no idoso, cujas evidências deixam crer que cada vez mais é praticada, embora ainda não se conheça a sua total dimensão. É nossa opinião, que este problema de grande sensibilidade merece muita atenção social, educativa e clínica, por parte de todos os profissionais de saúde, cuja missão passe pelo contacto com os idosos[54]. E, mais tarde ou mais cedo, muitos idosos poderão acabar os seus últimos dias de vida num hospital, cabendo-nos, a nós profissionais de saúde, atenção redobrada, cuidado dos mesmos, e, nesse sentido, pelo menos, autoquestionarmo-nos: o que temos feito para minimizar os efeitos dos maus tratos ao idoso? Que encaminhamento damos a estas situações?

5 Responsabilidade dos profissionais de saúde na promoção da qualidade de vida.

Ao pensarmos em qualidade de vida, nas diferentes perspectivas (biológica, cultural, económica, psicológica, social, espiritual,

[53] Cf. OMS, 2002.
[54] TORTOSA, J. M. - *Personas Mayores y Malos Tratos*, Edições Pirâmide, Madrid, 2004, 18.

etc.) é fundamental fazer uma reflexão ética sobre o respeito pela dignidade[55] da pessoa.

A condição essencial de todo o ser humano é a sua personalidade. Esta condição determina a dignidade para todos os seres humanos, dignidade que é do indivíduo e não do género humano. Temos, pois, uma dignidade que é individual e intrínseca, directamente relacionada com a nossa condição de pessoa, independentemente do exercício temporal das respectivas virtualidades, devido a erros genéticos, a acidentes ou circunstâncias desfavoráveis no percurso do próprio envelhecimento. Para Renaud[56], a razão do Homem tem dois usos: o teórico, que permite ver a verdade, a característica desta visão é visar o que é necessário e essencial, e, portanto, aquilo que não se relaciona com a experiência e o uso prático, no qual a razão se relaciona com a experiência, orienta o desejo, normaliza a sensibilidade o que lhe permite agir sempre de um modo previsível.

Ser Homem e ser pessoa deverá ser encarado como um processo dinâmico, porque são realidades evolutivas. A pessoa individual é entendida como que podendo estar mais ou menos personalizada. Só o Homem acabado e perfeito realizaria totalmente o ser pessoa, como verdadeiro sujeito autónomo de relação. Não se pode falar de um momento em que se é pessoa e de um outro em que ainda não se é. No universo material, somente o Homem tem uma natureza racional e, portanto, o Homem será pessoa, tendo a capacidade de reflectir sobre a Natureza, e sobre si mesmo, podendo diferenciar o bem do mal, sendo então apenas o Homem, neste universo, um ser essencialmente ético. Nesta perspectiva, a pessoa humana nunca mais deverá ser tomada como meio, ela é fim em si mesma[57], segundo o deontologismo kantiano. Como nos lembra Frei Bernardo, é dever dos membros de uma sociedade sadia velar, eficazmente, pelos

[55] Cf. LOUREIRO, João Carlos - *1. Dignidade humana: conteúdo e fundamentação*, in: NUNES, Rui e Cristina - *Genoma e dignidade humana*. Gráfica de Coimbra, Coimbra, 2002, 224-231.

[56] Cf. RENAUD, Michel - *O Homem como Destino Pessoal*, in: *O Cérebro e o Espírito*, colóquio realizado em Novembro de 1985 pela Associação de Médicos Católicos Portugueses, no Auditório da Universidade de Coimbra, Oficinas da Imprensa de Coimbra, Coimbra, 1986, 203-261.

[57] Cf. KANT, Immanuel - *Fundamentação da Metafísica dos Costumes*. Introdução de Viriato Soromenho-Marques. Tradução de Paulo Quintela, Porto Editora, Porto, 1995.

mais indefesos, pelos menos realizados, pelos mais frágeis com direito intrínseco ou natural de viverem num tempo, num espaço e em circunstâncias favoráveis à própria realização[58].

Esta dignidade individual, intrínseca à pessoa humana, tem por causa a pessoa em si, na sua integração material e racional, subsistindo em qualquer condição de vida humana, independente de factores externos, de limitações de ordem física ou intelectiva, desde a concepção até ao momento da morte[59]. Ser pessoa é em si mesmo um processo diferenciado e não linear de autoconsciencialização. Cada pessoa está marcada na sua origem, na sua finalidade e na sua subsistência. Concluindo, mais do que aplicar uma definição de pessoa, que será sempre ideal e orientadora, importa verificar as características do humano personalizável, capaz de ser integrado pela comunidade humana, pois, como afirma Daniel Serrão em registo linguístico na primeira pessoa: " (...) É porque eu posso ver-me e representar-me que eu assumo uma identidade pessoal e a ela refiro alegrias e tristezas, grandezas e misérias, esperanças e frustrações e nela vivencio a inefável sensação de ser eu próprio com um corpo material e uma vida espiritual"[60].

Porém, vivemos numa sociedade que se tem caracterizado por uma visão utilitarista do ser humano. A estratégia social faz-se muito à volta do poder sob a forma científica, tecnológica, social e económica. Nem sempre ao aumento do número de idosos corresponde o aumento da sua importância social ou cultural. Frequentemente, as pessoas são valorizadas pelo critério de ter ou de poder, mais do que pelo ser. O idoso, muitas vezes, "improdutivo material e intelectualmente diminuído" corre o risco de ser considerado um indivíduo menos útil e, portanto, menos digno, não só pela sociedade, como também, infelizmente, pelos próprios profissionais de saúde[61]. Im-

[58] BERNARDO, Frei ,O. P. - "Aspectos do conceito de Pessoa Humana em S. Tomás de Aquino", in: *Cadernos de Bioética,* 29 (2002), 83.

[59] Cf. CNECV - *ÉTICA DA VIDA: CONCEPÇÕES E DEBATES - III Seminário do CNECV.* Imprensa Nacional Casa da Moeda, Lisboa, 1995.

[60] SERRÃO, Daniel - *Procurar a Sabedoria, Partilhar o Conhecimento.* Cofanor, Porto, 2010, 73.

[61] GUIMARÃES, Paula (1998) - "Os idosos sem Poder". In: "Aspectos éticos das Pessoas em Situação Doença" - ACTAS DO V SEMINÁRIO DO CONSELHO NACIONAL DE ÉTICA PARA AS CIÊNCIAS DA VIDA. Conselho Nacional de Ética para as Ciências da Vida. Presidência do Conselho de Ministros. Lisboa 1999.

põe-se à sociedade, em geral, à família, aos profissionais de saúde e outros técnicos, em particular, definir e defender, quando necessário esta dignidade humana, presente nos que, frequentemente, não possam assumir esta mesma defesa[62]. Fruto imediato desta dignidade são os direitos que a pessoa inequivocamente tem pelo facto de ser pessoa, também conhecidos como direitos da pessoa humana ou direitos humanos. Destes, o primeiro e fundamental é o direito à vida. Este deriva de ser o corpo humano uma parte substancial do composto pessoal, ou seja, o corpo faz parte integrante e imprescindível da pessoa humana e, logo, engloba os direitos inerentes à dignidade humana[63]. O conceito referido é, particularmente, importante numa época como a nossa, em que, com muita frequência, grupos de pressão tentam legalizar procedimentos, que relativizam o valor da vida ao útil ou ao cómodo.

Se existem domínios em que o valor individual pode e deve estar em primeiro lugar, então existem outras situações em que as necessidades sociais são prioritárias. Neste sentido, para viver em conjunto com os outros, para viver em sociedade, a pessoa tem que abdicar de alguns dos seus direitos próprios a favor de uma vida harmoniosa, com os outros, o que normalmente aceita desde que os seus direitos à protecção e segurança não fiquem lesados.

Na vida, temos de assumir vários papéis: o papel de mulher ou de homem, de pai, mãe, de profissional, etc.

Nesta variedade de papéis, há necessidade de uma identificação das diferentes personagens na mesma pessoa. A procura constante dessa identidade individual que é única em cada um, é a mais radical da pessoa humana. Quando a pessoa se encontra, em diferentes papeis, não existindo qualquer relação entre eles, entre a personagem e a pessoa existe um vazio, a pessoa atrofia-se, entra num caminho não-ético, que é o caminho da despersonalização, como se perpassa em muitos textos de Isabel Renaud, e, consequentemente, as relações sociais, apoiadas sobre a ausência da pessoa unificadora

[62] Permitimo-nos remeter para o nosso trabalho: RIBEIRO, Maria de Fátima Pinto - *O Idoso na Família Comtemporânea.* (*Estudo Exploratório*). Dissertação de Mestrado em Bioética e Ética Médica pela Faculdade de Medicina da Universidade do Porto, 2003.

[63] Para mais pormenores, ver: SERRÂO, Daniel - *1. Falemos, então, primeiro, de dignidade humana*, in: *Procurar a Sabedoria, Partilhar o Conhecimento*, 72.

dos papéis, tornam as relações da pessoa, com ela própria e com os outros, numa relação falsa, dissonante e caduca[64]. Também, quando se fala em saúde e na sua importância na QV, estamos a falar como se intervém com solicitude no que concerne à dor e/ou sofrimento das pessoas[65]; no que se refere à universalidade e acessibilidade de assistência adequada, na exigência de implementação dos princípios de beneficência, da não-maleficência e da justiça; no respeito pelos indivíduos e pelas outras culturas; na importância da existência de condições mínimas e razoáveis para a subsistência condigna, de todos e para a realização de cada um como pessoa, e na exigência da implementação dos princípios de solidariedade e justiça social[66]. Ao preocuparmo-nos e ao debruçarmo-nos sobre estas questões, não temos dúvidas que estamos a encarar uma questão de direitos humanos[67]. O respeito pela vida, pela qualidade e pela integridade do ser humano são fundamentais. Onde as condições para a dignidade não estiverem asseguradas, onde a intimidade e a identidade do indivíduo forem objecto de ingerência indevida e onde a igualdade não for garantida, não haverá espaço para a axiologia. A dignidade da pessoa humana, em especial da pessoa mais velha, e o respeito, que lhe é devido, são independentes da idade e das consequências, que ela traga para a saúde física e/ou psíquica. Considera-se que o declínio funcional e a perda da qualidade de vida são características inerentes ao envelhecimento, que temos que aprender a respeitar e a contornar.

Falar sobre a responsabilidade dos profissionais de saúde nesta matéria —QV da pessoa com mais idade —, é falar sobre uma realidade que assume contornos cada vez mais evidentes e em que os profissionais de saúde deverão encetar esforços no sentido de a promover. Será imprescindível dizer que cada profissão possui os seus próprios princípios éticos, as regras que regulam a conduta dos seus

[64] Cf. RENAUD, Isabel - " O corpo vivido", in: *Cadernos da Bioética*, 27, (2001), 77-87.

[65] SERRÂO, Daniel - *A Dor e a Dignidade Humana*, in: *Procurar a Sabedoria, Partilhar o Conhecimento*, 67-77.

[66] Cf. OSSWALD, Walter - "Humanização, ética, solidariedade", in: *Cadernos de Bioética*, 29, (2002), 15-20.

[67] Cf. AA. VV. - "A Convenção dos Direitos do Homem e Biomedicina Revisitada", in: *Revista Portuguesa de Bioética*, Suplemento I, 2007.

membros e as suas relações, não só entre si, mas igualmente com os outros profissionais de saúde, as pessoas doentes, a sociedade, em geral,e, em particular, o idoso.

As regras deontológicas contribuem para a formação de uma consciência ética, orientada não só para a manutenção de valores actuais, mas também reconhecendo a tensão dialéctica entre tais valores e a emergência de novos desafios, a fim de se melhorar a actividade profissional. No entanto, é preciso que os profissionais estejam sensíveis, despertos e abertos a esses novos desafios. Citando Silveira de Brito: "apesar das normas deontológicas assumirem uma natureza jurídica, fica um amplo espaço de intervenção para a consciência ética individual do profissional, que se defronta sempre com particularismos do caso concreto"[68]. De facto, a dificuldade poderá surgir quando se trata de aplicar os princípios a uma realidade concreta. A ética tem a ver com a interioridade do sujeito que age e com o fundamento do agir. Descreve e fundamenta os princípios que estão na base e na orientação do agir humano e é imperativo ético, que os profissionais de saúde devem, na sua prática quotidiana, fazer tudo o que estiver ao seu alcance para prestar cuidados mais seguros e de excelência à pessoa idosa. Assim, da actuação do profissional de saúde, exige-se compromisso e responsabilidade, para analisar os princípios éticos envolvidos, e, também, para assumir as consequências das decisões tomadas.

6 Promoção e desenvolvimento de competências para a qualidade de vida dos idosos.

Considerando os princípios básicos do desenvolvimento humano e do envelhecimento [69], buscam-se: a promoção da saúde das pessoas idosas; a diminuição da incidência de declínio funcional através da prevenção de doenças, sequelas e complicações; a manutenção da capacidade funcional do idoso de forma a preservar a sua

[68] BRITO, José Henrique Silveira de (coord.) - *Ética das Profissões*,Publicações da Faculdade de Filosofia, Universidade Católica Portuguesa Editora, Braga, 2007, 13.

[69] Para um paradigma de envelhecimento como um processo adaptativo, ver: FONSECA, António - *Desenvolvimento humano e envelhecimento*, Climepsi Editores, Lisboa, 2005.

independência e autonomia[70]; identificação da ocorrência de situações, que poderão pôr em causa a QV e a elaboração de estratégias de intervenção, adequadas para manter a pessoa idosa protegida. Porém, muitas vezes, os profissionais não se querem envolver em questões familiares, alegando que são de domínio privado e furtam-se à responsabilidade de preservar e proteger a saúde do idoso. Qualquer que seja a intervenção, ela deve promover o respeito dos direitos à privacidade e autodeterminação da pessoa com mais idade. Respeitar a autonomia do idoso é um valor fundamental. A autonomia representa a liberdade individual e a oportunidade de desenvolvimento pessoal. As decisões individuais, porque são autónomas, tornam-se num bem essencial, desde que não venham a ferir o valor da dignidade humana e a sua expressão básica, que é a vida e o respeito que lhe é devido.

Na prática profissional, a adopção deste princípio implica que os profissionais de saúde passem a ter, em linha de conta, a vontade dos idosos, nomeadamente no que diz respeito ao atendimento e respeito pelas suas escolhas. Devemos dar-lhe a oportunidade de escolher o seu próprio caminho. Na verdade, o cuidado deve ser orientado e contextualizado na vida de cada um, ajustando, de forma eficaz, as respostas de apoio, tendo como objectivo melhorar o bem-estar e a qualidade de vida de cada um. Se fôr esse o desejo do idoso, devem ser feitos esforços concentrados na manutenção da pessoa idosa em ambiente domiciliar com segurança. Caso seja necessário recorrer à institucionalização, deve ser sempre considerada uma alternativa e não um fim. Pelo princípio de não-maleficência, não causar dano de forma intencional ou negligente, trata-se de respeitar a vontade da pessoa mais idosa na óptica do seu melhor interesse e, preferencialmente, sem o prejudicar.

Poderão existir inúmeras manifestações abusivas num contexto de fragilidade e/ou vulnerabilidade, motivado por situações diversas. Atrevo-me a dizer que todos nós somos potenciais maltratantes, por acção ou por omissão, ou por mera negligência, contribuindo para o agravamento da vulnerabilidade. Em vez de advogados ou agentes promocionais do idoso, zelando pelo escrupuloso respeito pe-

[70] Cf. ANJOS, Márcio Fabri dos - "A vulnerabilidade como parceira da autonomia", in: *Revista Brasileira de Bioética*, 2, 2, (2006), 173-186.

los seus direitos, somos cúmplices de uma tendência que privilegia os mais jovens, como se a juventude fosse, por si só, garantia da longevidade e de produtividade social. Cumpre-nos reconhecer que é inaceitável que o aumento da longevidade signifique, para muitos, solidão, tristeza e dependência.

No caso de uma pessoa idosa fragilizada, o acompanhamento deve incluir a monitorização da eficácia das medidas de suporte e a revisão periódica do plano de intervenção. A justiça distributiva, ao relacionar-se com a afectação de recursos, é de difícil resolução, sobretudo quando os meios são parcos, mas não poderá de modo algum contribuir para agravar a QV .

Logo, perante situações problemáticas e/ou dilemáticas, é necessário juntar esforços de forma a que a QV possa ser melhorada através de um diagnóstico, prevenção ou tratamento eficazes.

Todos os membros da equipa têm um papel fundamental. Outros profissionais podem ser chamados a dar o seu parecer. Compartilhar a tomada de decisões é fundamental para apoiar adequadamente os profissionais. Deve ser reforçada a ideia de que os procedimentos terão de ser feitos de maneira cuidadosa, para não expor o idoso a maior risco e explorar todos os recursos da comunidade para a protecção da pessoa idosa.

O suporte familiar, através da orientação para as questões relativas à pessoa com mais idade, para tomada de decisões, para divisão de responsabilidades dos familiares e para informação sobre a rede de apoio e suporte comunitário, será eficiente para a manutenção do idoso numa comunidade livre de riscos.

7 A formação dos profissionais e a qualidade de vida.

Será necessário que os profissionais desenvolvam competência profissional e sensibilidade humana, respondendo às necessidades com eficácia e eficiência. Logo, a formação dos profissionais que actuam nesta área é essencial para identificação, tratamento e prevenção das situações, que poderão pôr em causa a qualidade de vida da pessoa humana idosa, respeitando a sua privacidade, intimidade familiar e confidencialidade, capacidade para o estabelecimento de uma relação baseada na confiança e para desenvolver programas educativos, para idosos, que possibilitem o desenvolvimento da sua capacidade de autocuidado, ajuda mútua, bem como a defesa do direito à autodeterminação. É,também, fundamental que colaborem na criação de políticas públicas de prevenção: que contemplem serviços adequados para dar apoio a adultos vulneráveis, promovendo a coesão familiar e a solidariedade intergeracional, bem como incentivar a formulação de políticas públicas, que contemplem o tema "envelhecer em casa" e "cuidar de quem cuida", ou seja, — como afirma Walter Osswald —,"cuidar de quem cuida e tem direito a ser ajudado, amparado, cuidado nesta sua tarefa, que é mais serviço do que mera actividade profissional. Cuidar da pessoa que cuida, para que esta possa cuidar melhor dos outros — eis um nobre propósito, que configura uma fecunda e harmoniosa união dos princípios mais vezes invocados em Bioética, da justiça à solicitude, da beneficência ao respeito pela vulnerabilidade"[71] — implementando para si própria e para os demais a QV, a completude da vida e existência, autenticamente humana, do início ao ocaso.

8 Conclusão.

A par do desenvolvimento científico e do exercício da pesquisa científica, sabemos hoje que, por mais neutral e objectiva que a ciência se queira apresentar, envolve sempre, ainda que não explicitamente, orientações normativas, valores e pressupostos que devem ser observados à luz da reflexão ética, para melhorar a QV . Esta questão que já é delicada, quando observada num plano estritamente científico, torna-se ainda mais complexa, quando equacionada no âmbito das aplicações e intervenções sobre a realidade em geral, e, em particular, sobre a realidade humana. Neste último caso, não há qualquer argumento que possa ilibar os cientistas de uma avaliação atenta de todas as consequências do seu trabalho, pois, são valores muito importantes que podem estar em causa. Assim, a acção cientí-

[71] Para mais pormenores sobre o "trabalho notável, mas penoso", "a síndrome de Burnout" (que poderíamos traduzir por queima) que pode atingir os profissionais de saúde na perspectiva de "quem cuida e como cuida ou como o faz", ver: OSSWALD, Walter – "Quem cuida de quem cuida," in: *Cadernos do Mosteiro*, Gráfica de Coimbra 2, Coimbra, 2007, 269-274, (cit. 173).

fica deve ser legitimada não só com argumentos vindos das ciências[72]. Daí a necessidade de desenvolver o ensino e investigação em Gerontologia, que poderá, com os resultados encontrados em larga medida, levar à prevenção da perda da QV das pessoas idosas, a manter por mais tempo a sua autonomia e a reforçar a consciência da sua dignificação pessoal, uma vez que a QV não deve ser vista apenas na perspectiva da saúde, das condições económicas e de outros valores utilitários, não obstante a sua importância, depender, sobretudo, dos valores humanos.

Como refere Frei Bernardo, glossando Ortega Y Gasset (...), "nós vamos sendo o resultado dinâmico da natureza biológica, das circunstâncias afectivas, socioculturais e históricas, em que nos desenvolvemos, e, progressivamente, nos definimos de modo mais ou menos livre e operativo" [73]. É imperativo ético que os problemas dos idosos, nomeadamente os que se traduzem numa injusta deturpação da sua condição de cidadãos, devam constituir uma preocupação de todos os cidadãos, nos quais os profissionais de saúde se incluem. Também salientamos que o envelhecimento e a condição do idoso, na sociedade contemporânea, colocam questões que devem ser abordadas e tratadas em termos científicos. Porém, a resposta a estas questões apela também a um juízo axiológico, que a reflexão ética traz consigo. E uma vez que as sociedades modernas criaram as condições para aumentar a esperança média de vida, dos seus membros, devem continuar a proporcionar um enquadramento social do idoso.

Em suma, não nos devemos esquecer que o envelhecimento é um processo contínuo, vital, pelo que é dever de cada um fazer as suas opções, que contribuam para que o processo gerontológico seja o mais saudável possível, dando mais vida e mais qualidade ao nosso viver, dado que envelhecemos, como vivemos.

[72] RIBEIRO, Maria de Fátima Pinto - *O Idoso na Família Contemporânea: Estudo Exploratório*, Dissertação de Mestrado em Bioética e Ética Médica pela Faculdade de Medicina da Universidade do Porto, 2003, 153.

[73]Cf. BERNARDO, Frei ,O. P. - "Aspectos do conceito de Pessoa Humana em S. Tomás de Aquino", in: *Cadernos de Bioética*, 29 (2002), 83.

Conclusão geral

Professor Doutor José Henrique Silveira de Brito

A leitura desta obra colectiva mostra a pertinência da escolha do seu título, *Bioética e Teologia: As qualidades de vida*. Estes três conceitos atravessam todas as colaborações, nele reunidas, dando-lhe uma certa unidade temática, e são conceitos fundamentais, que a actual reflexão bioética não pode deixar de ter em conta, sendo alguns deles, como o conceito de "qualidade de vida", objecto de enorme polémica. Outra virtude desta colectânea é ter presente a perspectiva teológica que, estando arredada de muito do que se publica hoje sobre Bioética, poderá enriquecer este saber pela chamada de atenção para questões há muito objecto de preocupação, quer da Teologia propriamente dita, quer da experiência religiosa, em geral, elementos que permitirão levar avante a reflexão e não deixar na sombra problemáticas abordadas em Bioética fundamental e Bioética clínica, de um modo particular as questões do fim de vida. Parece merecer largo consenso que a Bioética do espaço público deve ser laica, mas a laicidade do espaço público não se pode confundir com laicismo.

A Bioética do espaço público, que deve ser laica, resultará de um bom debate entre os que serão afectados pelos valores, princípios e normas, a cujo consenso se chegou, mas em cujo debate, através do qual se procurou chegar ao consenso, participaram todos os afectados: crentes de diversas obediências e não crentes[1]. Os três textos, com que a colectânea abre, da autoria de Torres Lima, articu-

[1] Sobre o tema da laicidade da Bioética, Cf. BRITO, José Henrique Silveira de - «Bioética e laicidade». ALVES, Pedro M. S. ; SANTOS, José Manuel; SÁ, Alexandro Franco de (coord.) - *Humano e inumano. A dignidade do homem e os novos desafios*. Actas do Segundo Congresso Internacional da Associação Portuguesa de Filosofia Fenomenológica, Março de 2005, Centro de Filosofia da Universidade de Lisboa, Lisboa, 2006, 345-352.

lam-se numa certa unidade no tratamento das relações entre Bioética e Teologia.

O primeiro apresenta uma concepção antropológica inspirada na Teologia cristã, o que dá passagem aos restantes dois textos: o conceito de intersubjectividade que preside à relação eu-outro e o modo como o autor lê a Bioética de Van Potter. Todo o pensar filosófico, como toda a ciência, têm subjacente uma antropologia filosófica e é esta que, consciente ou inconscientemente, orienta o pensamento sobre a relação intersubjectiva e que inspira uma leitura que tem por objecto um modo de agir e uma utopia a perseguir. É isto que Torres Lima faz no segundo capítulo, quando mostra como o pensamento bíblico-teológico libertou a humanidade para a capacidade da amizade e o amor, que elevaram este modo de ser humano a uma dimensão antes insuspeitável.

O terceiro capítulo apresenta uma leitura da Bioética de Potter claramente elaborado numa Antropologia de inspiração cristã. Estes textos são importantes para mostrar aos leitores que uma bioética laica tem vantagens em estar atenta a leituras bioéticas, que partem de éticas de máximos, de inspiração teológica. Esta atenção à Bioética, que não fica espartilhada por éticas de mínimos, obriga a abrir horizontes e evitar que, com receio de se ultrapassarem os mínimos aceitáveis e, por isso, exigíveis, se vá, de mínimo em mínimo, até ao relativismo. Alguns textos tratam de questões de fim de vida e os especialistas na matéria sabem melhor que ninguém que, por exemplo, em cuidados paliativos não é possível ficar reduzido aos mínimos éticos. No fim de vida, a pessoa faz um balanço à vida vivida e precisa de se confrontar com uma ética de máximos.

O quarto texto discute uma dimensão de um tema fundamental que, por vezes, nas discussões que hoje se verificam no espaço público, também fica na sombra: o que se entende por qualidade de vida? Opondo-se à literatura da tradição anglo-americana sobre o tema, António Carneiro Torres Lima e Ramiro Délio Borges de Meneses demonstram, e nisso insistem fortemente, e com toda a propriedade, que, tal como a dignidade humana é multidimensional, por maioria da razão, o termo qualidade de vida também o será. A qualidade de vida é para os autores uma das dimensões da dignidade humana e, por isso, ao pensar a qualidade de vida, atendendo às problemáticas suscitadas por questões próprias, do início e fim de vida, não se pode deixar de ter presente a ambiguidade que, na sua multidimensionalidade, o termo encerra. Tal como a vida humana é multidimensional, a reflexão sobre a Qualidade de Vida não pode esquecer essas várias dimensões, tais como, biomédica, cultural, económica, psicológica, espiritual, religiosa e mesmo crenças pessoais. Todas elas são constitutivas do ser humano. Qualidade de Vida não se esgota na juventude e na beleza corporais, mas, como o autor do quinto capítulo, João Alírio Bezera, aponta, essa qualidade tem muito a ver com a qualidade moral do ser humano que, na sua grandeza de ser virtuoso, vive uma Qualidade de Vida que está muito para além do slogan pós-moderno: belos, jovens e ricos. Como diz o autor, a determinado passo: a qualidade de vida de que aqui se trata não é aquela que pretende ser a superação da fome, da miséria e da doença, da ignorância, de desemprego e da falta de oportunidades, de segurança, da desigualdade, da injustiça económica e social, da degradação ambiental, etc. Situações que afectam boa parte das populações do planeta.

A colaboração individual de Ramiro Délio Borges de Meneses é o regresso do autor ao estudo de um texto que o tem acompanhado, nos últimos tempos, a chamada "parábola do Bom Samaritano" (Lc 10, 25-37), objecto da sua tese de mestrado, já publicada[2], e que o autor tem revisitado frequentemente[3], e que melhor seria designá-la, segundo a exegese de R. Bultmann, por parábola do Desvalido no Caminho. A análise que o autor faz aos diversos níveis da Qualidade de Vida, presentes na parábola, é notável, mostrando três níveis da Qualidade de Vida: a qualidade de vida telúrica (salteadores e estalagadeiro), qualidade de vida plesiológica (Samaritano) e qualidade de vida soteriológica, que tem o seu paradigma no Desvalido do Caminho (Jesus Cristo), que é o "dom da misericórdia" de Deus-Pai.

[2] MENESES, Ramiro Délio Borges de - *O Desvalido no Caminho. O bom samaritano como paradigma da humanização em saúde*, , 2008.

[3] São inúmeros os texto publicados pelo autor (*Idem*) sobre este tema: «Decálogo da Humanização em saúde pelo Bom Samaritano». *Enfermagem Oncológica*. 275 (2003), 41-52; «A temporalidade plesiológica na parábola do *Homo Viator* (Lc10, 25-37)». *Vox Scripturae. Revista Teológica Brasileira*. 17(2009), 79-92; BRITO, José Henrique Silveira de; MENESES, Ramiro Délio Borges de - «Na parábola do *Homo Viator* (Lc10, 25-37): "A Outra Qualidade de Vida pelo Espaço e pelo Tempo Plesiológicos». *Información Filosófica*. 7/14 (2010), 1-29.

A altura do texto mostra como a vulnerabilidade do ser humano é uma das suas características fundamentais e que a resposta, a essa vulnerabilidade existencial da dignidade humana, é uma vivência agápica.

O tema tratado, no oitavo texto, por Alberto Hilller e Ramiro Délio Borges de Meneses, é o da dignidade no fim de vida, tema que hoje suscita tanta discussão e que merece uma reflexão cuidada. No entender dos autores, é incontornável tomar como ponto de partida que a morte é inseparável da vida e que a qualidade da morte é uma consequência da qualidade de vida, que se viveu. Com palavras dos autores «antes de mais, o objectivo deste trabalho será chamar a atenção para a vida e o seu sentido, para que o seu fim não seja uma derrota, mas antes uma meta a alcançar» (246). Esta chamada de atenção é importante, porque hoje a morte deixou de fazer parte da vida, foi afastada da vida quotidiana das pessoas e das famílias e relegada para os hospitais. Para os autores, é importante conceber a morte como constitutiva da vida da pessoa, o que leva a encarar a morte, não como uma vitória ou derrota, mas como componente da vida.

O penúltimo texto aborda a "dignidade humana, como dom na Qualidade de Vida", e é da autoria de Carlos Manuel Costa Gomes e Ramiro Délio Borges de Meneses. Os autores pretendem fazer uma hermenêutica da dignidade humana, reconhecida ao longo da história como princípio, fim e dom da vida do ser humano, lida numa perspectiva cristã. Num primeiro ponto, dissertam sobre a dignidade humana e sobre o valor e defesa da pessoa. Num segundo momento, apresentam uma reflexão sobre a dignidade humana, enquanto dom, presente no ser humano criado por Deus e aqui exploram a concepção de dignidade como dom intrínseco do homem. Explorando a concepção levinasiana de responsabilidade, mostram como a dignidade do ser humano está no "ser para o outro", como Lévinas entende o ser da subjectividade e articulam, de modo muito feliz e estimulante, a noção levinasiana de responsabilidade com a de dom. O volume termina com o texto de Maria de Fátima Ribeiro "Sobre o Envelhecimento Humano, a Qualidade de Vida e a Violência nos Idosos", que aborda um tema de grande actualidade ou, pelo menos, muito presente nos órgãos de comunicação social e que a autora considera exigir particular atenção dos profissionais de saúde.

Maria de Fátima Ribeiro, na linha de outros textos, incluídos nesta colectânea, chama a atenção para a multidimensionalidade do conceito de qualidade de vida e sublinha um facto incontornável, que, por muitos, é de esconder o mais possível, embora sem nenhum resultado prático, que é o seguinte: é impossível, e por isso inglório, lutar contra o progressivo envelhecimento próprio da natureza humana. Além disso, a autora explora um outro facto, que merece particular atenção, que suscita problemas de vária ordem, como o aumento da esperança de vida da população, com as seguintes consequências: desequilíbrio da pirâmide demográfica, aumento de doenças crónicas, perda de capacidades cognitivas, que, muitas vezes, acompanham esse envelhecimento.

A problemática da qualidade de vida é estudada pensando na questão relacionada com os seniores e a autora chama a atenção para o facto de a qualidade de vida depender muito da percepção, que o sujeito tem de si mesmo, ou seja, da concepção antropológica que, consciente ou inconscientemente, assume. Maria de Fátima Ribeiro chama a atenção para um fenómeno que é muitas vezes apontando pela comunicação social e que é de facto inaceitável: os maus tratos. Mas logo acrescenta que há um outro fenómeno menos patente à luz do dia, mas, nem por isso menos preocupante e verdadeiramente arrasador, o abandono a que muitos idosos são votados. Pense-se, por exemplo, no fenómeno, que vai assumindo proporções cada vez mais alarmantes, do abandono de idosos nos hospitais. Estamos perante um livro, com excelentes colaborações, que merecem ser lidas. Os textos escritos em parceria com Ramiro Délio Borges de Meneses tornam este autor muito presente, ao longo de toda a obra, que sai enriquecida com o seu saber filosófico, teológico e científico.

Nos textos aqui publicados, com a sua colaboração, os estudos sobre a parábola do Bom Samaritano (Lc 10, 25-37), são relevantes, evidenciando a imensa riqueza que este conto exemplar e provocante encerra, como expressão da literatura sapiencial neotestamentária. Estamos, pois, perante uma obra produzida por investigadores, ligados ao Instituto de Bioética da Universidade Católica Portuguesa, cuja qualidade não desmerece o nível a que nos habituou esta unidade orgânica da Católica, porque estamos convencidos de que - *Bioética e Teologia: As Qualidades de Vida* - é um contributo para o enriquecimento da literatura bioética, publicada em língua portuguesa.

Epílogo

Professor Doutor Daniel dos Santos Pinto Serrão

Existir e morrer

Começo com um breve poema do malogrado e quase desconhecido poeta Daniel Faria, uma voz breve, mas extraordinária em sensibilidade e profundidade.

Diz assim:

«Pai
Tenho medo de morrer depois da morte
Tenho medo de morrer antes da vida».

Com a concisão lapidar que caracteriza a sua poesia, Daniel Faria abre-me a porta para eu entrar na reflexão pessoal que vou apresentar nesta reunião dedicada ao luto.

O poeta afirma que tem medo de morrer.
Tratemos deste medo.
O medo da morte é irracional.

A razão humana diz-nos, a todos nós, que somos perecíveis, que vamos, um dia, deixar de existir como pessoas concretas com os pés bem assentes na terra tosca e a cabeça erguida para as estrelas rutilantes.

É tão irracional o medo de morrer que os reis, no século XVIII, mesmo em Portugal, não dormiam completamente deitados, mas sim meio sentados por acreditarem que a posição horizontal, própria dos defuntos, chamava a morte.

A coisificação da morte, simbolizada das mais diversas formas por artistas da pena, em especial poetas, e do pincel, é o suporte da transformação da ideia de morte num objecto exterior simbólico contra o qual os mais audazes sofredores imaginam poder combater.

Esta representação objectual da morte formaliza-a, como que lhe dá uma existência real.

No tempo em que o morrer era socializado, as pessoas ao redor do moribundo esperavam que a morte chegasse, vinda de fora, do além, para levar aquele vivo para a «terra dos mortos».

Esta viagem para a terra dos mortos era – e ainda é em muitas áreas culturais – ritualizada. Como a morte é o mais transversal de todos os acontecimentos, os rituais desta passagem estão muito estudados e descritos, desde o Neolítico até às culturas mais desenvolvidas do nosso tempo. Não vou deter-me, em qualquer referência, às ritualizações da morte ou à poderosa força mítica, que elas encerram. Apenas quero delas extrair o essencial.

E o essencial é que a observação consciente da morte do outro faz surgir o medo da morte própria, da minha morte pessoal. E o ritual é, portanto, um esconjuro de pacificação.

Desde a infância que o ser humano sente a sua radical fragilidade e a sua incontornável dependência de um outro, a mãe, ou de outros, os conviventes. A vida, o viver habitual, é construída na relação eu-tu. Se o tu morre, deixa de poder ser visto (na expressão tão citada de Pessoa, "morrer é só não ser visto") e o eu fica entregue à sua fragilidade intrínseca.

Direi, portanto, que a verificação que outro morreu informa-me de que eu também morrerei.

Então, é na morte do outro que o eu enraíza o medo da sua própria morte.

Mas o que é o medo?

O medo é uma emoção primária com uma história archeobiológica hoje bem conhecida a partir de investigações em animais.

É o medo que cria as estratégias neuronais de sobrevivência de um animal em relação com os seus predadores. Para além dos reflexos condicionados de Pavlov, que eram respostas relativamente simples, é possível hoje, experimentalmente, condicionar respostas ricas e complexas à emoção do medo desde a *Drosophyla species* ao babuíno, passando pela serpente marinha, os peixes, os répteis, as aves, e mamíferos, como o coelho, o gato, o cão e os macacos.

Todos experimentam a sensação interior de medo em relação a objectos do mundo exterior e aprendem a defender a própria vida com adequados comportamentos. Por exemplo, certas espécies são ameaçadas por predadores que só respondem ao movimento das potenciais vítimas; estas aprendem a responder ao medo do predador com imobilidade absoluta e é desta forma que escapam a ser mortas.

O processamento neurobiológico da emoção medo, a partir de estímulos sensoriais, em especial visuais e auditivos, foi bem estudado por Joseph LeDoux que comprovou que nele tem a principal função uma pequena área cerebral em forma de amêndoa e, por isso, designada por "amígdala cerebral", direita e esquerda.

Não é possível experimentar no Homem os condicionamentos comportamentais relacionados com a via neuronal de medo. Mas os resultados em pacientes com lesões cerebrais, estudados pelos investigadores do grupo de Damásio, mostram que, também, no Homem são as amígdalas cerebrais, que elaboram a emoção do medo a partir de percepções tidas como ameaçadoras para a vida.

E estas respostas não são condicionadas nem resultaram de aprendizagem. A primeira vez que uma criança vê uma cobra desenvolve uma forte emoção de medo sem antes ter aprendido que a cobra era perigosa para a sua vida. É uma memória archeobiológica da espécie *Homo* que misteriosamente se transmite pelo programa genómico.

O medo é, então, uma emoção primária, processada em estruturas do chamado sistema límbico, supratalâmicas, mas subcorticais.

O córtex sensitivo tem uma consciência rudimentar da emoção medo depois de ela já estar constituída e não intervém nas respostas vegetativas já desencadeadas – taquicardia, sudação, palidez, libertação de hormonas, como adrenalina, ACTH, seratonina e outras.

Este é o medo biológico.

O medo consciente é, agora, uma elaboração cortical na qual intervem o neo-córtex especificamente humano; é esta estrutura nervosa que transforma o medo biológico na ideia abstracta de medo e sobrepõe a esta ideia abstracta uma forte conotação de sofrimento e angústia.

Ter medo da víbora, que nos ameaça, é racionalmente inteligível.

Ter medo da doença grave, que pode terminar com a nossa vida, é racionalmente compreensível.

Mas ter medo de terminar o seu tempo de viver é racionalmente absurdo, porque o horizonte natural da vida é como o do ocaso do Sol que desaparece na linha visível do horizonte oceânico e não mais é visto na escuridão da noite, até ao nascer de um novo dia.

Mas, o poeta Daniel Faria fala de um outro medo, quando diz "Tenho medo de morrer depois da morte".

Este é o medo do esquecimento.

O medo de que uma vida pessoal não tenha sido vivida com a qualidade, a intensidade e o fulgor, necessários e suficientes, para que sobre ela não caia o pesado manto do esquecimento.

O remédio, para este medo, tem sido descrito por psiquiatras e o mais notável, Robert Jay Lifton, chama-lhe a imortalidade simbólica, em diversos trabalhos publicados, principalmente nos anos 70, dos quais destaco "Living and Dying", de 1974, com a colaboração de Olson.

A concepção destes autores, a dita imortalidade simbólica, é a de que a mente humana responde à questão de como conseguimos viver, sabendo que somos finitos e não sabendo nada sobre o que acontece quando se esgota o tempo de vida, responde com uma profunda aspiração a viver eternamente.

O desejo de imortalidade simbólica é, pois, para Lifton, um componente importante para o equilíbrio mental e para que a vida possa ser vivida em plenitude e livre do medo de morrer e do outro medo de morrer depois da morte.

Direi que, porque o Homem é o único ser vivo que sabe que vai morrer, ele é, por isso mesmo, o único que pode aspirar à imortalidade, claro está. Só aspira a não morrer aquele que sabe que morrerá.

Lifton no seu livro de 1979, "The Broken Connection: Death and the continuity of life", dá a seguinte definição de imortalidade simbólica: "A compelling universal urge to maintain a inner sense of continuous symbolic relationship over time and space with the various elements of life"(uma vontade universal e compulsiva de manter um senso íntimo de relacionamento, permanente e simbólico, no tempo e no espaço com os outros e variados elementos da vida).

Como pode satisfazer-se esta exigência interior que, em maior ou menor grau, nos desafia a todos? Como cumprir este desejo de imortalidade?

De muitas formas, algumas bem engenhosas, que variam com as culturas e, em cada um de nós, com a idade.

Lifton e Olsen, no trabalho citado, descrevem cinco modos ou estratégias, para que a pessoa consiga satisfazer o desejo da imortalidade simbólica: o biológico, o criativo, o religioso, o natural e o transcendental.

De forma muito breve e sintética, vou caracterizar cada um destes cinco modos de inventar uma imortalidade simbólica pessoal.

O modo biológico é o mais comum e o mais simples; reside na procriação, na transmissão do ADN individual e da informação, que nele está simbolizada, para a geração seguinte, num quadro de família social cujos membros têm nome que contribui para a imortalidade. Na cultura hebraica, a imortalidade biológica genética está preservada no registo rigoroso das famílias e da tribo, o que permite que cada Hebreu conheça a sua genealogia (como faz o Evangelista Mateus, a propósito de Jesus). Nas famílias reais e nobres, também esta imortalidade genealógica é cultivada – os Bourbons, os Távoras, os Braganças, etc. Não cabe neste modo biológico de imortalidade simbólica a doação de um órgão, porque neste caso não há simbolização, mas o que acontece é a permanência de vida biológica num órgão real e concreto, que nada tem a ver com a pessoa, do qual foi extraído após a morte.

O segundo tipo, o modo criativo.

Neste modo, a pessoa fica simbolicamente imortalizada nas suas criações artísticas, nos seus desempenhos profissionais, políticos, militares, etc.

Um professor, por exemplo, pode ficar simbolicamente imortalizado nos alunos que ensinou; em alguns professores, este modo é tão real que eles são capazes de dizer que os alunos eram como se fossem seus filhos, assimilando esta forma à anterior.

Os actos heróicos, como escreveu Camões (ele próprio imortalizado com o poema épico, "Os Lusíadas"), libertam da lei da morte, que é o esquecimento. O mesmo direi de uma empresa de sucesso vinculada ao nome do seu fundador, assim imortalizado simbolicamente. No nosso tempo, o Prémio Nobel é o mais cobiçado sinal de imortalidade ao modo criativo. De cada vez que ouvimos a 9. ª Sinfonia, celebramos a imortalidade simbólica de Beethoven pelo modo criativo.

O modo criativo manifesta-se com maior relevo nas artes plásticas, literatura, música, ciência, em que as criações persistem para além da morte daquele que criou.

De uma forma mais modesta, podemos aceitar que quando uma pessoa dá a outra um objecto de uso pessoal, ou feito pelas suas mãos, está a praticar o modo criativo da imortalidade simbólica, pois é como se dissesse "com esta coberta de renda que eu fiz, vais lembrar-te de mim sempre que a puseres na tua cama".

Há um terceiro modo ao qual Lifton chama religioso.

No essencial, este modo de imortalidade baseia-se na convicção de que permanecerá imortal quem tiver uma ligação espiritual a algo considerado eterno.

Está aqui o campo próprio das religiões institucionalizadas e da espiritualidade dentro ou fora das religiões formais.

É muito antigo e muito diverso o modo religioso de criar uma espiritualidade simbólica.

A forma mais simples foi a de considerar que no Homem se juntavam duas naturezas autónomas, uma mortal, outra imortal. A mortal era o corpo visível; à imortal, invisível, chamava-se alma.

A morte era a separação destas duas naturezas. As religiões garantiam a imortalidade da alma, com ressuscitação do corpo, para que o conjunto voltasse a existir; ou, sem ressuscitação do corpo, com a associação dessa alma solitária a um outro corpo disponível.

O modo religioso que é, no essencial, a crença numa outra forma de vida após a morte é quase universal e não é privilégio de uma religião específica. Nos Estados Unidos, em 2006, num inquérito de Bering («The folk psychology of souls». Behavioral and Brain Sciences, 29 (5): 453-462, 2006), 95% da população inquirida declarou acreditar na vida após a morte.

Para Jung, que estudou durante toda a sua vida as religiões, a religião era importante porque permitia que cada pessoa atribuísse um sentido à sua própria vida.

Na realidade, a religião, qualquer religião, traz consigo a esperança numa vida futura. Para os católicos, esta é a frase final do texto do Credo, na qual acertadamente não se exprime uma crença, mas uma esperança; e «espero a vida do mundo que há-de vir».

Como será essa vida, não sabemos.

Mas eu espero que nessa outra vida que começará depois da morte corporal, o meu espírito que foi o campo misterioso deste meu eu autoconsciente, que não é parte da unidade substantiva e substancial de alma e corpo que eu sou neste momento, aqui, perante vós, o meu espírito, dizia se irá juntar, mantendo a sua identidade, ao Espírito Transcendente ao qual chamamos Deus e noutras religiões se designa como Iavé, Alah, etc., mas que é uma só Transcendência, por natureza intemporal e, necessariamente, imortal.

Lifton individualiza um quarto modo que designa por modo natural no sentido de usar a natureza para se constituir como imortal.

No fundo se pensarmos que a Natureza é algo permanente e contínuo, nós, sendo parte da natureza, seremos também permanentes e, simbolicamente, imortais.

Cremar o corpo e lançar as cinzas ao mar ou à terra é assumir a imortalidade ao modo simbólico. Quando o Padre António Vieira exclamou «lembra-te, ó Homem, que és pó da Terra e um pó te hás-de tornar», estava a usar uma expressão própria do que chamamos hoje o modo natural da imortalidade simbólica.

Plantar uma árvore, no sítio onde se depositaram as cinzas de um corpo cremado, é outra forma de apelar à imortalidade com o modo natural: a árvore, viva, será a imortalização simbólica daquela pessoa.

Este modo, que é vivido particularmente por aqueles que têm uma especial vinculação à vida animal ou, principalmente, à vida vegetal e não excluem a vida da Terra, como Gaya, ou seja, suporte de todas as formas de vida, este modo, dizia, está ameaçado pelas actividades humanas que põem em risco a sobrevivência da vida na Terra.

São os adeptos deste modo natural de imortalidade simbólica que aparecem na primeira linha do combate ecológico e a eles devíamos juntar-nos, porque, como diz um provérbio chinês, «nós não herdamos a Terra dos nossos antepassados, pedimo-la emprestada aos nossos filhos».

Ao último modo, chama Lifton modo transcendental.

Entramos aqui num terreno movediço e difícil que é o das experiências místicas.

Serão estados psíquicos muito intensos nos quais não há nem tempo, nem morte.

Podemos dizer que qualquer dos modos anteriores pode ser vivido ao modo transcendente.

A experiência transcendental pode acontecer na música, na dança, na oração íntima, que apela à presença da Transcendência intuída como revelação.

No Cristianismo, vivido com intensidade e profundidade, há relatos impressionantes como os de Santa Teresa de Ávila ou, mais recentemente entre nós, os da Irmã Lúcia.

A experiência psicológica de uma vivência transcendental tem como consequência o total desinteresse pela morte, porque a pessoa já passou para além da finitude da morte.

Nalguns casos, de experiência mística transcendental, rigorosamente controlados, e cito o caso da Beata Alexandrina de Balasar, o corpo vive bastante tempo quase sem alimento; como se estivesse em hibernação.

Para Lifton, quando a experiência transcendental é procurada no LSD e outras drogas, trata-se de pessoas que não conseguem construir nenhuma das outras formas de imortalidade simbólica e buscam, nesta pseudoexperiência transcendental alucinatória, a correcção da angústia gerada pelo medo de morrer.

Mas, o poeta tem ainda outro medo.

"Tenho medo de morrer antes da vida".

Que quererá dizer-nos Daniel Faria?

Essencialmente – e posso agora ser breve – quer dizer-nos que a grande morte, a boa morte, a *eu thanatos* dos Gregos, é a que encerra uma vida vivida com intensidade e grandeza.

Uma «vida suja, hostil, inutilmente gasta» (na expressão de Sophia) não prepara de nenhum modo a imortalidade simbólica e não dá sentido nem à vida, nem à morte.

Mesmo breve – morreu com 28 anos de um trágico acidente – a vida de Daniel Faria permitiu-lhe viver no interior de uma rica imortalidade simbólica. Está aqui, vivo, entre nós, até porque escreveu este poema - lembrando a morte do monge trapista, Charles de Foucauld, assassinado pelos guerrilheiros tuaregues, brutalmente, à portado Eremitério onde vivia, no deserto do Saará:

CHARLES DE FOUCAULD

«Pensa que morrerás mártir. Entre talhas
Ao cair ressoará o teu corpo sobre o bojo.
Pensa que morrerás
Esta tarde. Com o sangue no peito a marcar o umbral
Da tua morada. Nu morrerás
E desconhecido. Na terra só o adorno
Possui o reconhecimento
Pensa que morrerás
No chão
À tua porta.
E nunca mais acabarás
De regressar»

Assim é, de facto, imortal na sua morte, Foucauld vive connosco, sempre regressado, com a sua mensagem de pobreza e humildade, de caridade e fraternidade universais, de respeito por cada homem, pela sua religião e pela sua cultura.

O poema sacrificial de Daniel Faria é epitáfio perfeito para esta morte criadora de vida e de vida em abundância.

Encerro esta primeira parte, que intitulei existir e morrer, com uma sentença sintética que tantas vezes tenho proferido:

"A morte não existe. Existo eu e existes tu, que morreremos" .

E morreremos nus, porque despojados de tudo o que é inútil, depois da morte.

Ao morreremos no chão, porque somos da Terra e à Terra regressa o nosso corpo que existiu e morreu.

E morreremos à nossa porta, à porta da entrada para a Desconhecida, para a vida do mundo que há-de vir.

A morte de um filho

Como acentuei antes, a imortalidade simbólica é biologicamente assegurada, no modo biológico, pela geração dos filhos.

Mesmo que não seja filho único, quando nos morre um filho, como o meu Daniel Luís, a sua morte é a morte de uma parte do eu próprio, parte que não vai ser simbolicamente imortalizada.

Esta expressão, que é de Klass («Solace and immortality. Bereaved parents' continuing bond with their children», in: *Death Studies*, 17, 4 (1993), 343-368) corresponde rigorosamente ao que senti.

Dos seis filhos que tivemos, o Daniel Luís, foi o segundo, rapaz como o primeiro, e a ele sucederam-se quatro raparigas.

Como algumas vezes sucede com os filhos segundos, manifestou desde muito cedo uma grande dificuldade em assumir uma identidade pessoal que lhe garantisse estabilidade emocional e capacidade para imaginar e construir um projecto de vida. Muito difícil adaptação ao ensino, logo na Escola Primária, e penosa progressão até ao nono ano de escolaridade que repetiu e não concluiu.

Não aprendia com ninguém, só aprendia com a vida.

Aos 17 anos, fez-se ao mundo, Espanha, França, Bélgica, Suíça e o mais que nem sei, porque dele só sabíamos alguma coisa, quando aparecia em casa onde ficava por curtos períodos. Fazia trabalhos sazonais, apanhou uvas no Sul de França, batatas na Bélgica, cenouras na Suíça, mas esta actividade era só para sobreviver. O que queria era viver intensamente, viajar à boleia para qualquer lugar, correr riscos pesados, experimentar tudo, das drogas leves ao sexo ocasional, sem vinculação a nenhumas regras exteriores, mas só e apenas às regras, poucas e simples, que foi construindo a partir das suas pessoais experiências de vida.

Passaram-se dois anos sem que dele tivéssemos qualquer notícia. Minha mulher e eu assumimos a sua morte, algures na Europa, e vivemos um luto sem nome por ser um luto sem corpo morto.

Um dia chegou, numa Harley-Davidson, em 5.ª mão, à hora de almoço como se tivesse saído de casa no dia anterior.

Senti a profunda verdade da parábola do Filho Pródigo (Lc 15,11-32). O irmão mais velho, Manuel, um brilhante aluno, já na Universidade, sempre o tínhamos connosco e o amávamos. Mas aquele estava perdido e voltou, estava morto e ressuscitou, pelo que foi muito grande a nossa alegria e nem uma palavra de censura saiu da nossa boca.

Tinha encontrado um rumo para a sua vida. Era ajudante de cozinheiro num hotel da Suíça e logo que terminasse a validade da sua autorização de permanência viria para Portugal.

Voltou, tirou o curso de cozinheiro numa Escola de Hotelaria e trabalhou regularmente em Lisboa, Algarve e Porto, porque a sua natureza não lhe permitia que estivesse muito tempo num mesmo espaço físico.

Aos 33 anos, morreu. Pagou um preço elevado pelo prazer de viver na aventura e no risco, mas foi feliz enquanto viveu.

A vida deu-lhe uma profunda e afectiva sensibilidade pelos pobres e pelos "desvadios no caminho da vida"(como ele foi), pelos doentes e por todos os que estivessem em situação de sofrimento. Só neste universo tinha amigos e não julgava ninguém. Algumas vezes tive de ir a casas pobres ver idosos acamados com febre e tosse, em fase terminal de tuberculose não tratada, e sentia como o estimavam e o elogiavam. Nos últimos dias da sua vida, tivemos longas conversas e eu pude reconhecer que a vida que ele viveu, que eu sempre reprovei como uma vida má e insensata, sem valores, sem qualidade, até sem dignidade, segundo os meus padrões, tinha sido vivida com alegria e com intensidade. Quando, dias antes de morrer, me contou, divertidíssimo, como tendo adormecido numa valeta, acordou com um rato a passear em cima do seu corpo, eu compreendi que a felicidade de viver ou o viver em felicidade é um mistério indecifrável, que se realiza nas pessoas de muitas formas. «Na casa do meu Pai há muitas moradas» e eu creio, firmemente ,que o seu espírito já estará numa delas.

Uma forte hemorragia esofágica obrigou a um internamento urgente num hospital fora do Porto. Fui vê-lo na hora do almoço e estava numa maca para seguir para a enfermaria. Quis acompanhá-lo, mas ele disse-me: «o Pai tem muito trabalho a esta hora. Não precisa de ir comigo que eu fico bem». Compreendi que estava a despedir-se e senti que era a última vez que o via vivo. Nesse dia, às 6 horas da tarde, morreu pacificamente sem que nem o doente da cama ao lado se tivesse dado conta, como me disse quando lhe perguntei como é que o Luís tinha morrido.

A memória que tenho da sua vida é uma outra forma de imortalidade simbólica.

Ele está vivo em mim e só morrerá quando eu próprio morrer.

Mas este testemunho, que me atrevi a apresentar-vos aqui, servirá para que todos possamos reconhecer que, se é verdade, como diz Klass, que quando um filho nos morre, nós perdemos o nosso futuro, não é menos verdade que a vida que ele viveu, mais breve ou mais longa, continua presente na nossa própria vida de pais.

Foram necessários dois anos para que esta presença e pertença do meu filho em mim fosse primeiro um sofrimento, depois presença pacífica e, finalmente, uma pertença alegre.

Trago-o comigo com alegria e a sua memória, bem presente, tem-me ajudado a compreender e a aceitar comportamentos e atitudes de muitos à minha volta, que tenderia a rejeitar e que, agora, consigo, como ele o faria, ajudar em vez de censurar.

Somos, assim, feitos de duas metades.

Como escreve o grande poeta brasileiro Ferreira Gullar, prémio Camões de 2010, no poema «Metade». Com a transcrição de uma parte do poema, termino a minha intervenção esperando que, aos que têm medo da morte e aos que sofrem de um luto sem nome pela morte de um filho, ela tenha transmitido uma mensagem de esperança; e de alegria na esperança.

«METADE

Que a força do medo que tenho,
não me impeça de ver o que anseio.
Que a morte de tudo em que acredito
não me tape os ouvidos e a boca.
Porque metade de mim é o que eu grito,
mas a outra metade é silêncio… ».

Sobre existir e morrer escrevi, e falei, e gritei para todos vós, que me ouviram.

Mas só disse metade.

Porque a outra metade é silêncio.

Simpósio sobre o Luto
Hospitais da Universidade de Coimbra – PORTUGAL.

Bibliografia geral

AA. VV. - *Gaudium et Spes,* in: *Enchiridion Vaticanum*, II – Documenti del Concilio Vaticano II, testo uficiale e versione italiana, Edizioni Dehoniniane, Bologna, 1988.

AA. VV. - *Bioética*, Editorial Verbo, Lisboa / S.Paulo, 1996.

AA.VV. - *Ancien Testament*, tradução ecuménica da Bíblia, Le Livre du Siracide (38, 1-3), Éditions du Cerf,Paris 1980.

AA.VV. - *La Charité Aujourd'Hui*. Éditions S.O.S., Paris, 1981.

AA.VV. - *Una poliomielítica che ha molto camminato – Agata Cutuloi (1931-1979)* ,Istituto Missionarie Secolari della Passione, Mascalicia,2000.

ALARCOS, F. J. - *Bioética y pastoral de la salud*, S. Pablo, Madrid, 2002.

ALVES *et al.* - *Maus tratos e negligência: Identificação e Caracterização de casos no serviço de Urgência de um Hospital Central*, in: www.actassnip2010.com/conteudos/actas/Geront 6.pdf., 471, acedido em 10 de Julho de 2010.

ALVES, J. F.; NOVO, R. F. - *Avaliação da discriminação social de pessoas idosas em Portugal,* in: http: //hdl.handle.net/1822/4466. 67. Acedido em 12 de Julho de 2010.

ALVES, V. de S. - *Ensaio de Filosofia das Ciências*, Publicações da Faculdade de Filosofia da Universidade Católica Portuguesa, Braga, 1998.

ANJOS, M. F. dos - *A vulnerabilidade como parceira da autonomia*, in: *Revista Brasileira de Bioética*, 2, 2, (2006), 173-186.

ANTUNES, J.L. - *Viver e morrer com dignidade*. Colecção de Bioética, CNECV, Presidência do Conselho de Ministros,Lisboa, 2001.

APAV - www.apav.pt/. Consultado em 12 de Julho de 2000.

AQUINO, S.TOMÁS DE - *Princípios da Natureza*, introdução, tradução e comentários por Ramiro Délio Borges de Meneses, Colecção de Filosofia, Porto Editora, Porto, 2001; *Id.* - *Suma Teológica*,tradução do latim, BAC, Madrid, 2001.

ARCHER, L.- *Da Genética à Bioética*, Colectânea Bioética Hoje — XI, Associação Portuguesa de Bioética, Serviço de Bioética e Ética Médica (FMUP), Gráfica de Coimbra, Coimbra, 2006; *Id.(Idem)* - "Profecias do Gene Ético: Confronto entre Tecnocosmos e Humanitude", in: *Cadrenos de Bioética*, 30 (2002), 7-15; *Id.* – "Bioética: Avassaladora. Porquê?" In: *Brotéria* 142 (1996), 449-472; *Id. –Transdisciplinaridade e pluralismo,* in: *Bioética* (coord. Luís Archer, Jorge Biscaia e Walter Osswald), Editorial Verbo, Lisboa/São Paulo, 1996, 25; *Id.* - *Origem científica e âmbito transcientífico da Bio-ética, in: A Bioética e o futuro*. Academia das Ciências de Lisboa, Lisboa, 1995, 45-61; *Id.* - *As Origens do Universo, da Vida, do Homem. Estrutura do Fenómeno Vital*, Universidade Católica Portuguesa, Lisboa, 1985;

ARISTÓTELES - *Metafísica*, ed. Bilíngue grego-italiano, introd., trad. e notas de Giovani Reale, segunda edição, Milão, 1994.

AUTIERO, A. - *La Bioética: gli intrecci da capire*, in: VIAFORA, Corrado, (a cura di) - *Centri di Bioética in itália. Orientamenti a confronto*, Fondazione Lanza – Gregoriana Libreria Editrice, Padova, 1993.

BALLESTER, M.G. - *Cristianismo y sentido de la vida humana,* Edicep C.B., Valencia, 1995.

BARBERO, J.- *Calidad de vida guiada por los valores*, in: 'Quaderni di Bioetica e Cultura', 2. *The Sanctity of Life, Physical, Cultural and Religious Problems*. Second Mediterranean Meeting on Bioethics. Istituto Siciliano di Bioetica, Armando Editore, Palermo, 1994, 142-143.

BARCHIFONTAINE, Ch. P. de ; PESSINI, L. (Org.), *Bioética. Alguns desafios*, 2ª edição, Loyola, São Paulo, 2001.

BAUER - *Prinzip Menschlichkeit. Warum wir von Natur Kooperieren*, Hamburgo, 2006.

BEAUCHAMP, P. - « Le salut corporel des justes et la conclusion de la sagesse », in : *Revue Biblique*, 45 (1964) ,491-526.

BENZONI, P. - "La qualità della vita nell'impresa". - *Bioética e Cultura*, Istituto Siciliano di Bioética, Palermo, II (1993) 3, 75-85 e 87-95.

BERNARDO, Fr. , O.P.- "Aspectos do conceito de Pessoa Humana em S. Tomás de Aquino", *i*n: *Cadernos de Bioética*, 29 (2002), 76-87 .

BEZERRA, J. - *"Contributos para uma 'outra Qualidade de Vida', no âmbito da Bioética Teológica"*. Editora Bezerra, Braga, 2004.

BISCAIA, J. - *Sofrimento e dor humana,* in: *Cadernos de Bio-Ética*, 9 (1995), 7-13; *Id.* - *Centro de Estudos de Bioética*, in: *Comissões de Ética: das bases teóricas à actividade quotidiana*, 2º edição revista e aumentada, (coord. de Maria do Céu Patrão Neves), Gráfica de Coimbra, Lda, em colaboração com o Centro de Estudos de Bioética / Pólo Açores, 2002, 75-81.

BLANCHOT, M.- *L'instant de la mort*, Fata Morgana, Saint-Clement-la Rivière, 1994.

BLINZLER, J. -"Die literarische Eigenart de sogenannten Reiseberichts im Lukasevangelium", in: *Synoptische Studium*, 1 (1953), 28-30.

BLONDEL, M.- *L'action (1983): Essai d'une critique de la vie et d'une science de la pratique*, Presse Universitaires de France, Paris, 1993.

BOITTE, P. - *Pour une allocation équitable des ressources - 2. Rentabilité, qualité de vie e équité*, in: *Éthique, Justice et Santé*, La Collection 'Catalyses', Artel - Fides, Namur, Belgique, 1995, 227-239.

BOMPIANI, A. - *Bioetica dalla parte dei deboli*, Edizioni Dehoniane, Bologna, 1995.

BOURGEAULT, G. - *L'éthique et le droit, face aux nouvelles technologies biomédicales - prolégomènes pour une bioéthique,* De Boeck, Wesmael - Bruxelles, 94-101.

BRASIL-*Critério de classificação económica.* Disponível em: <http://www.anep.org.br/m-arquivo.htm>

BRITO, J. H. S.de (coord.) - *Ética das Profissões.* Publicações da Faculdade de Filosofia, Universidade Católica Portuguesa, Braga, 2007; *Id.* - A ética e a autonomia da pessoa. NUNES, R. ;RICOU, M.; NUNES, C. - *Dependências Individuais e Valores Sociais,* Gráfica de Coimbra, Coimbra, 2004, 43-51; *Id.* - *Sobre a Casuística II,* in: *Genoma e Dignidade Humana,* (coord de Rui Nunes, Helena Melo, Cristina Nunes), Serviço de Bioética e Ética Médica da Faculdade de Medicina da Universidade do Porto, Gráfica de Coimbra, 2002, 39-49; Id.- *De Atenas a Jerusalém. A Subjectividade Passiva em Lévinas,* Universidade Católica Editora, Lisboa, 2002.

BROCK, D. W. - *Quality of life measures in health care and medical ethics,* in: *Life and Death.* At the University Press, Cambridge, 1993.

BRUGGER, W.- *Idea,* in: *Diccionario de Filosofía,* Editorial Herder, Barcelona, 1988.

CABRAL, F. S.- *A Globalização e os novos desafios éticos,* in: *Novos Desafios à Bioética,* (coord. Luís Archer, Jorge Biscaia, Walter Osswald e Michel Renaud), Porto Editora, Porto, 2001, 311-316; *Id.*- "O que é a qualidade de vida. Perspectiva económica", in: *Cadernos de Bio-ética,* 4 (1992), 14-20.

CABRAL, R. , S.J. - *Temas de Ética,* Publicações da Faculdade de Filosofia, Universidade Católica Portuguesa, Braga, 2003; *Id.* - *Moral Racional e Moral Evangélica,* in: *Bioética. Questões em Debate* (coord. José Henriques Silveira de Brito), Publicações da Faculdade de Filosofia. Universidade Católica Portuguesa, Braga, 2001, 85-92; *Id.* - *Ética Religiosa e Ética Racional: Compatíveis?* in: *Bioética,* (coord. Luís Archer, Jorge Biscaia e Walter Osswald), Editorial Verbo, Lisboa/São Paulo, 1996, 50; *Id.* - *Ética e Religiões,* in: *Bioética* (coord. de Luís Archer, Jorge Biscaia e Walter Osswald), Editorial Verbo, Lisboa/S. Paulo, 1996, 49-58.

CALMAN, K. C. - *Definitions and dimensions of quality of life.* In: ARONSON, N. K., BECKMANN, J. - *The quality of life of cancer patients. Monograph series of the European Organization for Research on the Treatment of Cancer (EORT).* vol.17, Raven Press, New York, 1987.

CAMÔES, L. V. de - *Os Lusíadas,* Figueirinhas Editora, 3ª Edição organizada por António José Saraiva, Porto, 2006.

CAMPBEL, C.S.- *Religion and Moral Meaning in Bioethics,* in: *Hastings Center Report,* 20 (1990), (Special Supplement) 8.

CAMPBELL, A. - *The Sense of Well-being in America,* McGraw-Hill, New York, 1986.

CAPUTO, J.D. - *Against Ethics: Contributions to a Poetics of Obligation With Constant Reference to Deconstruction,* Indiana University Press, Bloomington, 1993.

CARO, F.G., BASS, S. A., & CHEN, Y. P. - *Achieving a Productive Aging Society*, in: S. A. Bass; F.C. Caro, & Y.P. Chen (eds.), *Achieving a Productive Aging Society*, Auburn House, London, 1993, 4-25.

CARRIER, H. - *Lexique de la Culture. Pour L'Analyse Culturelle et L'Inculturation*, Tournai/Louvain-Neuve, 1992.

CARTA ENCÍCLICA DE BENTO XVI - *Deus é Amor*, Paulinas Editora, Prior Velho, 2006; *Id.* - *Salvos na Esperança,* Editorial A. O., Braga, 2007.

CARVALHO, Ana Sofia - *Nota Introdutória*, in: *Bioética e Vulnerabilidade* (coord. de Ana Sofia Carvalho), Edições Almedina, Coimbra, 2008.

CASABONA, C.M. R.- *El Derecho y la bioética ante los limites de la vida humana*, Centro de Estudios Ramón Areces, Madrid, 1994.

CAVALLI-SFORZA, L. e F. - *Quem Somos Nós: A História da Diversidade Humana,* trad. de Edite Caetano, Instituto Piaget, Lisboa, 1997.

CHANGEUX, J. P. ; RICOUER, P.- *Ce qui nous fait penser. La Nature et la Règle*, Odile Jacob, Paris, 1998.

CHRÉTIEN, J.-L.- *La voix nue: Phénoménologie de la promesse*, Éditions de Minuit, Paris, 1990.

CICONELLI, R. M. - *Tradução para o português e validação do questionário genérico de avaliação de qualidade de vida "Medical Outcomes Study 36-item Short-Frorm Health Survery (S-36)".*

CNECV - *ÉTICA DA VIDA: CONCEPÇÕES E DEBATES* - *III Seminário do CNECV*. Imprensa Nacional Casa da Moeda, Lisboa, 1995.

COIMBRA, L. - *A alegria, a dor e a graça. Do amor e da morte*, Revisão e Prefácio de Sant'Anna Dionísio, Tavares Martins, Porto, 1956.

COLOMBERO, G. - *La mallatia. Una stagio per il coraggio*, E. Paoline, Roma, 1981.

CORETH, E. - O *Que é o homem? Elementos para uma Antropologia filosófica,* trad. de Maria de Lurdes Stiegeler, Editorial Verbo, Lisboa/S.Paulo, 1992.

CORTINA, A. - *Ética mínima. Introducción a la filosofia prática,* Editorial Tecnos, Madrid, 1994, 231-268.

COUNCIL OF EUROPE - *Recent demographic developments in Europe*, Council of Europe Publishing, Strasbourg, 1999; EUROSTAT. Statistique Démographiques 1995-1998. Office des Publications du Conseil de L'Europe, Luxemburgo, 1999.

COUTINHO, V. - *Bioética e Teologia: Que paradigma de interacção*. Gráfica de Coimbra, Coimbra, 2005.

COUTO, A.J.R. - *Como Uma Dádiva. Caminhos de Antropologia Bíblica*, Universidade Católica Editora, Lisboa, 2002; *Id.* - "Da cobiça à Aliança. Uma leitura de Gn 4-11", in: *Igreja e Missão*, 189 (2002), 3-21; *Id.* - *A Bíblia Inquieta e Questiona a Moral*, in: *Ética: Consciência e Verdade*, XXII Semana de Estudos Teológicos 5-9 de Fevereiro de 2001, Faculdade de Teologia da Universidade Católica Portuguesa, Lisboa, 2001, 47-64; *Id.*- *O* "Êxodo e a Aliança: História e teologia", in: *Humanística e Teologia*, 19 (1998), 251-277; *Id.- A Aliança do Sinai como núcleo lógico-teológico central do Antigo Testamento*, Tese de Doutoramento apresentada na Faculdade de Teologia, Pontifícia Universidade Urbaniana, Edições Roma/ Valadares, 1990.

CRICK, F. - *A Hipótese Espantosa: Busca Científica da Alma*, trad. de Joaquim Nogeira Dias, Instituto Piaget, 1898.

CUNHA, D. da - *A Amizade segundo São Tomás de Aquino*, Principia, Cascais, 2000.

CUNHA, J-T. da - *Bioética Breve*, Paulus Editora, Estrada de S. Paulo-Apelação, 2002; *Id.*- "Questões éticas emergentes. Uma leitura teológico-moral da nossa sociedade actual", in: *Humanística e Teologia*, 13 (1992), 177-193; *Id.- A teologia moral católica perante a bioética,* in: *Bioética - Questões em debate*, (coord. de José Henrique Silveira de Brito), Faculdade de Filosofia, Universidade Católica Portuguesa, Braga, 2001, 129-139; *Id. - O Evento do Filho Advento do Homem: A Relação do Homem a Cristo Pascal Fonte da Ética na Obra de F.-X. Durrwell*, Biblioteca Humanística e Teologia 1, Porto, 1990.

CUNHA, P. D'O. da - *Ética e Educação*, Universidade Católica Editora, Lisboa, 1996.

D'ONOFRIO, F. - *Bioetica e Biologia,* Edizioni Piemme Spa, Casale Monferrato, 1994.

DA, S., *et al.* - "Development of the Portuguese version of the OMS evaluation instrument of life", in: *Revista Brasileira de Psiquiatria*, 21, 1 (1999), 19-28.

DAMÁSIO, A. - *Ao Encontro de Espinosa. As Emoções Sociais e a Neurologia do Sentir*, Publicações Europa-América, Mem Martins, 2003.

DARWIN, Ch. - *The Descent of Man and Selection in Relation to Sex, 1871* (A Origem do Homem e Selecção em Relação ao Sexo, 1871); *Id. – On the Origin of Species by Means of Natural Selection* (*A Origem das Espécies no Meio da Selecção Natural*, trad. de Mesquita Paulo, Ed. Lello & Irmão, Porto, s/d).

DAWKINS, R. - *The Selfish gene*, Oxford, 1976 (*O Gene Egoísta*, trad. de Ana Paula Oliveira e Miguel Abreu, 2ª Edição, Gradiva, Lisboa, 1999).

DE VAUX, R. - *Instituciones del Antiguo Testamento*, tradução do francês, Editorial Herder, Barcelona, 1992.

DEL, Valle - *La Misna*, 2ª ed., Sígueme, Salamanca, 1997.

DERRIDA, J. - *Aprender Finalmente a Viver, Entrevista com Jean Birnbaum*, trad. de Fernanda Bernardo, Ariadne Editora, Coimbra, 2005; *Id.- Le souverain Bien/ O soberano Bem*, edição bilingue, trad. de Fernanda Bernardo, Palimage Editores, Lda, Viseu, 2004; *Spectres de Marx*, Galilée, Paris, 2003.

DESCOMBES, V. - *Le complément de sujet: Enquête sur le fait d'agir de soi-même*, Galimard, Paris, 2004.

DIAS, I. - *Violência na Família. Uma Abordagem Sociológica*, Edições Afrontamento, Santa Maria da Feira, 2004.

DICIONÁRIO DE BIOÉTICA - Dir. Salvatino Leone; Salavatore Privitera; Jorge Teixeira Cunha. Editorial Perpétuo Socorro, Vila Nova de Gaia, 2001.

DICIONÁRIO DE MORAL - Marciano Vidal. Editorial Perpétuo Socorro, Vila Nova de Gaia, 1991.

DIEGO GARCIA - *Prólogo*, in: LAÍN ENTRALGO, Pedro – *Corpo e Alma: Estrutura Dinâmica do Corpo Humano*, trad. de Miguel Serras Pereira, Almedina, Coimbra, 2003, 27-43.

DINIZ, A. - "Ética e identidade pessoal na prespectiva das ciências cognitivas", in: *Brotéria*, 156 (2003), 119-140; *Id.* – "Por um Novo Modelo do Saber, Problemática do Discurso Filosófico-Teológico", in: *Revista Portuguesa de Filosofia*, 46 (1990), 355-378.

DOMINGUES, Fr. Bento, O.P. - *Morrer em nome de Deus*, in: *Ler*, 17 (1991), 64-66.

Idem - II Parte: Vida Partilhada. 30. Amar — uma ciência, uma arte e uma vivência, in: *Relacionamento Humano e Social*, Edição dos Amigos do Frei Bernardo, Porto, 1980, 197-203.

DOSTOIÉVSKI, F. - A Voz do *Subterrâneos*, tradução de Natália Nunes, Edições Quasi, Vila Nova de Famalicão, 2008.

DUQUE, J. - *Homo Credens. Para uma Teologia da Fé*, Universidade Católica Editora, Lisboa, 2002.

EBNER, F.- *Schriften*, II: *Notizen Tagebücher Lebenserinnerungen*, Kösel, München, 1963.

ECO, U. ; MARTINI, C. M. - *Em que Crê Quem não Crê? Um Diálogo sobre a Ética no Fim do Milénio*, trad. de Valentim Marques e António Maia da Rocha, Gráfica de Coimbra, Coimbra, 2000.

ELIZARI, F. J. - *Questões de Bioética, Vida em Qualidade*, Perpétuo Socorro, Vila Nova de Gaia, 1989.

ERNOUT, *A.* ;MEILLET, A.- *Dictionnaire Étymologique de la Langue Latine,* Librairie C. Klincksieck, Paris, 1932.

ENCYCLOPEDIA FILOSOFICA - *2ª ed.,* G.C. Sansoni Editore, Firenze, 1968.

ENGELHART JR., H. T. - "The Beginnings of Personhood: Philosophical Considerations", in: *Perkins Journal*, 27 (1973), 20-27.

EORT - "Chronotherapy Study Grup", in: *European Journal of Cancer*, 38, 8 (1997), 1162-1163.

ERIKSON, E.; ERIKSON, J. M.; KIVNICK, H. -*Vital involvement in old age: The experience of old age in our time*, Norton, London, 1986.

EUROSTAT - *Statistique Démographiques 1995-1998*. Office des Publications du Conseil de L'Europe, Luxemburgo, 1999.

FAYERS P. ; AARONSON N. ; BJARDAL K. ; SULLIVAN M. - *EORTC, QULQ C30. Scoring Manual,* EORTC *Study Group on Quality of Life*, Brussels, 1995.

FERNANDES, M. J. S. R. - *Conceito de qualidade de vida para o idoso*, Dissertação de Mestrado, Um volume policopiado. Universidade Católica Portuguesa, Lisboa, 1996.

FERRAZ GONÇALVES, J. - *Dor oncológica*, in: *Dor e cuidados paliativos* (coord. de J. Luís Portela e Isabel Galriça Neto), Permaneyer Portugal, Lisboa, 1979, 9-21.

FERRY, L. ;VINCENT, J. D. - *O que é o Homem? Sobre os fundamentos da Biologia e da Filosofia*, trad. de Marcelo Corrêa Ribeiro, ASA Editores II, Porto, 2003.

FITZMYER, J. A. - *El Evangelio según Lucas , III ,traducción y comentário*, Ediciones Cristiandad, Madrid, 1986.

FLECK, M. P. A. - "O projecto Whoqol", in: *Psiquiatria Clínica*, 27, 1 (2006), 5-13.

FLECK, M.P. A.; LOUZADA, S.; XAVIER, M. *et al.* - "Aplicação da versão em português do instrumento de avaliação de qualidade de vida WHOQOL-BREF", in: *Revista de Saúde Pública*, 34, 2 (2000), 178-183.

FLETCHER, J.- *Four indicators of Humanhood*, in: *Hasting Center Report*, 4 (1975), 4-7.

FOLKMAN, S. - *Coping across de life span: theoretical issues*, in: CUMMINGS, E. M., GREENE, A. L., KARRACKER, K. H. (orgs.) - *Life span development Psychology: perspectives on stress and coping*. Lawrence Erlbaum Associates, Hillsdale, 1991.

FONSECA, A. - *Desenvolvimento humano e envelhecimento*, Climepsi Editores, Lisboa, 2005.

FORMOSINHO,S. ; BRANCO, J. O. - *O Brotar da Criação. Um Olhar Dinâmico pela Ciência, a Filosofia e a Teologia*, 2ª edição, Universidade Católica Editora, Lisboa, 1999.

FOULQUIÉ, P. (dir.) - *Diccionário del Lenguage Filosófico*, Labor, Barcelona, 1967.

FRANCES, A., ROSS, R. - *DSM-IV Casos Clínicos. Guia para o diagnóstico diferencial*, trad. José Nunes de Almeida, CLIMEPSI Editores, Lisboa, 1999.

GADAMER, H. G. - V*erdad y Método. Fundamentos de una hermenêutica filosófica* , trad. da 4.ª ed. alemã por A. A. Aparicio e R. de Agapito. Hermeneia, 7, Sígueme, Salamanca, 1984; *Id.* - *Hermeneutik - I, Gesammelte Werke*, I, 432-444; *Id.* - *Über die Verborgenheit der Gesundheit - Aufsätze und Vorträge*, Suhrkamp Verlag, Frankfurt-an-Main, 1993; *Id.* - "Griechische Philosophie", II, in: *Gesammelte Werke*, Volume 6, J. C. B. Mohr, Tuebingen, 1985, 75-80; *Id.*-"Griechische Philosophie", III, in: *Gesammelte Werke*, Volume 7, 338.

GARCÍA CORDERO, M. - "Carácter histórico de la revelación bíblica", in*: Burgense*, 11, (1970), 63-80.

GARRIDO; MATURANO, A. E. - "El tiempo y el don. Lectura crítica de *C'est moi la verité de Michel Henry*"; in: *Diálogo Filosófico*, 49 (2001), 61-74.

GELABERT BALLESTER, M. - *Cristianismo y sentido de la vida humana*, Edicep C.B., Valência, 1995.

GESCHÉ, A. - « Dieu, preuve de l'homme », in : *Nouvelle Revue Théologique*, 112 (1990), 1-27.

GOLDSTEIN, L. L. - *Stress e coping na vida adulta e na velhice*, in: NERI, A. L. *et al. Psicologia do envelhecimento: temas selecionados na perspectiva de curso de vida*, Papirus, Campinas, 1995.

GRACIA, D. - *Profesión médica, investigación y justicia sanitaria,* Editorial el Búho, Bogotá, 1998; *Id.* - *Fundamentacción y ensenñanza de la Bioetica*, Editorial el Búho, Bogotá, 1998.

GREGERSEN, Niels Henrik - *Varieties of Personhood: Mapping the Issues*, in: N. H. Gregersen *et al.* - *The Human Person in Science and Theology*, T&T Clark, Edinburgh, 2000.

GUARDINI, R. - *Mundo y persona*, tradução do alemão, 2ª ed., Cristiandad, Madrid, 1967.

GUIMARÃES, P. (1998) - "Os idosos sem Poder". In: *Aspectos éticos das Pessoas em Situação Doença – ACTAS DO V SEMINÁRIO DO CONSELHO NACIONAL DE ÉTICA PARA AS CIÊNCIAS DA VIDA.* Conselho Nacional de Ética para as Ciências da Vida. Presidência do Conselho de Ministros. Lisboa 1999.

HAESER, J. - *Lehrbuch der Geschichte der Medizin*, 3ªed., Springer-Verlag, Berlín, 1875.

HANSON, M.- *How we treat the elderly,* in: *Hasting Center Report*, Sep/Oct, 1994,4-6.

HAURET, CH. *et al.* - *Aux Grands Carrefours de la Révélation et de l'exégèse de l'Ancien Testament*, Recherches Biblique, 8, Desclée de Brauwer, Bruges, 1976.

HEIDEGGER, M.- *Ser e Tempo*, Parte I, trad. de Marcia Sá Cavalcante Schuback, 14ª ed., Editora Vozes. Petrópolis; *Id.- La question de la technique*, in: *Essais et conférence*, Gallimard, Paris, 1958.

HENRY, M. - *Philosophie et Subjectivité,* in: JACOB, André (vol. dirigé par) - *Encyclopédie Philosophique Universelle*: *L'Univers philosophique*, Presses Universitaires de France, Paris, 1988, 46-56.

HOTOIS, G. ; PARIZEAU, M.-H. - *Les mots de la bioéthique : Un vocabulaire encyclopédique.* De Boeck, Wesmael, 1993.

IGREJA CATÓLICA - II Concílio do Vaticano, 1963-1965. Constituição Pastoral *Gaudium et Spes*, n.º 3, in: *Concílio Ecuménico Vaticano II: Documentos Conciliares e Pontifícios,* 11ª ed., Editorial A.O., *Braga, 1987.*

IGREJA CATÓLICA - II Concílio do Vaticano, Gaudium et Spes, n.15: AAS. 58 (1966), 1042.

IGREJA CATÓLICA - II Concílio do Vaticano. *Declaração Dignitatis Humanae*, AAS 58, 1966.

JAMES, W - *Principi di psicologia*. Milano, 1901.

JOÃO PAULO II - Carta ap. *Salvifici doloris* (11 de Fevereiro de 1984), 9: *AAS* 76 (1984), 209-243; *Id*. - *O Esplendor da Verdade, Carta encíclica Veritatis Splendor*, Editorial A. O., Braga, 1993.

JONAS, Hans - *Ética, medicina e técnica*, trad. de António Fernando Cascais, Vega Passagens, Lisboa, 1994; *Id*. - *The Phenomenology of Life. Towards a Philosophical Biology*, Phoenix, London, 1982.

JONSEN, Albert - *The Birth of Bioethics*, in: *Special Suplement, Hastings Center Report*, 23/6, (1993), S1-S15.

JORGE, M. M.A. - *Da Epistemologia à Biologia*, Instituto Piaget, Lisboa, 1994.

KANT, I. - *Fundamentação da Metafísica dos Costumes*. Introdução de Viriato Soromenho-Marques. Tradução de Paulo Quintela, Porto Editora, Porto, 1995.

KARLI, P.- *As Raízes da Violência, Reflexões de um Neurobiologista,* Instituto de Piaget, Lisboa, 2002; *Id*. - "Vie et devenir de l'individu biologique", in: P. KARLI – *Le Cerveau et la liberté*, Éditions Odile Jacob, Paris, 1995.; *Id*. – "L'identité biologique multiple de l'être humain", in: *Annales d'histoire et de philosophie du vivant*, vol. I, (1998), 35-38.

KASPER, W.- *Jesus el Cristo*, Sígueme, Salamanca, 1989.

KUNDERA, M. - *A imortalidade*, trad. de Miguel Serras Pereira, 5ª ed., Lisboa, 2004.

KÜNG, H. - *Projecto para uma ética mundial,* trad. de Maria Luísa Cabaços Meliço, Instituto Piaget, Lisboa, 1996.

LAGACHE, D. - *La Psicología moderna de la A a la Z, comprender, saber, actuar*, 2ª edição, Mensagero, Bilbau, 1972.

LAÍN ENTRALGO, P.- *Corpo e Alma: Estrutura Dinâmica do Corpo Humano*, trad. de Miguel Serras Pereira, Almedina, Coimbra, 2003; *Id*. - *Idea del hombre*, Espasa Calpe, Madrid, 1996; *Id*.- *Creer, Esperar, Amar,* Circulo de Lectores, Barcelona/Madrid, 1996; *Id*. - *El cuerpo humano. Teoría actual*, Espasa Calpe, Madrid, 1989; *Id*. - *La Medicina hipocrática*, Alianza, Madrid,1987; *Id*. - *Antropologia Médica para clínicos*, Salvat, Barcelona, 1984; *Id*.- *Antropología de la esperanza*, Guadarrama, Madrid, 1978; *Id*. - *História de la Medicina*, Salvat, Barcelona, 1978; *Id*.- *Teoria y realidade del Outro*, Revista de Occidente, Madrid, 1961; *Id*. - *La espera y la esperanza: Historia e teoría del esperar humano*, 2ª ed., Revista de Occidente, Madrid, 1957.

LALANDE, A. - *Vocabulaire Technique et Critique de la Philosophie*, Vol. I, 3ª, Presses Universitaire de France, Paris, 1993.

LAMAU, Marie-Louise - *La notion de qualité de la vie dans le champ de la santé*, in: *The Quality of Life in the Mediterranean Countries,* 47-68.

LAWTON, M. P. - *A multidimensional view of quality of life in frail elders*, in: BIRREN, J. E., LUBBEN, J. E., ROWE, J. C., *et al*. - *The concept and measurement of quality of life in the frail elderly*, Academic Press, San Diego, 1991.

LEIBNIZ, G. W. - *Discurso de Metafísica*, tradução, introdução e notas de Adelino Cardoso, Edições Colibri, Lisboa, 1995.

LEININGER, M. - *Health Care Dimensions, transcultural health core issues and conditions*, Davis Company, Philadelphia, 1976.

LEOCATA, A. - "Inquinamento ambientale e progressivo depauperamento della qualità della vita", in: *Revista Bioética e Cultura*, IV 7, (1995) 82-97.

LEUZZI, L. - *Sul fondamento della Bioetica,* in: *Trattato di Bioetica* (a cura di Francesco Bellino), Levante Editori, Bari, 1992.

LÉVINAS, E. - *Totalidade e Infinito*, Edições 70, Lisboa, 2001; *Id. - Descobrindo a Existência com Husserl e Heidegger,* trad. de Fernanda Oliveira, 2ª edição, Instituto Piaget, Lisboa, 1997; *Id. - Transcendência e Inteligibilidade*, trad de José Ferreira Colaço, Edições 70, Lisboa, 1991; *Id. - Entretiens Emmanuel Lévinas - François Poirié,* in: POIRIÉ, F. - *Emmanuel Lévinas, qui êtes-vous?,* Éditions La Manufacture, Lyon, 1987 ; *Id.* - "Amour et révélation", in: AA. VV.- *La Charité Aujourd'Hui.* Éditions S.O.S., Paris, 1981, 146 -148; *Id. - Autrement qu'être ou au-delá de l'essence*, La Haye, Paris, 1974; *Id.* - " *De la signifiance du sens*", in: KEARNEY, Richard, O'LEARY, Stefhen (ed.) - *Heidegger et la question de Dieu*, Grasset, Paris, 1980, 238-247.

LEWONTIN, R. C. - *Biologia como Ideologia*, Relógio d`Água, Lisboa, 1998.

LIMA, A. C. T. - "Olhar a corporeidade: da natureza à archeo-biologia, pela bioética teológica" - *I*, in: *Brotéria*, 167 (2008), 151-180; *Id. - Olhar a corporeidade: da natureza à archeo-biologia, pela bioética teológica - II*, in: *Brotéria*, 168 (2008), 291-304; *Id. - Bioética e Antropologia*, Colectânea Bioética Hoje -VIII, Serviço de Bioética e Ética Médica da Faculdade de Medicina da Universidade do Porto, Gráfica de Coimbra, Coimbra, 2004.

LIPOVETSKY, G. - *Le crépuscule du devoir. L'éthique indolore des nouveaux temps démocratiques*, Éditions Gallimard, Paris, 1992.

LOGOS - Enciclopédia Luso-Brasileira de Filosofia, 2. Editorial Verbo. Lisboa/São Paulo.

LOUREIRO, J. C.- *1. Dignidade humana: conteúdo e fundamentação*, in: NUNES, Rui e Cristina - *Genoma e dignidade humana.* Gráfica de Coimbra, Coimbra, 2002, 224-231.

LUIS MARTÍNEZ, J. ,S. J. - *De la Ética a la Bioética*, in: *Do Início ao Fim da Vida* (coord. de José Henrique Silveira de Brito), *Acta das Primeiras Jornadas de Bioética*, Funchal, 18 e 19 de Março de 2005, Publicações da Faculdade de Filosofia, Centro de Estudos Filosóficos, Universidade Católica Portuguesa, Braga, 2005.

MAGALHÃES, V. P. de, S.J. - *Qualidade de Vida: Desafios e Ambiguidades*, in: *Novos Desafios à Bioética*, Porto Editora, Porto, 2001, 222-224.

MAGALHÃES, V. P. de, PEREIRA, H. M. S.- *Pensar a Morte. 8 Palavras*, Edições Tanacitas, Coimbra, 2007.

MARCEL, G.- *Homo Viator: Prolégomènes à une Métaphysique de l'Espérance*, Ed. Montaigne, Aubier, 1944 ; *Id.Les hommes contre l'humain*, Fayard, Paris, 1951.

MARCUSE, H.; POPPER K. ; HORKHEIMER, M. - *A la búsqueda del sentido,* Ediciones Sígueme, Salamanca, 1998.

MARITAIN, R.- *Les Grandes Amitiés*, Descalée de Brouwer, Paris, 1944.

MARQUES, A.- "Qualidade de vida em doenças crónicas", in: *Novos Desafios à Bioética*, Porto Editora, Porto, 2001, 232-235.

MARTO, A. A.dos S. - *Esperança Cristã e Futuro do Homem*, Ed. do Autor, Porto, 1987.

MASÍA CLAVEL, J. - *El animal vulnerable*, Universidad Pontificia de Comillas, Madrid, 1997.

MASLOW, A. H. - *Motivation and Personality*, 2nd ed., Harper and Row, New York, 1970.

MAU, J. *et al.* - *Isonomia. Studien zur Gleichvorstellung im griechischen Denken*, Springer-Verlag, Berlín, 1964.

McCARTY, D. J. - *Treaty and Covenant. A Study in Form in the Ancient Oriental Documents and in the Old Testament,* Analecta Biblica,21 A, Roma, Pontifício Instituto Bíblico, Roma,1978.

McCORMICK, R. A. - "To Save or Let Die: The Dilemma of Modern Medicine", in: *Journal of the American Medical Association*, 229 (1974), 172-176.

MENÉRES, M.A. - *A Pegada do Yeti*, Circulo de Poesia, Livraria Morais Editora, Lisboa, 1962.

MENESES, R. D. B. de - *O Desvalido no Caminho: O Bom Samaritano como paradigma da Humanização em Saúde*, Edições Passionistas, Santa Maria da Feira, 2008; *Id.* - "Do Desvalido ao Samaritano: A Humanização em Saúde", in: *Eborensia,* Ano XVIII, nº 36, (2005), 87-101; *Id.* - "Do Desvalido Ao Samaritano: Paradigma de humanização Hospitalar", in: *Enfermagem Oncológica*, 33 (2005), 29-37; *Id.*- "'Misericórdia': do termo ao conceito na Humanização Plesiológica", in: *Mayéutica*, 30 (2004), 411- 420; *Id.* - "O Bom Samaritano; entre a norma e a virtude", in: *Atlântida*, XLVIII, (2003), 161-162; *Id.* - "Humanização Hospitalar: axiologia e ética", in: *Enfermagem Oncológica*, 27 (2003), 43-46; *Id.* - *Universi Autumnus,* in: *Humanística e Teologia*, 20 (1999), 23-40; *Id.* - *Ego Sanator tuus*, in: *Enfermagem Oncológica*, 10, (1999), 48-55; *Id.* - "Diagnóstico, prognóstico e teste", in: *Enfermagem Oncológica*, 1 (1992), 40-45; *Id.* - "Tautologia", in: *Enciclopédia Luso-Brasileira de Cultura*, vol. 17, Editorial Verbo, Lisboa, 1975, 1104-1105.

MENESES, R. D. B. de; RIBEIRO, M. de F. P. - "Vulnerabilidade como proximidade segundo a parábola do Bom Samaritano", in: *Carthaginensia*, 26 (2010), 155-167.

MENESES, R. D. B.; BRITO, J. H. S. - "O Valor e os Valores: leituras axiológicas", in: *Daímon. Revista de Filosofia*, 43 (2008), 122-149.

METZ, J. B. - *Sobre o Futuro do Cristianismo na Europa do Século XXI,* in: *Deus no século XXI e o futuro do cristianismo,* (coord. de Anselmo Borges), Campo das Letras, Porto, 2007, 431- 442.

MEZOMO, J. C. - *Gestão da Qualidade na Saúde*, Editora Manole, S. Paulo, 2001.

MILGROM, J. -"Studies in the Temple Scroll", in: *Journal of Biblical Literature*, 97 (1978), 501-523.

MILLER, A. - *A dor Industriosa*, Editorial Teorema, Santa Maria da Feira, 1999.

MIRANDA, G.- "O Sentido da Vida e a Aceitação da Morte", in: *Brotéria*, 150 (2000), 157-174.

MOLINARI, P. - "Santo", in: *Dicionário de Espiritualidade*, dirigido por Stefano de Fiores e Tullo Goffi, 2ª edição, Paulus,S.Paulo, 1993.

MOLTMANN, J.- *Theologie der Hoffnung*, München, 1964 (trad. Cast., *Teología de la esperanza*, 2ª ed., Ediciones Sígueme, Salamanca, 1972; *Id.- El Dios Crucificado*, tradução do alemão, Sígueme, Salamanca, 1975; *Id. - Futuro della creazione*, Queriniana, Brescia, 1980; *Id. - Sufrimiento de Dios: Esperanza del mundo.* Managua, 1992; *Id. - Gott in der Schöpfung*, 3° ed., Kaiser, München, 1987.

MONTEIRO, A. - "Génesis: do sonho à esperança da Terra Prometida", in: *Gênesis: Do Sonho à Esperança da Terra Prometida*, IX Semana Bíblica Nacional, Difusora Bíblica, Lisboa, 1987, 8-12.

MORA, J.F. - *Diccionário de Filosofia*, tomo - II, Círculo de Lectores, Barcelona, 1991.

MOURA,C. - *Século XXI. Século do Envelhecimento*, Lusociência, Edições Técnicas e Científicas, Loures, 2006.

NAZARET, J. M - *Aspectos demográficos da fecundidade,* in: *Novos .Desafios à Bioética*, Porto Editora, Porto, 2001, 69-73; *Id. - Introdução à demografia*, Presença, Lisboa, 1996.

NELSON ,O. - "Zubiri en la antropologia médica de Laín Entralgo", in: *Actas del IV Seminário de História de la Filosofia Española e Iberoamericana*, Ediciones Universidad de Salamanca, Salamanca, 1990, 473-485.

NERI, A. L. - *Qualidade de vida na velhice e atendimento familiar*, in: DUARTE; Y. A. O., DIOGO, M: J. D. *et al. - Atendimento familiar: um enfoque gerontológico*, Artheneu, São Paulo, 2000; *Id. - Qualidade de vida no adulto maduro: Interpretações teóricas e evidências de pesquisa in*: NERI, A. L. *et al.- Qualidade de Vida e Idade Madura*, Editora Papirus, S. Paulo, 1999.

NEVES, J. C. das - *O Drama do Mal do Mundo*, in: *Gênesis: Do Sonho à Esperança da Terra Prometida*, IX Semana Bíblica Nacional, Difusora Bíblica, Lisboa, 1987, 115-130.

NEVES, M.do C.P. - *Bioética Simples*, Editorial Verbo, Lisboa, 2007; *Id.* - "Ética e experimentação humana: novas vulnerabilidades.",in: *Cadernos de Bioética,* 42 (2006), 269-283; *Id.*- "Sentidos da vulnerabilidade: características, condição, princípio", in: *Revista Brasileira de Bioética*, 2, 2 (2006) 157-172; *Id. - O primado do ser humano,* in: *Direitos do homem e biomedicina*, Universidade Católica Editora, Lisboa, 2003, 27-44; *Id. - O genoma e a identidade da pessoa,* in: *Genoma e dignidade humana.* (coords. Rui Nunes e Cristina Nunes), Gráfica de Coimbra, Coimbra, 2002, 25-35; *Id. - A bioética de ontem, hoje e amanhã: interpretação de um percurso*, in: *Novos Desafios à Bioética*, (coord. de Luís Archer, Walter Osswald e Michel Renaud), Porto Editora, Lisboa, 2001, 20-30; *Id.* -"O Sentido da morte na vida dos homens", in: *Cadernos de Bio-Ética: Morte e Morrer,* 12 (1996), 7-18; *Id.- Bioética Especial II, 6 - No início da vida: - O começo da vida humana",* in: *Bioética,* (coord. de Luís Archer, Jorge Biscaia e Walter Osswald), Editorial Verbo, Lisboa, 1996175-183; *Id.*- "O que é a Bioética? " in: *Cadernos de Bio-ética*, 11 (1996), 7-27; *Id. - A Bioética como expressão de um novo saber. 1. Origem e natureza da bioética*, in: *Comissões de ética: das bases teóricas à actividade quotidiana*, Centro de Estudos de Bioética, Açores, 1996, 25-44; *Id. - Fundamentação Antropológica da Bioética*, http://www.portalmedico.org.br/revista/bio1v4/fundament.html.

NOGUEIRA, A.- *Competências dos cuidadores principais: perspectiva dos enfermeiros comunitários.* (Tese de Doutoramento policopiada). Universidade Portucalense, Porto, 2008.

NOVA BÍBLIA DOS CAPUCHINHOS - Difusora Bíblica, Lisboa/Fátima, 1998.

NUNES, E. P. L.- *Identidade e Pessoalidade: Um Caminho e um Processo*, in: DINIS A. ; CURADO J. M. (org.) - *Consciência e Cognição*, Publicações da Faculdade de Filosofia da UCP, Braga, 1993, 97-107. *Id. - O Outro e o Rosto. Problemas da Alteridade em Emmanuel Lévinas*, Publicações da Faculdade de Filosofia da UCP, Braga, 1993.

NUNES, R. - *Humanização na doença terminal,* in: *Comissões de Ética: das bases teóricas à actividade quotidiana*, (coord. de Maria do Céu Patrão Neves), Centro de Estudos de Bioética/Pólo Açores, 131-146.

NUNES, R. - *Questões Éticas do Diagnóstico Pré-Natal da Doença Genética*, Edição do Autor, Porto, 1995.

ORGANIZAÇÃO MUNDIAL DE SAÚDE - *Constituição.* Nova York: OMS, 1946.

OSSWALD, W. - *É a Bioética interdisciplinar ou transdisciplinar?,* in: *Cadernos do Mosteiro*, Gráfica de Coimbra, Coimbra, 2007, 109-113; *Id.*- "Quem cuida de quem cuida", in: *Cadernos do Mosteiro*, Gráfica de Coimbra - 2, Coimbra, 2007, 269-274; *Id.* - "Da Bipolarização à Triangulação: A Relação Médico-Doente", in: *Um fio de ética, (Exercícios e Reflexões),* 2ª edição revista, Gráfica de Coimbra, 2004, 26-31; *Id. - Humanizar a saúde,* in: *Um fio de ética, (Exercícios e Reflexões)*, 2ª edição, Gráfica de Coimbra, Coimbra, 2004,. 61-63; *Id.* - "Humanização, ética, solidariedade", in: *Cadernos de Bioética*, 29 (2002), 15-20; *Id.* - "Medicina e arte: uma ressonância", in: *Revista Portuguesa de Psicossomática*, Vol. 4, nº2 (2002), 60-62; *Id.* -"Humanização, ética, solidariedade", in: *Cadernos de Bioética*, 29 (2002), 15-21; *Id. - Um Fio de Ética,* Editor Instituto de Investigação e Formação Cardiovascular, Coimbra, 2001; *Id.* -"Progresso da Ciência-sentido e limites", in: *Novos Desafios à Bioética*, (coord. de Luís Archer, Jorge Biscaia, Walter Osswald e Michel Renaud), Porto Editoria, Porto, 2001, 9-12.

PACHECO, S. - *Cuidar a Pessoa em Fase Terminal*, Lusociência, Loures, 2002.

PACINI, R. - *Servire la vita:termi di bioética,* Città Nuova Editrice, Roma, 1993, 115-116.

PANNENBERG, W. - *El filósofo del nihilismo*" in: *Una Historia de la Filosofía desde la Idea de Dios*, trad. de Rafael Fernández de Mururi Duque, Ediciones Sígueme, Salamanca, 2002.

PANZINI, R. G. ; ROCHA, N. S. da; BANDEIRA, D.; FLECK, M.P. de A. - "Espiritualidade/religiosidade e qualidade de vida", in: FLECK, Marcelo P. A. e Colaboradores - *A avaliação de qualidade de vida: Guia para profissionais de saúde*, Artmed Editora, São Paulo, 2008, 177-196.

PASCAL, B. - *Pensamentos, Colecção Grandes Filósofos*, trad. Salette Tavares, Livraria Morais Editora, Lisboa, 2008.

PASCHOAL, S. M. P. - "Qualidade de Vida na velhice", in: FREITAS, E. V. *et al.*- *Tratado de Geriatria e Gerontologia*, Guanabara Koogan, Rio de Janeiro, 2005; *Id.* - *Qualidade de Vida do idoso: elaboração de um instrumento que privilegia a sua opinião*, Dissertação apresentada na Faculdade de Medicina da Universidade de São Paulo, para a obtenção do título de Mestre em Medicina, São Paulo, 2000.

PATRICK, D.- *Patient report Outcomes* (PROs): *an organizing tool for concepts, measures and applications*, in: *Mapi Research Institute Newsletter*, 31, (2003), 1-5.

PATRICK, D. L.; DEYO, R. A. - *Generic and disease-specific measures in assessing health status and quality of life*, in: *Medical Care*, 27 (1989), 217.

PAÚL, C.; FONSECA, A. M. - *Envelhecer em Portugal*. Climepsi, Lisboa, 2005.

PAÚL, C.; FONSECA, A. M.; CRUZ, F.; CEREJO, A. - "EXCELSA : Estudo piloto sobre envelhecimento humano em Portugal", in: *Psicologia: Teoria, Investigação e Prática*, 2 (2001), 415-426.

PESSOA, F.- "*Autopsicografia*", in: *Obras Completas de Fernando Pessoa, I Poesias*, 17ª Edição, Colecção fundada por Luís Montalvor, Editorial Nova Ática, Lisboa, 2006.

PETERSON, D. ; TOMPKINS, C.J. - *Adult education*, in: M.D. Mezey (Ed.), *The encyclopedia of the elder care,* Prometheus Books, New York, 2004.

PHILLIPS, D. - *Quality of Life: Concept, policy and practice*. Taylor and Francis and Library, Abingdon, 2006.

PITA, J. R.- *História da Farmácia*, Minerva, Coimbra, 1998.

PLASTARAS, J.- *The God of Exodus. The Theology of the Exodus Narratives*, Impact Books, the Bruce Publishing Company, Milwankee, 1966.

POTTER, Van Rensselaer - " Bioethics, the Science of Survival, Perspective" in: *Biology and Medicine,* 14 (1970), 127-153; *Id.* - *Bioethics. Bridge to the Future*, Prentice- Hall, Englewood Cliffs 1971; *Id.* - "Humility with Responsibility: A Bioethics for Oncologists", in: *Cancer Research*, 35 (1975), 2297-2306; *Id.* - *Global Bioethics. Building on the Leopold Legacy*, Michigan University Press, Michigan 1988; *Id.* -

"Getting to the Year 3000: can global bioethics overcome evolution's fatal flaw?", in: *Perspectives in Biology and Medicine,* 34 (1990), 89-98; *Id.* -"Global Bioethics: linking genes to ethical behavior", in: *Perspectives in Biology and Medicine*, 39 (1995), 118-131; *Id.* -"Bioetica globale: la mia filosofía", in: RUSSO, G.- (a cura di) Bilancio di 25 anni di bioetica. Un rapporto dai pionieri, ElleDiCi, Leumann, 1997, -81; *Id.* - "Bioética global e sobrevivência humana", in: BARCHIFONTAINE, Christian de Paul de - PESSINI, Leo *et al* .- *Bioética. Alguns desafios*, 2ª edição, Loyola, São Paulo, 2001, 337-347.

POWER, M. J.; DALGLEISH, T. - *Cognition and emotion: from order to disorder*, Psychology Press, Hove, 1997.

PRIVITERA, S. - "Ética narrativa, valor "vida" e gerações futuras", in: *Ética da vida, vitalidade da ética*, Gabinete de Investigação de Bioética da Universidade Católica Portuguesa, Porto, 1977, 13-20; *Id.* - *Il volto morale dell'uomo – Avvio allo studio dell'etica filosofica e teologica.* Acireale 2ª ed., Ed. ISB (Istituto Siciliano di Bioética), Sicília, 1999; *Id.* - *Il contributo della teologia alla bioética,* Edizioni Camilliane, Torino, 1998.

RAHNER, K. *et al.* - *Sacramentum Mundi*, Herder, Barcelona, 1986.

RAMOS, H. V. – "Qualidade de vida e envelhecimento", in: *Novos Desafios à Bioética*, Porto Editora, Porto, 2001, 225-231.

REGENSDORF, K. H. - *Il Vangelo secondo Luca*, tradução do alemão, Paideia, Brescia, 1963.

REICH, W. T. - "A educação para os afectos", in: *Cadernos de Bioética*, 26 (2001), 89-97; *Id.*- "A Dignidade Humana reflexão retrospectiva e prospectiva", in: *Cadernos de Bioética*, 23 (2000), 15-36.

RENAUD, M. - "Técnica e Humanismo", in: *Revista Portuguesa de Filosofia*, 62 (2006), 207-214; *Id.* - "A Bioética e as Novas Formas de Violência", in: *Revista Portuguesa de Bioética*, 32 (2003), 5-11; *Id.* - "O Clone Humano, Pessoa ou não Pessoa?" in: *Cadernos de Bioética*, 22 (2000), 83-94; *Id.* - *A tensão entre o bem da pessoa e o bem comum,* in: *Bem da Pessoa Humana e Bem comum: Um Desafio à Bioética*, Edição organizada pelo Centro de Estudos de Bioética, Coimbra, 1998, 9 -16; *Id.* - "A Decisão Ética: factores particularmente relevantes da problemática contemporânea", in: *Brotéria*, 145 (1997), 39-57; *Id.*- *O Homem como Destino Pessoal, in*: *O Cérebro e o Espírito*, Colóquio realizado em Novembro de 1985, pela Associação de Médicos Católicos Portugueses, no Auditório da Universidade de Coimbra, Oficinas da Imprensa de Coimbra, Coimbra, 1986, 203-245; *Id.*- *Vulnerabilidade e Espiritualidade* (Em homenagem ao Dr. Jorge Biscaia)", texto fornecido aos alunos dos Estudos Avançados no âmbito do Doutoramento em Bioética, Instituto de Bioética da Universidade Católica Portuguesa, no ano lectivo de 2008/2009, Porto,1-7; *Id.*- *Do espírito à espiritualidade*, texto fornecido aos alunos dos Estudos Avançados no âmbito do Doutoramento em Bioética, Instituto de Bioética da Universidade Católica Portuguesa, no ano lectivo de 2008/2009, Porto, 153-168.

REY, L. - *Dicionário de Termos Técnicos de Medicina e Saúde*, Guanabara, Rio de Janeiro, 1999.

RIBEIRO, J. L. P. - "Qualidade de vida", in: *Psicologia e Saúde*, (2005), 95-102.

RIBEIRO, M.de F.P. - *O Idoso na Família Comtemporânea. Estudo Exploratório* , Dissertação de Mestrado em Bioética e Ética Médica pela Faculdade de Medicina da Universidade do Porto, 2003.

RIBEIRO, M. T. - "Que sofrimento? Que morte?", in: *Brotéria*, 160 (2005), 229-251.

RICOUER, P.- *Sobre a Tradução*, trad. de Maria Jorge Vilar de Figueiredo, Edições Cotovia, Lisboa, 2005; *Id. - Soi-même comme un autre,* Éditions du Seuil, Paris, 1990 ; *Id. - Finitude et culpabilité*, 1, *L' Homme Faillible*, Aubier, Paris, 1960.

RIFKIN, J. - *O Século da Biotecnologia, A criação de um novo mundo*, trad. de Fernando Oliveira, Publicações Europa-América ,Mem Martins, 2001.

ROCHA, N. S.- *Associação entre estado de saúde, espiritualidade/religiosidade/crenças pessoais e qualidade de vida*. 2002. Dissertação (Mestrado em Ciências Médicas: Psiquiatria) Faculdade de Medicina, Universidade Federal do Rio Grande do Sul, Porto Alegre, 2002.

ROJAS, H. - *O Amor Inteligente. Coração e Cabeça: Chaves para Construir um Casal Feliz*, trad. de Margarida Osório Gonçalves, Gráfica de Coimbra, Coimbra, 2000; *Id. - O Homem Light: Uma Vida Sem Valores*, Gráfica de Coimbra, Coimbra, 1994.

ROMANO, M. L. - 'Vita' e 'Qualità della vita'- Relazione d'aiuto e volontariato in oncologia", in*: Revista Bioética e Cultura,* VI, 12, (1997), 141-159.

ROSENZWEIG, F.- *Der Stern der Erlösung*, M. Nijhoff, Den Haag, 1976. (Trad. Francesa, - *L'Étoile de la Rédemption*, Seuil, Paris, 1982).

ROSS, L. - "The Spiritual Dimension: its Importance to Patient's Health, Well-being and Quality of Life and its Implications for Nursing Practice", in: *International Journal of Nurse Studies*, V. 32, (1995), 457-468.

RUIZ DE LA PEÑA, J. L.- *La Otra Dimensión: escatología cristiana*, Sal Terrae, Santander, 1986.

RUSSO, G. - " Potter Van Rensselaer, L'idea originaria di bioética", in: *Itinerarium*, 2 (1994), 11-25.

SÁ, E.- "A Identidade é um Vínculo", in: *Cadernos de Bioética*, 22 (2000), 17-20.

SAMPAIO, D. -*Ninguém Morre Sozinho : O adolescente e o suicídio*, 6ª edição, Editorial Caminho, Lisboa, 1991.

SANDMAN, L. - *La "Quality of life" come fine nella filosofia dell'Hospice svedese,* in: *Conchiglie*, nº 5. Acireale (CT): ISB. A cura di Salvatore Privitera: *Vivere 'bene' nonostante tutto*. 1999, 97-115.

SANCTI GREGORII NYSSENI - *Opera Omnia, Oratio Catechetica*, cap. XXIV, col. 63/64, *tomus secundus,* J. MIGNE , *Patrologiae Latinae, Parisiis,* 1963.

SANCTI HILARII - *Opera Omnia, De Trinitate, Liber* II, 41, J. MIGNE *Patrologiae Latinae, Parisiis,* 1845.

SANTE, C. di - *Responsabilitá. L'io-per-l'altro*, Fossano, Roma, 1996.

SCHILLEBEECKX, E. - *Identidade Cristã: Desafio e Desafiada. A propósito da extrema proximidade de Deus não-experimentável*, in: *Deus no século XXI e o futuro do cristianismo*, (coord. de Anselmo Borges), Campo das Letras, Porto, 2007, 4005-429.

SCHŰLLER, B. - *L'uomo veramente uomo*, tradução do alemão, Ofter, Palermo, 1987.

SCHWEITZER, A. - *Rispetto per la vita*, Claudiana Editrice, Torino, 1994.

SERRÃO, Daniel - *Procurar a Sabedoria, Partilhar o Conhecimento*, Cofanor, Formação, Porto, 2010; *Id.* - "Elogio Académico do Professor Barahona Fernandes", in: *Na Academia das Ciências,* Edição do Autor, 2010; *Id.*- "Notas Breves. Os Seniores — um novo estatuto social emergente", in: *Brotéria* 170 (2010), 11-15; *Id.* - *Autonomia : um difícil conceito,* in: *Revista Portuguesa de Bioética*, (2009), 175-185; *Id.* - "Utopie et Bioétique, in: *Histoire Transnationale de L'Utopie Littéraire et de L'Utopisme*" (coordonnée par TROUSSON, Raymond et FORTUNATI, Vita, Honoré Champion Éditeur, Paris, (2008), 1095-1102; *Id.* - *Questões de Bioética,* in: *Deus no século XXI e o futuro do cristianismo,* (coord. de Anselmo Borges), Campo das Letras, Porto, 2007,333-345; *Id.* - *A Pessoa Humana com Deficiência, como um Valor,* Conferência Inaugural do Fórum de Enfermagem de Reabilitação, Fórum Cultural de Ermesinde, 30 de Maio de 2006, 1-9; *Id.*- "A Transformação dos Valores na Sociedade de Comunicação", in: *Revista Portuguesa de Filosofia*, 62 (2006), 215-223; *Id.* - *After Poter, que futuro para a bioética global* ,in: *Bioética ou Bioéticas na Evolução das Sociedades*, (coord. de Maria do Céu Patrão Neves e de Manuela Lima) Centro de Estudos de Bioética dos Açores, Edição Luso-Brasileira, Gráfica de Coimbra - 2 Publicações Lda e Centro Universitário São Camilo, 2005, 271-281; *Id.* - "Prefácio", in: LIMA, António Carneiro Torres - *Bioética e Antropologia*, Colectânea Bioética Hoje - VIII, Serviço de Bioética e Ética Médica da Faculdade de Medicina da Universidade do Porto, Gráfica de Coimbra, Coimbra, 2004, 15-18; *Id.* - *Prefácio: uma biografia de Corino Andrade,* in: SILVA, Maria Augusta, *Biografia de Corino Andrade: Excelência de uma Vida*", Fundação Galaxo-Smith Kline das Ciências da Saúde, Lisboa, 2002; *Id.*- *Sobrevivência ou extinção da espécie humana,* in: *Novos Desafios à Bioética* (coord. de Luís Archer, Jorge Biscaia, Walter Osswald e Michel Renaud, Porto Editora, Porto, 2001, 317-322; *Id.*- "A criação e o genoma", in: *Brotéria*, 153, (2001), 803-813; *Id.* - *Há pensamento bioético em Paul Ricoeur?*, in: *A Filosofia de Paul Ricoeur*, (coord. de Fernanda Henriques), Ariadne Editora, Coimbra, 2000; *Id.* - "*Archeo*-biologia e Bioética: um encontro não conflituoso", in: *Ars Interpretandi-Diálogo e Tempo*, Homenagem a Miguel Baptista Pereira (coord. de Anselmo Borges, António Pedro Pita e João Maria André), Fundação Eng. António de Almeida, Porto, 2000, 235-264; *Id.*- "O Homem entre a Natureza e a Transcendência", in: *Revista Portuguesa de Ciências Veterinárias*, 95 (533): 4-9, 2000 (Suplemento, 28 (109), 2000), 7-8*; Id.* - O Encontro "A dignidade da pessoa no ocaso da vida", in: *Brotéria*, 150 (2000), 137-139; *Id.- A dor humana e o mistério do sofrimento,* in: *Dor oncológica e unidades de dor*, Unidade de Tratamento da Dor do Hospital Distrital do Fundão, Novembro 1999; *Id.*- "Bioética: a aventura de uma utopia saudável", in: *Colóquio/Ciência,* 18 (1996), 59-66; *Id.* - "O Delito do Corpo. Análise de um arqueobiologista", in: *Revista Portuguesa de Psicanálise*, 15 (1996), 17-25; *Id.* - *Tecnologias de Alto Risco,* in: *Bioética* (coordenação de Luís Archer, Jorge Biscaia e Walter Oswald), Editorial Verbo, Lisboa/São Paulo, 1996, 82-83; *Id.*- "Direitos das Pessoas Doentes: Uma revolução tranquila e benfazeja", in: *Brotéria*, 143 (1996), 495 -501; *Id.* - "A Célula Normal e Patológica:Notas para uma Teoria Integradora", in: *Arquivos de Medicina*, 10 (1996), 75-78; *Id.*- *Origem científica e âmbito transcientífico da Bio-ética,* in: *A Bioética e o futuro*. Academia das Ciências de Lisboa, Lisboa, 1995, 45-61; *Id.* - *A Bioética, Ponte para o Futuro,* in: *A Bioética e o Futuro*, Publicações do II Centenário da Academia de Ciências de Lisboa, Lisboa, 1995, 163-165; *Id.* - O *Direito à Saúde e a Distribuição dos Recursos Escassos,*in: *Comissões de Ética: das bases teóricas à actividade quotidiana* (coordenação de Maria do Céu Patrão Neves), Publicação do Centro de Estudos de Bioética/Pólo Açores, 1996, 87-99; *Id.* - *Uma Leitura Archeo-Biológica do Cancro Humano*, in: *Academia Galega de Ciencias*, Xornadas Luso-Galaicas de Ciências 1990-1992, Minerva, Santiago, 1993, 99-109; *Id.*- "As grandes questões antropológicas provocadas pelo desenvolvimento científico e tecnológico", in: *Humanística e Teologia*, 13, (1992), 163-176; *Id.* - *Vida humana, um projecto e uma relação?,* in: *Da Vida à Morte*, Gráfica de Coimbra, Coimbra, 1988, 87-105; *Id.* -"Vulnerabilidade: uma proposta ética", in: *Revista: Autopoética, Sentir, Pensar e Agir*, 1990; Disponível online, in: http:www.danielserrão.com/gca/index.php?id=124. Acedido em 9 de Agosto de 2010.

SÈVE, L. - *Pour une critique de la raison bioéthique*, Odile Jacob, Paris, 1994.

SGRECCIA, E. - "A dignidade da pessoa humana na bioética de inspiração católica", in: *Cadernos de bioética*, 32 (2003), 97-109; *Id.* - *Manual de Bioética - Fundamentos e ética biomédica*. Trad. Orlando Moreira, Edições Loyola, São Paulo, 2002.

SIMON, R. - "Vers une nouvelle approche de la responsabilité", in: *Église et Théologie*, 26 (1995), 17-18.

SOCIEDADE PORTUGUESA DE GENÉTICA HUMANA - *ADN 50: Cinquenta anos depois da descoberta do segredo da Vida*, Britsh Council DNA 50, Lisboa, 2003.

SOROMENHO-MARQUES, V. - *A Bioética e o Desafio da Pós-Humanidade: Seis Teses Críticas,* in: *Bioética ou Bioéticas na Evolução das Sociedades*, (coord. de Maria do Céu Patrão Neves e de Manuela Lima) Centro de Estudos de Bioética dos Açores, Edição Luso-Brasileira, Gráfica de Coimbra - 2 Publicações Lda e Centro Universitário São Camilo, 2005, 101-140; *Id.*- *O Relógio Vivo. O Pensamento biológico e a herança cartesiana*, in: *Descartes, Leibniz e a Modernidade*, (coord. de Leonel Ribeiro dos Santos, Pedro M. S. Alves e Adelino Cardoso), Edições Colibri, Lisboa, 1998, 415-426.

STANSFELD, W.D.; COLOMÉ, J. S.; CANO, R. J. - *Biologia Molecular e Celular,* trad. de Céu Correia *et al.*, Editora McGraw-Hill de Portugal, Lisboa, 1998.

STEINBECK, J. - *A leste do paraíso, Colecção Mil Folhas, Guia de Leitura*, Público Comunicação Social, Porto, 2004.

SZASZ, Th. - *La théologie de la médecine*, Biblioteque Payot, Paris, 1980.

THE WHOQOL GROUP - Development of The World Health Organization WHOQOL-BREF Quality of Life Assessment, in: *Psychological Medicine*, v. 28, 1998b , 551-558.

THE WHOQOL GROUP - The World Health Organization Quality of Life Assessment (WHOQOL): position paper from the world health organization, in: *Social Science and Medecine*, v. 41, 1995, 1403-1409.

THE WHOQOL GROUP - The World Health Organization Quality of Life Assessment (WHOQOL): position paper from the world health organization, in: *Social Science and Medecine*, v. 41, 1995 , 1403-1409.

THE WHOQOL GRUP - WHOQOL and Spirituality, Religiousness and Personal Beliefs (SRPB), *Report on WHO Consultation*, WHO/MSA/MHP/98. 2, 2-23, 1998.

THOMPSON, E. (org.) - “Between Ourselves. Second-Person Issues”, in: *the Study of Consciousness*, Imprint Academic, Thorverton, 2001.

TOCQUET, R. - *Los poderes de la voluntad*, Herder, Barcelona, 1987.

TORRABA, F. - *Antropologia del cuidar*, Instituto Borja de Bioética, Madrid, 1998.

TORTOSA, J.M. - *Personas Mayores y Malos Tratos*, Edições Pirâmide, Madrid, 2004.

TOSTES, M. A. — *Qualidade de vida de mulheres com infecção pelo vírus da imunodeficiência adquirida*. Tese apresentada à Universidade Federal do Rio de Janeiro – Instituto de Psiquiatria – para obtenção do Título de Doutor em Medicina. Rio de Janeiro, 1998.

TUDELA, J. A. - “Porqué escuchar a Lévinas?”, in: *Studium, Filosofia y Teologia*, 4 (2001), 147-180.

VATTIMO, G. - *Il senso della vita*, *La Stampa*, 27 de Agosto de 1998, 1 - 8.

VAZ, A. dos Santos, - *A Visão das Origens em Gêneses 2,4b - 3,24. Coerência Temática e Unidade Literária*, Didaskalia – Edições Carmelo, Lisboa, 1996; *Id.* - “Iluminação Bíblica da Ética da Vida”, in: *Revista de Espiritualidade*, 29 (2000), 39-79.

VEIGA, M. A. da - “Duas Meditações sobre o Valor”, in: *Revista Portuguesa de Filosofia*, 55 (1999), 106-107.

VIEIRA, E. B. - *Manual de gerontologia: um guia prático para profissionais, cuidadores e familiares,* Revinter, Rio de Janeiro, 1996.

VILA-CHÃ, J.J. - *A Palvra, o Texto e a Morte: a abordagem de Hans-Georg Gadamer, in: H.-G. Gadamer: Experiência, Linguagem e Interpretação*, Universidade Católica Editora, Lisboa, 2003, 41-56.

VILAR I PLANAS DE FARNÉS, J. - *Antropología del dolor: Sombras que son luz*, EUNSA, Pamplona, 1989.

VON RAD, G. - *Teología del Antiguo Testamento*, I, trad. da 5ª ed. alemã por V. M. Sánchez, ed, preparada por L. Alonso-Schökel, *Lux Mundi,* 28, Sígueme, Salamanca, 1972; *Id.* - *Teología del Antiguo Testamento*, II, trad. da 5ª ed. Alemã por F.

C. V. Romero, ed, preparada por L. Alonso-Schökel, *Lux Mundi,* 28-29, Ediciones Sígueme, Salamanca, 1972.

WATSON, J.D. - *Molecular Biology of the Gene*, Menlo Park, W. A. Benjamim, Inc., 3.ª Ed., Califórnia, 1976; *Id. - A dupla Hélice,* (trad.) Gradiva, Lisboa, 1994.

WEIZSËCKER, E. Von *et al.* - *Offene Systeme I Beiträge zur Zeitstruktur von Information, Entropie und Evolution*, Stuttgart, 1974.

WHITEHEAD, A. N. - « A experiência como Actividade", in: *Simbolismo — o seu Significado e Efeitos*, trad. de Artur Morão, Edições 70, Lisboa, 1987, 18-19; *Id.* - *Concept of Nature*, Cambridge University Press, 1964.

WILSON, E. O. - *Sociobiology, The New Synthesis*, Belknap Press, Cambridge, Mass., 1975.

WOLFF, H. W. - *Antropología del Antiguo Testamento*, trad. do alemão por S. T. Tovar, Biblioteca de Estudios Bíblicos, 3ª Edición, Ediciones Sígueme, Salamanca, 2001.

WOOD, H. G. - In *Bioética y Derechos Humanos*,Universidad Nacional Autónoma de México. México, 1992, 29-31.

WU, a. W., HAYS, R. D., KELLY, S., *et al.* - "Applications of the Medical Outcomes Study health-related quality of life measures in HIV/AIDS", in: *Quality of Life Research*, 6 (1997), 531-554.

ZIMMERMANN, J.J. ; FLECK, M. P. - *A vida na idade adulta,*. in: FLECK, Marcelo P. A. (colab.) - *A avaliação de qualidade de vida: Guia para profissionais de saúde*, Artmed Editora, São Paulo, 168-176.

ZIMPEL, R. e FLECK, M. P. A. - *Qualidade de vida em pacientes com HIV/AIDS: conceitos gerais e resultados de um estudo brasileiro,* in: FLECK, Marcelo P. A.(colab.) - *A avaliação de qualidade de vida: Guia para profissionais de saúde*, Artmed Editora, São Paulo, 157-167.

ZUCCARO, C. - *La Vita umana nella riflessione etica*, Queriniana, Brescia, 2000.

ANTÓNIO CARNEIRO TORRES LIMA

antonio.torres.lima@gmail.com

Mestre em Bioética e Ética Médica pela Faculdade de Medicina da Universidade do Porto. Membro da Sociedade Portuguesa de Bioética e perito para a área da Antropologia. Doutorando em Bioética e Investigador no Instituto de Bioética da Universidade Católica Portuguesa no Projecto "Natureza e Ética" (POCI/FIL/60410/2004-2010). Publicou vários artigos em revistas nacionais e internacionais. Tem participações em congressos nacionais e internacionais. Publicou o livro: *Bioética e Antropologia*, Colectânea Bioética Hoje -VIII, Serviço de Bioética e Ética Médica, Faculdade de Medicina da Universidade do Porto. Edição Gráfica de Coimbra, Coimbra, 2004.

JOÃO ALÍRIO XAVIER BEZERRA

xavbeze@hotmail.com

Teólogo. Sacerdote e Religioso da Congregação dos Missionários Passionistas. Duas Licenciaturas (Teologia na Pontificia Universidade *Angelicum* – Roma; Línguas e Literaturas Clássicas e Português, na Faculdade de Letras da Universidade de Coimbra); Pós-Graduado em Património Cultural, na UCP -Pólo Viseu; Membro da Comissão de Ética do Hospital de S. Sebastião (Stª Mª da Feira), Professor de Português, Latim, Grego, Jornalismo, História Geral das Civilizações, Geologia, Mineralogia, Francês, Religião e Moral, etc, durante 36 anos; Director do Boletim 'Família Passionista', há 24 anos; Director do Jornal 'Alegria e Juventude' há 30 anos. Escritor de várias peças de teatro, todas publicadas. Articulista. Escritor de várias obras, das quais se salienta "Subsídios para uma outra Leitura do Bom Jesus do Monte – Braga" (tese de pós-Graduação em Património Cultural) na UCP - Pólo Viseu. Mestre em Bioética Teológica pela Universidade Católica Portuguesa, Centro Regional do Porto. Doutorando, em Bioética, na Universidade Católica, Centro Regional do Porto. Publicou vários artigos em revistas nacionais e internacionais. Tem paricipações em congressos nacionais e internacionais. Publicou o livro: *Contributos para uma Outra Qualidade de Vida no âmbito da Bioética Teológica*, Editora de Abel Antônio Bezerra, Braga, 2004.

RAMIRO DÉLIO BORGES DE MENESES
borges272@gmail.com
Filósofo e especialista em Filosofia da Matemática e da Física. É Médico de Clínica Geral e Farmacêutico. *Paret lauream in Applicata Ethica,* na Faculdade de Filosofia da Universidade Católica Portuguesa - Centro Regional de Braga *(Societatis Iesu).* Tem publicado em diversas revistas de filosofia e teologia, internacionais indexadas, tais como: *Information Philosophica* (Vaticano) *Endoxa* (Madrid), *Eidos* (Colombia), *Gregorianum* (Vaticano), *Kant Studien* (Mainz), *Parerga* (Varsóvia), *Theologica Xaveriana* (Bogotá) *Studia Moralia* (Vaticano), *Sapientia* (Buenos Aires) e *Revista de Cultura Teológica* (S. Paulo); revistas nacionais: *Humanistica e Teologia* (Porto) e *Enfermagem Oncológica* (Porto), tendo feito recensões de filosofia das ciências e de lógica matemática nas seguintes revistas: *Humanística e Teologia* (Porto) e *Revista Portuguesa de Filosofia* (Braga). Participou em congressos nacionais e internacionais. Publicou dois livros: *S.Tomás de Aquino - Princípios da Natureza*, Porto: Porto Editora, 2001 (tradução do latim) e *O Desvalido no Caminho: O Bom Samaritano como paradigma de humanização em saúde,* Edições Passionistas, Santa Maria da Feira, 2008. No prelo, encontra-se outro livro sobre a parábola do Bom Samaritano, nas Edições Passionistas. No Vaticano, será publicado, na I F Press, Roma, um livro electrónico (*e-Book*) igualmente sobre a Parábola do Bom Samaritano (Lc 10, 25-37). Foi professor convidado da Faculdade de Teologia da Universidade Católica e da Faculdade de Farmácia da Universidade do Porto. Foi assistente do Pre. Vitorino de Sousa Alves, S.J., na Faculdade de Filosofia de Braga da Universidade Católica Portuguesa, entre 1974/76. Actualmente, lecciona no Instituto Politécnico de Saúde do Norte (Gandra e Famalicão). Igualmente, na Gandra, é Professor do Instituto Superior de Ciências da Saúde do Norte, nos mestrados integrados de Medicina Dentária, Ciências Farmacêuticas e licenciatura em Bioquímica. É investigador-sénior no Instituto de Bioética da Universidade Católica Portuguesa e, também, na mesma Universidade, na Faculdade de Filosofia, investigador do Centro de Estudos Filosóficos.Em Varsóvia, na Faculdade de Filosofia da Universidade Estatal, está integrado num projecto de Investigação sobre Filosofia da Matemática e Filosofia da Física. È membro de algumas Sociedades Internacionais de Filosofia, desde New York (USA) até S. Paulo (Brasil). É consultor científico das seguintes revistas: *Ser Saúde* (Póvoa do Lenhoso) e *Enfermagem Oncológica* (Porto). Pertence ao Conselho de Redacção da revista internacional indexada "Información Filosófica" (Cidade do Vaticano, Roma).

ADALBERTO HILLER

hiller@ufp.pt

Doutorando em Bioética, pelo Instituto de Bioética da Universidade Católica Portuguesa – Centro Regional do Porto e Investigador do mesmo Instituto. É Professor de Bioética no Instituto Português de Naturologia, Porto e Braga, e Director da Universidade Fernando Pessoa – Ponte de Lima – Portugal. Tem participado em Congressos, a nível nacional e internacional, e escrito em revistas nacionais e internacionais na área da Bioética e da Teologia.

CARLOS MANUEL COSTA GOMES

cgomes@porto.ucp.pt

Teólogo, doutorando em Bioética pelo Instituto de Bioética da Universidade Católica Portuguesa – Centro Regional do Porto; Formador da Bolsa de Formadores da Faculdade de Teologia da UCP para áreas: Bioética, Ética, Antropologia e Moral; Formador de Educadores de Infância e Professores dos Ensinos Básicos e Secundário; é Investigador do Instituto de Bioética da Universidade Católica Portuguesa. Colaborador no Centro de Conservação e Restauro da Escola das Artes da UCP. Publicou vários artigos em revistas de especilidade e imprensa regional; participação em congressos, colóquios e seminários no âmbito da Bioética. É autor de diversas obras: *O desassossego interior do Homem* – OAZ, Editora Coraze, 2005; *Cesar, a alma e outras expressões do mistério da Vida* – OAZ, Editora Coraze, 2007; *Villa Cesari: Um tempo de vida um Tempo de história* – OAZ, Editora Coraze, 2008; *Senhora da Graça da Centenário restauração 1908:2008* – Editora Coraze, 2008; *Um olhar humano sobre o homem: da ética cristã à bioética* – Editorial Missões, 2009.

JOSÉ HENRIQUE SILVEIRA DE BRITO

jhsilveirabrito@gmail.com

Filósofo e especialista em Ética Aplicada e Bioética. Professor Associado, com Agregação, da Faculdade de Filosofia de Braga da Universidade Católica Portuguesa, de Axiologia e Ética Investigador-sénior do Instituto de Bioética da Universidade Católica - Centro Regional do Porto. Investigador do Centro de Estudos Filosóficos da Faculdade de Filosofia de Braga. Participou em muitos Congressos Nacionais e Internacionais e tem publicações em revistas nacionais e internacionais, sendo especialista no pensamento de Lévinas.

MARIA DE FÁTIMA PINTO RIBEIRO
fribeirobranco@gmail.com
Enfermeira e especialista em Enfermagem de Reabilitação. Professora Adjunta da Escola Superior de Saúde do Vale do Sousa, Instituto Politécnico de Saúde do Norte, CESPU, CRL. Membro do Conselho Científico Plenário do mesmo Instituto. Exerceu a actividade profissional no Centro Hospitalar Tâmega e Sousa, onde fez carreira até 2003, tendo optado, em exclusividade, pela carreira docente, neste mesmo ano. Lecciona, desde 1993, na Escola Superior de Saúde do Vale do Sousa. Mestre em Bioética e Ética Médica pela Faculdade de Medicina da Universidade do Porto. Doutoranda, em Bioética, no Instituto de Bioética da Universidade Católica Portuguesa, Porto. Investigadora do Instituto de Bioética da Universidade Católica Portuguesa. Publicou vários artigos em revistas nacionais e internacionais. Tem participações em Congressos Nacionais e Internacionais. Tem sido formadora e colaboradora na área da Saúde. Sócia fundadora da A-PEG (Associação Portuguesa Gerontogeriátrica), Sócia da SPEO (Sociedade Portuguesa de Enfermagem Oncológica) e Membro da Ordem dos Enfermeiros.

Abstracts

A BIOÉTICA PONTE PARA A EXPERIÊNCIA DA INTERSUBJECTIVIDADE: ELEMENTOS PARA UMA ANTROPOLOGIA BIOÉTICA DA AMIZADE E DO AMOR

ANTÓNIO CARNEIRO TORRES LIMA

RESUMO: No primeiro capítulo deste trabalho, procura-se não só uma abordagem da Bioética, como ponte para as relações intersubjectivas, bem como a referência aos valores da Amizade e do Amor, que estão na raiz da fundamentação antropológica da Bioética, em ordem à sabedoria da Amizade e do Amor. No segundo capítulo, aborda-se a temática da Amizade, do Amor e da Aliança na Sagrada Escritura, bem como a intersubjectividade teológica, que está na base da inquietude e do questionamento do agir humano e cristão. No terceiro capítulo, procuramos uma abordagem da Bioética, como trabalho comum global, pelo confronto da visão biotecnológica da pessoa humana, com os resultados da nova Neurobiologia, das ciências cognitivas, tentando relacionar a Biologia reducionista da evolução com a perspectiva integral da Antropologia Cristã e da Escatologia.
PALAVRAS-CHAVE: Amizade, Amor, Aliança na Sagrada Escritura; intersubjectivadade teológica; agir humano e cristão; Bioética global; Biotecnologia; nova Neurobiologia e ciências cognitivas.

ABSTRACT: The aim of this paper is not only to place the intersubjectivity of human relationship according to the bioethical implications, but most importantly to study the values of love and friendship, that they also are in the anthropological foundations of Bioethics and play a very role important in the love or wisdom, and by your philosophical determinations. By a logical aim, according to the Bible, this article researches the very important sense between the friendship and love. Thus, it can appoint some ways to the theological intersubjectivity, and this plays a very determinant role to take the human and Christian act. I pretend to refer the Bioethics, as global work, according to the biotechnological point of view by the human person. However, the neurobiological sciences results by cognitive position to concern the bioethical reductionism evolution, focused by the integral aspects of Christian anthropology and the theological future.

KEYWORDS: Friendship, Love, Alliance according to the Bible, intersubjectivity, human and Christian action. Global bioethics, Biotechnology, Neurosciences and cognitive theories.

BIOÉTICA E QUALIDADE DE VIDA: SOBRE A MULTIDIMENSIONALIDADE

ANTÓNIO CARNEIRO TORRES LIMA
RAMIRO DÉLIO BORGES DE MENESES

RESUMO: Neste trabalho, vamos reflectir sobre a Bioética e a qualidade de vida. Assim, procederemos à definição do enunciado qualidade de vida, sua génese e enquadramento na perspectiva biomédica, cultural, económica, psicológica e espiritual, dando conta da sua multidimensionalidade. Identificaremos, também, diferentes exemplos de escalas da avaliação de qualidade de vida, considerando as reflexões bioéticas como contributo indispensável para a promoção da qualidade de vida em ordem a uma vida de qualidade, enfrentando novos desafios que, hodiernamente, são colocados à Bioética.
PALAVRAS-CHAVE: Qualidade de Vida, Bioética, multidimensionalidade, escalas para a avaliação da Qualidade de Vida.

ABSTRACT: To this work we define the very important of the differents senses of the relationship between the quality of life and Bioethics. Meanwhile, there are so many meanings of plural qualities of life, because the Bioethics is very plural. The view of this paper considers the meaning and the plural dialogue between Bioethics and the quality of life or the qualities of life. Probably it will be possible to make up from the quality of life to life of quality. Therefore, the quality of life is an existence property, that defines a normality of life conditions, and your integration with the dimensions of concrete existence of life. This refers the sense of the plural dimensions from cultural to religious. These focuses the today questions to the Bioethics.
KEYWORDS: Quality of Life, Bioethics, evaluation, multidimensional scales, and dimensions of life.

REFLEXÃO BIOÉTICA E TEOLÓGICA: SOBRE UMA *OUTRA QUALIDADE DE VIDA.*

JOÃO ALÍRIO XAVIER BEZERRA

RESUMO: Com este estudo, pretende-se uma nova abordagem sobre a *Outra Qualidade de Vida*, que, naturalmente, poderá ser vista em duas direcções. Segundo u-

ma, aparece-nos como uma *Logosterapia,* que tem o seu significado ora na Soteriologia, ora na Cristologia. Porém, segundo outra, surge como uma forma de reflectir sobre o sentido da Escatologia. Assim, a Outra Qualidade de Vida será um *de novissimis*, um já, mas um ainda não. A qualidade soteriológica é já uma *Outra qualidade de vida,* na economia da salvação, porque nos é dada por Jesus Cristo. Desta feita, esta qualidade de vida realiza-se por meio de Ideias-força e pela aplicação da *Logoterapia* de Frankl. A qualidade de vida, como conceito, diz respeito à Bioética, mesmo a secularizada, visto que se trata de um valor a que todo o ser humano tem direito, independentemente dos factores que o diferenciam. Fala-se, pois, de qualidade de vida, termo que vem enquadrado nos meios biomédicos e tecnológicos, que devem estar ao serviço da consecução da mesma qualidade. A novidade ou originalidade repousa em apostar numa Outra qualidade de vida, trabalhada com e na pessoa *per se*, na sua mente, na sua vontade, de forma a revelá-la no seu viver quotidiano, frente a situações mais adversas, no intuito de contribuir para enriquecer o benefício da pessoa humana, estando atentos à sua vulnerabilidade e contribuir para o desenvolvimento integral da sua autonomia e do seu equilíbrio. A qualidade de vida move-se no âmbito de duas referências: vida e qualidade. A vida será toda a realidade que tem algum significado para o homem, desde as necessidades primárias até aos desejos mais profundos. Esta qualidade designa a auto-realização desenvolvida e plena do homem no encontro da sua própria identidade, que vai desde o aspecto sociológico até ao aspecto bioético, passando pela fenomenologia religiosa, sem esquecer o contraponto da santidade e sacralidade de vida. Esta terá a sua expressão suprema na expressão cristiforme das vivências da nossa vida, porque resultante da *Logosterapia,* que vem de Cristo ressuscitado, abrindo as portas da qualidade vida escatológica, como o verdadeiro complemento da anterior. Estamos numa qualidade de vida telúrica a caminho de uma futura e nova qualidade de vida, aquela que dá verdadeiro sentido ao nosso viver.
PALAVRAS-CHAVE: Qualidade de Vida, Sacralidade e Santidade, Outra Qualidade de Vida, Ideias-força, Logoterapia e Logosterapia.

ABSTRACT: The Other quality of life is the reformulated according to two directions. The first will be referenciated by the *Logosterapy,* that means or the Soteriology or the Christology. Meanwhile, the second is the Life`s quality as the escatological virtue. The Other Life`s quality will be *de novissimis* the moment, and not yet. And the quality of Life refers a *elenchos* and the person *per se,* according to the Logosterapy, and the sense of your life with quality. The Other Life quality determines the radical conditions in Jesus Christ. Therefore the soteriologic quality is naturally given by the life of Christ in your Cross, and after in the elevation to the Father in Heaven. By Bioethics the Life`s quality plays a very important role to the Theology and Ethics, where focuses the Other quality of life by the Ideas-force in implications to the Logoterapy from V. Frankl. By the way, the quality of life defines so many

analogical degrees. However, the quality of life declares a very important axiological dimension, as a values in the life of Man. And this quality shows the prudential judgments between quality and life. As soon as possible, gives the quality of life by the senses of sacrality and sanity of life. The truth quality of life is the Other Life`s quality according to the life of Christ to the religion of the life`s moments.
KEYWORDS: Life's quality, sacrality, sanity, other quality of life, Ideas-force, Logoterapy, and Logosterapy.

NA PARÁBOLA DO BOM SAMARITANO (Lc 10, 25-37): AS QUALIDADES DE VIDA

RAMIRO DÉLIO BORGES DE MENESES

RESUMO: Um desígnio ético da parábola do Bom Samaritano (Lc 10, 25-37) será apresentar uma narrativa sobre a Outra qualidade de Vida. A parábola aponta para variadas formas de Qualidade de Vida, que vão desde as qualidades telúricas de vida, passando pela qualidade de vida poiética, até atingir a qualidade de vida escatológica, como verdadeira Qualidade de Vida. A narrativa bíblica do Desvalido no Caminho refere uma forma nova de referenciar a outra Qualidade de Vida, como uma qualidade soteriológica da vida humana. O Desvalido vive na Qualidade de Vida soteriológica, porque vive como hospitalidade poiética e como ética soteriológica. A outra Qualidade de Vida dá um sentido ético à qualidade de vida poiética.
PALAVRAS-CHAVE: Bom Samaritano, *Homo Viator*, qualidade de vida, sanidade de vida, realidades telúrica e escatológica.

ABSTRACT: According to the Good Samaritan parable, there is a new ethic lecture to the quality of life. This life's quality will be to become a new escathological and soteriological formulations by the Helpless at the Roadside. The life's quality defines a new plesiologic aretology and suggests a very important reception ethic according to the hospitality.The other life quality defines a new ethical sense to the poietic quality of the Samaritan, because Jesus Christ is the soteriological life quality. However, the Good Samaritan carries out different and new dimensions to the life's quality. And the very life quality is the Jesus Christ living in this World.The article concerns the critical approach taken to ethics by the Helpless at the Roadside focusing in particular on the logical quality of life.
KEYWORDS: Good Samaritan, *Homo Viator*, quality of life, sanity of life, teluric relation and eschatologic denomination.

DIGNIDADE NO FIM DA VIDA: COM QUALIDADE DE VIDA

ADALBERTO HILLER
RAMIRO DÉLIO BORGES DE MENESES

RESUMO: O modo como a nossa sociedade encara a morte é também o resultado de como ela encara a vida, pois elas caminham juntas. Hoje, a morte é afastada do seio familiar e relegada para os corredores ou quartos dos hospitais, porque ninguém quer ter a morte por perto. A morte é vista como fracasso e, especialmente, como sinal de incompetência dos médicos e da Medicina. O nosso objectivo é reflectir sobre o sentido da vida, que nós vivemos em direcção à morte. Se a vida tem um sentido, talvez a morte tenha um sentido também. É preciso viver a vida em toda a sua plenitude, com tudo aquilo que ela traz consigo e que a morte não seja um fim, não signifique uma derrota, mas antes uma meta final. Poder-se-ia fazer um apelo aos vivos, para que busquem o sentido da vida, para viver com dignidade a plenitude de uma existência, que mereça o nome de vida.
PALAVRAS-CHAVE: Dignidade Humana, fim de vida, morte, sentido da vida e valor da dignidade na parábola do Bom Samaritano.

ABSTRACT: The way wich our society faces death, is also the result of the way wich the same society faces life, because they are together in our way of life. Today death is each time more distant from the familiar life, and is now a responsibility of the hospital, because no body wants to have death near. Death is seeing as a failure or a sign from medical incompetence. Our objective is to reflect about the signs of the life we live in direction to death. If life has a sense, perhaps death as a sense too. It is necessary to live life in all her dimension, with all that she brings for us, in a way that death does not means the end, the failure, but the final line. We could appeal to the living people, for them to look for the sense of their lifes, and to live with dignity the fullness of one existence that have right to have the name of life.
KEYWORDS: Human Dignity, life sense, life´s end, values, and the Good Samaritan parable.

A DIGNIDADE HUMANA COMO DOM: PELA QUALIDADE DE VIDA

CARLOS MANUEL COSTA GOMES
RAMIRO DÉLIO BORGES DE MENESES

RESUMO: Segundo Lévinas, a responsabilidade é o que exclusivamente me incumbe e que, humanamente, não posso recusar. O Samaritano não recusou o Desvalido. Lendo a parábola do *Homo Viator* (Lc10, 25-35), pelo pensamento de Lévinas, no

Samaritano encontramos representada a responsabilidade de alteridade, dado que este deu prioridade ao Outro (Desvalido no Caminho). A parábola mostra-nos que a proximidade do Samaritano não surge da visão, mas está antes desta, produzindo-se diante do Outro como apelo, que me precede e me constitui como "próximo". A passividade do sujeito tem como sua metáfora o Desvalido no Caminho, que está sem voz, sem poder e sem forças. A dignidade humana é um dom, que axiologicamente se traduz como prioridade ao Outro, aparecendo como uma dimensão agápica na parábola do Bom Samaritano.
PALAVRAS-CHAVE: O Bom Samaritano, passividade, proximidade, responsabilidade pelo Outro, dignidade humana e dom.

ABSTRACT: In my responsibility that answers for the freedom of the other (helpless), in the human fraternity in which fraternity according to the Good Samaritan, would not by itself explain the responsibility between separated beings it calls for. The freedom of the other could never begin in my freedom (Samaritan). The responsibility for the other, according to Lévinas, cannot have begun in my commitment, the I am here by Samaritan or in my decision. The responsibility for the other is the locus in which is situated the non place of subjectivity from Samaritan to the Helpless (Lc 10, 30). Meanwhile, the human dignity focuses the life´s quality, because she defines the very important axiological sense of the Other. The Other priority is the centre of dignity, according to the gracefulness of the gift.
KEYWORDS: Good Samaritan, passivity, proximity, gift, responsibility for the other, and the human dignity.

SOBRE O ENVELHECIMENTO HUMANO: A QUALIDADE DE VIDA E A VIOLÊNCIA NOS IDOSOS

MARIA DE FÁTIMA PINTO RIBEIRO

RESUMO: As transformações demográficas, especialmente as mudanças dos padrões de distribuição de idades, requerem uma atenção especial sobre os mais idosos. O aumento do número de idosos levanta muitos desafios às sociedades contemporâneas, mas este grupo comporta novos problemas sociais e alguns desafios à Qualidade de Vida. É fundamental que os profissionais juntem esforços no sentido de os minimizar. Ao debruçarmo-nos sobre a Qualidade de Vida, não temos dúvidas que estamos a encarar uma questão de direitos humanos. Pois, onde não houver respeito pela vida e pela integridade do ser humano, onde as condições para a dignidade não estiverem asseguradas, onde a intimidade e a identidade do indivíduo forem objecto de ingerência indevida e onde a igualdade não for garantida, não haverá espaço para a axiologia. A dignidade da pessoa humana idosa e o respeito, que lhe é devido, são independentes da idade e das consequências, que traga para a sua

saúde. Considera-se que o declínio funcional exige adaptabilidade e flexibilidade em ordem à Qualidade de Vida e de uma vida com qualidade na velhice.
PALAVRAS-CHAVE: Idoso, Qualidade de Vida, violência, responsabilidade e dignidade.

ABSTRACT: The social-demographic changes, especially the age's distribution pattern change, are to be the reason of a special focus about elderly. The increasing number of elders brings about various challenges to the contemporary society. Surely this group takes us, to the day to day life, new social problems and other issues to the quality of life. Thus the functional decline and the loss of life quality, that are characteristics inherent to the aging, associated to the increase of the number of aged people, raise a lot of challenges to the contemporary societies, and new social problems, one of which is the violence.When we talk about violence, there is no doubt that we are more close to the human rights issue. Therefore, where doesn`t exist respect for life and for the integrity of the human being, where the conditions of dignity are not assured, where the privacy and the identity of the individual are object of misunderstandings and where the equality isn`t granted, the dignity of the human is being threatened every now and then. The dignity of the human being, of the elderly, and the respect that they deserve, are independent of their age and the consequences that it brings to the physical and psychic health.
KEYWORDS: Aged, life's quality, violence, responsibility, and dignity.

Índice de temas

Printed in Dunstable, United Kingdom

91222505R00178